ISBN 978-0-282-32386-8
PIBN 10559739

FB &c Ltd, Dalton House, 60 Windsor Avenue, London, SW19 2RR.
Company number 08720141. Registered in England and Wales.

ATLAS

DER

BELEUCHTUNGSBILDER DES TROMMELFELLS

IM

GESUNDEN UND KRANKEN ZUSTANDE

FÜR PRAKTISCHE ÄRZTE UND STUDIRENDE

VON

DR. ADAM POLITZER

O. Ö. PROFESSOR DER OHRENHEILKUNDE AN DER K. K. UNIVERSITÄT IN WIEN,
VORSTAND DER KLINIK FÜR OHRENKRANKE IM K. K. ALLGEMEINEN KRANKENHAUSE,
K. K. ARMEN-OHRENARZT DER REICHSHAUPT- UND RESIDENZSTADT WIEN.

MIT 392 CHROMOLITHOGRAPHIRTEN TROMMELFELLBILDERN UND
67 IN DEN TEXT GEDRUCKTEN ABBILDUNGEN.

WIEN UND LEIPZIG.
WILHELM BRAUMÜLLER
K. U. K. HOF- UND UNIVERSITÄTS-BUCHHÄNDLER
1896.

DRUCK VON FRIEDRICH JASPER IN WIEN.

DEM ANDENKEN

MEINES VEREWIGTEN FREUNDES

S. MOOS

PROFESSOR AN DER UNIVERSITÄT IN HEIDELBERG

GEWIDMET.

EINLEITUNG.

Die Aufgabe des vorliegenden Werkes ist, dem praktischen Arzte die Erkenntniss der bei den Erkrankungen des Gehörorgans vorkommenden pathologischen Veränderungen am Trommelfelle zu erleichtern.

Ein Vergleich der Trommelfellbefunde am Lebenden mit den entsprechenden Bildern dieses Werkes wird bei gleichzeitiger Benützung der textlichen Schilderung die Deutung des vorliegenden Befundes ermöglichen und dadurch wesentlich zur Erkenntniss des betreffenden Krankheitsfalles beitragen.

Der Werth solcher Abbildungen wird sofort klar, wenn man sich die Thatsache vor Augen hält, dass die durch die Inspection gewonnenen objectiven Merkmale am Trommelfelle häufig für sich allein genügen, die Diagnose im speciellen Falle festzustellen, dass somit die Inspection des Trommelfells zu den wichtigsten Behelfen der physikalischen Diagnostik der Ohraffectionen zählt.

Das Trommelfell steht in Folge seiner anatomischen Lage in inniger Beziehung zu den pathologischen Processen des äusseren und mittleren Ohres. Insbesondere sind es die ungleich häufigeren Erkrankungen des Mittelohrs, welche, auf das Trommelfell fortgepflanzt, daselbst Veränderungen hervorrufen, die, durch die Ocularinspection erkannt, einen Schluss auf die pathologischen Vorgänge im mittleren Ohrabschnitte gestatten.

Es ist jedoch hervorzuheben, dass in der Mehrzahl der Fälle der pathologische Trommelfellbefund nur als eine Theilerscheinung mannigfacher anatomischer Veränderungen im Mittelohre aufgefasst werden muss, dass daher das Trommelfellbild stets nur mit Beziehung auf die pathologischen Vorgänge in der Trommelhöhle und im Zusammenhalte mit den Ergebnissen der anderen Untersuchungsmethoden des Gehörorgans zu beurtheilen ist.

Hieraus ergibt sich insbesondere die grosse Wichtigkeit des Trommelfellbefundes für die Diagnostik der Mittelohrerkrankungen. Es darf jedoch nicht unerwähnt bleiben, dass man häufig auch bei Normalhörenden ohne die geringste Störung der Hörfunction Veränderungen am Trommelfelle vorfindet, die entweder als angeborene Anomalien oder als Residuen eines früheren mit Heilung abgelaufenen Krankheitsprocesses aufzufassen sind. Andererseits wieder findet man nicht selten Fälle mit hochgradiger Hörstörung, bei denen das Trommelfell keinerlei Abweichung von der Norm zeigt. So wichtige Anhaltspunkte daher der Trommelfellbefund für die Diagnose liefert, so kann doch niemals aus den am Trommelfelle wahrnehmbaren Veränderungen allein auf den Grad der Functionsstörung geschlossen werden.

Die Deutung der Trommelfellbefunde für die Diagnostik der Ohraffectionen ist weit schwieriger als allgemein angenommen wird. Um in ihr den möglichsten Grad der Sicherheit zu erlangen, bedarf es nicht nur einer langjährigen Uebung und eingehender Beobachtung an Ohrenkranken, sondern auch zahlreicher pathologisch-anatomischer Sectionen des Gehörorgans, durch die allein die richtige Deutung des klinischen Befundes controlirt werden kann. Wer nicht Jahre hindurch an pathologischen Gehörorganen die krankhaften Veränderungen am Trommelfelle, das Verhalten pathologischer Verlöthungen zwischen Trommelfell und der inneren Trommelhöhlenwand, die mannigfachen Varietäten abnormer Bindegewebsbrücken zwischen Trommelfell und den Gebilden der Trommelhöhle, die Lageveränderungen und die Defecte an den Gehörknöchelchen, die Usuren und Lückenbildungen am Margo tymp. und den Gehörgangswänden durch unmittelbare Anschauung an der Leiche kennen gelernt, wird trotz vieljähriger, rein klinischer Uebung häufigen Irrthümern in der Diagnose der Mittelohraffectionen unterliegen.

Die Verwerthung der pathologischen Trommelfellbefunde für die Diagnostik der Gehörkrankheiten datirt erst seit der Mitte unseres Jahrhunderts. Was bis dahin in der ohrenärztlichen Literatur vorlag, hatte nur geringen wissenschaftlichen und praktischen Werth. Den grossen englischen Otologen Joseph Toynbee und William Wilde war es vorbehalten, die Grundlage für diesen wichtigen Abschnitt der Diagnostik der Gehörkrankheiten zu schaffen. Ersterer, indem er durch zahlreiche Sectionsbefunde den Grundstein für die pathologische Anatomie des Mittelohrs legte, letzterer durch seine gründlichen klinischen Beobachtungen, in denen er zuerst den am Lebenden wahrnehmbaren Veränderungen am Trommelfelle ein besonderes Augenmerk zuwendete. Vorzugsweise ist es aber v. Tröltsch, dem wir durch eine wesentliche Verbesserung der Untersuchungsmethoden und durch seine einschlägigen

Sectionsbefunde einen bedeutenden Fortschritt in der diagnostischen Verwerthung der Ocularinspection verdanken.

Von der Wichtigkeit dieses Theils der otiatrischen Diagnostik überzeugt, habe ich zu Beginn der Sechzigerjahre dem Studium desselben ein besonderes Interesse gewidmet, wozu mir das reiche Materiale der Kliniken und Abtheilungen des Allgemeinen Krankenhauses, sowie des grossen Altersversorgungshauses genügende Gelegenheit bot. Insbesondere wurden die Trommelfellbefunde solcher Fälle mit grosser Sorgfalt verzeichnet, bei denen die Untersuchung post mortem in Aussicht stand, weil meiner Ansicht nach die Trommelfellbefunde am Lebenden nur durch controlirende Vergleiche mit Befunden an Leichen wissenschaftlich begründet werden können.

Die Resultate dieser Untersuchungen habe ich vor 30 Jahren in einer Monographie niedergelegt,[1]) zu welcher ich die Originalien für die von meinem Freunde, Dr. Carl Heitzmann, auf zwei Tafeln chromolithographirten 24 Trommelfellbilder selbst ausführte. Die günstige Aufnahme, die das Werk bei den Fachcollegen und praktischen Aerzten fand, bestimmten mich, seit seinem Erscheinen eine Sammlung von Trommelfellbildern anzulegen, die ich selbst nach der Natur in Wasserfarben ausführte, um gelegentlich eine Auswahl derselben der Oeffentlichkeit zu übergeben. Da die »Beleuchtungsbilder des Trommelfells« längst vergriffen waren, entschloss ich mich auf Wunsch meiner Hörer zur Herausgabe dieses Werkes, das den Vorzug vor anderen einschlägigen Publicationen für sich in Anspruch nimmt, dass die Bilder von sachverständiger Hand treu nach der Natur gezeichnet und durch die künstlerische Reproduction von dem als Kunstlithographen rühmlichst bekannten A. Berger in Wien genau wiedergegeben sind.

Das vorliegende Werk unterscheidet sich sowohl bezüglich der Anordnung des Stoffes als auch der Anzahl der beigegebenen Trommelfellbilder wesentlich von der 1865 erschienenen Monographie. Während in dieser die Krankheiten des Trommelfells nach den Anomalien der Durchsichtigkeit, der Farbe, der Wölbung und des Zusammenhanges behandelt wurden, habe ich in dem jetzigen Werke die Trommelfellbefunde nach den einzelnen klinischen Krankheitsformen geschildert. Abgesehen von der grösseren Uebersichtlichkeit des Stoffes, entspricht diese Anordnung mehr dem Bedürfnisse des Studirenden und des praktischen Arztes. Hiebei musste ich mich, um die Grenzen einer Monographie

[1]) Die Beleuchtungsbilder des Trommelfells im gesunden und kranken Zustande. Mit 24 chromolithographischen Trommelfellbildern und 13 in den Text gedruckten Holzschnitten. Wien. Wilhelm Braumüller. 1865.

nicht zu überschreiten, auf die Beschreibung der Trommelfellbefunde und ihrer diagnostischen Verwerthung beschränken.

Um das Verständniss des Textes zu erleichtern, hielt ich es für zweckmässig, eine grössere Anzahl nach der Natur gezeichneter Abbildungen pathologisch-anatomischer Befunde dem Werke einzufügen.

Die beigegebenen 14 Tafeln enthalten 392 chromolithographirte Trommelfellbefunde, bilden somit einen Atlas der Beleuchtungsbilder des Trommelfells, der nicht nur beim Studium, sondern auch beim Unterricht und bei otoscopischen Demonstrationen mit Nutzen verwendet werden dürfte.

Zum Schlusse sei es mir gestattet, der rühmlichst bekannten Verlagsbuchhandlung W. Braumüller für die mit grossen Kosten verbundene künstlerische Ausstattung des Buches meinen verbindlichsten Dank auszusprechen.

INHALT.

I.

Morphologie des normalen Trommelfells.

Das Trommelfell ist am inneren Ende des knöchernen Gehörgangs als ellipsoide, nach innen gewölbte Membran in einem rinnenförmigen Falze ausgespannt und bildet somit die Scheidewand zwischen dem äusseren Gehörgange und der Trommelhöhle.

Zum besseren Verständnisse der Lageverhältnisse des Trommelfells in seinen Beziehungen zum äusseren Gehörgange beim Erwachsenen, müssen einige anatomische Details des Trommelfells beim Neugeborenen vorausgeschickt werden.

Beim Neugeborenen wird das Trommelfell in seinem grösseren Umfange von einer nach oben und vorne zu offenen, mit einem Falze (Sulcus tymp.) versehenen Spange (Annulus tymp.) umrahmt, welche mit ihren freien Enden sich am unteren Theile der äusseren Fläche der Schläfebeinschuppe anheftet. Der zwischen den zwei Anheftungsstellen des Annulus tymp. freistehende Rand der Schuppe (Margo tympanicus) tritt im kleinen Kreissegmente aus der übrigen Umrahmung des Trommelfells heraus und wird als Rivini'scher Ausschnitt bezeichnet (Fig. 1 *R*).

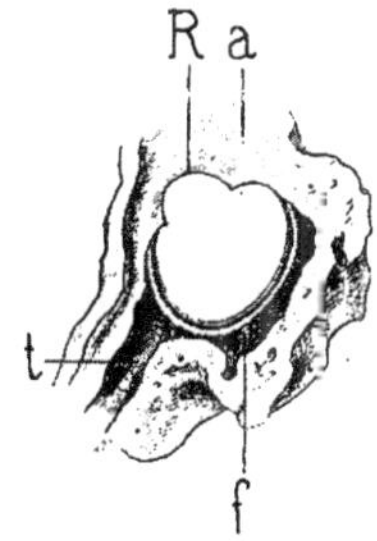

Fig. 1.

Trommelfellfalz u. Incisura Rivini, von der Trommelhöhlenseite aus gesehen. — *f* = Trommelfellfalz. — *R* = Margo tymp. = Incisura Rivini, vorderer, oberer, falzloser Ausschnitt des Trommelfellrahmens. — *a* = äussere Wand der Hammer-Ambosnische. — *t* = in die Tuba Eustachii übergehende äussere Trommelhöhlenwand. (Rechtes Ohr.)

Die Incisura Rivini ist von dem übrigen Theile des Trommelfellrahmens durch zwei eckige Vorsprünge begrenzt, von welchen der vordere als Spina tymp. maior, der hintere als Spina tymp. minor bezeichnet wird (Helmholtz). Sie entstehen durch Verschmelzung der freien Enden des Trommelfellringes mit dem Margo tymp. Der Rivini'sche Ausschnitt wird daher zum Theile durch das Os tympanicum, zum Theile, und zwar in der höchsten Ausbuchtung, durch das Os squamosum gebildet.

Der Rivini'sche Ausschnitt ist falzlos und das Trommelfell tritt hier unmittelbar mit dem Margo tymp. und der Auskleidung des äusseren Gehörgangs in Verbindung.

Beim Neugeborenen inserirt die äussere Umrandung des Annulus tymp. an einen kurzen, häutigen Canal, welcher in dem Masse, als die Entwicklung des knöchernen Gehörgangs fortschreitet, sich verkürzt, so dass beim Erwachsenen davon nur eine schmale Verbindungsbrücke zwischen knorpeligem und knöchernem Gehörgange zurückbleibt.

Der knöcherne Gehörgang, wie wir ihn beim Erwachsenen vorfinden, entwickelt sich nun in der Weise, dass einerseits durch Anlagerung von Knochenmasse an der äusseren Seite des Annulus tymp., und andererseits durch das Wachsthum des Warzenfortsatzes und die damit einhergehende Horizontalstellung des unteren Abschnittes der Schläfebeinschuppe, ein Knochencanal gebildet wird, dessen äussere Umrandung mit dem knorpelig-membranösen Gehörgange in Verbindung tritt, während sein inneres schräg abgestutztes Ende vom Trommelfelle abgeschlossen wird.

Entsprechend dem individuell variirenden Umrisse des Trommelfellrahmens zeigt auch die Membran eine unregelmässig ovale, elliptische oder Herzform mit zwei gegen die Peripherie hin stärker ausgesprochenen Ausbauchungen (Fig. 1). Die eine derselben, mit einem grösseren Kreissegmente, entspricht dem hinteren, oberen Abschnitte des Trommelfells, während der am vorderen, oberen Pole der Membran über dem kurzen Hammerfortsatz gelegene Ausschnitt (Incisura Rivini, Fig. 1 *R*) mit einem kleinen Kreissegmente sich scharf von der übrigen Umrandung des Trommelfells abgrenzt.

Der Rivini'sche Ausschnitt dient zur Aufnahme der Membrana Shrapnelli, welche man auch mit dem Namen Membrana flaccida belegt, während der im Sulcus tymp. eingefalzte Theil des Trommelfells als Pars tensa bezeichnet wird.

Die Grösse des Trommelfells, welche durch seinen Höhen- und Querdurchmesser bestimmt wird, variirt bei verschiedenen Individuen innerhalb geringer Grenzen. Nach meinen Messungen beträgt der Höhendurchmesser vom hinteren Winkel der Incisura Rivini (Spina tympanica minor) bis zum tiefsten Punkte des unteren Kreissegmentes des Trommelfells $9\frac{1}{2}$—10 mm, der grösste Querdurchmesser $8\frac{1}{2}$—9 mm.

Die von den einzelnen Forschern gewonnenen Masse des Höhen- und Querdurchmessers des Trommelfells variiren in nicht unbeträchtlichen Grenzen. Während v. Tröltsch den Höhendurchmesser mit 9—10 mm, den Breitendurchmesser mit

8—9 mm bemisst, gibt Tillaux den Höhendurchmesser mit 11—12, den Breitendurchmesser mit 10—11 mm an. Auffällig hievon differiren die von Bezold an Corrosionspräparaten bestimmten Mittelmasse von 9·22 mm für den längeren und 8·05 mm für den kürzeren Durchmesser. Messungen am ausgelösten Trommelfelle ergaben grössere Werthe (10—11 im Höhen-, 9—10 im Breitendurchmesser[1]).

Bevor wir zur Schilderung der Neigungs- und Wölbungsverhältnisse des Trommelfells übergehen, müssen wir die Verbindung des Hammergriffs mit dem Trommelfelle kurz besprechen. Der mit dem Trommelfelle innig verbundene Hammergriff erscheint mit seiner ganzen Masse der Innenfläche der Membran aufgelagert. An der äusseren Fläche des Trommelfells ist sein vorderes, oberes Ende durch einen unterhalb der Membrana Shrapnelli gelegenen, lateralwärts vorspringenden

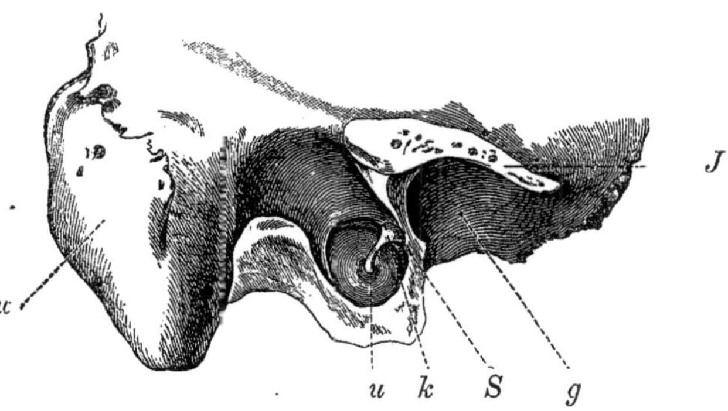

Fig. 2.

Aeussere Fläche des Trommelfells (natürliche Grösse) — k = kurzer Fortsatz des Hammers. — u = unteres Ende des Hammergriffs (Umbo). — S = Membrana flaccida Shrapnelli. — g = Cavitas glenoidalis. — w = Warzenfortsatz. — J = Sägefläche des Jochfortsatzes. (Rechtes Ohr.)

Knoten, dem kurzen Hammerfortsatz (Proc. brevis mallei), charakterisirt (Fig. 2 K). Von diesem verläuft der gelblich durchscheinende Hammergriff (Stria malleolaris) bei gleichzeitiger Neigung nach hinten und unten gegen die Mitte des Trommelfells, um leicht geschwungen in das spatelförmig abgeflachte Ende überzugehen, welches der tiefsten Stelle der nabelförmigen Einziehung des Trommelfells (Umbo) entspricht. Die Stellung des Hammergriffs zur Verticalen bildet einen Winkel von 30—32°.

Durch den Hammergriff wird das Trommelfell in eine vordere kleinere und in eine hintere grössere Hälfte getheilt. Zieht man eine Horizontale durch das Trommelfell, welche das untere Ende des Hammergriffs schneidet, so zerfällt das Areale der Membran in vier Quadranten. Nach Schwalbe beträgt das Flächenausmass des vorderen, oberen Quadranten 16 mm², des vorderen, unteren Quadranten 6 mm², des

[1]) A. Politzer, Zergliederung des menschlichen Gehörorgans, S. 76.

hinteren, oberen 27 mm², und des hinteren, unteren Quadranten $14\frac{1}{2}$ mm². Das Areale der Striae malleolaris selbst umfasst 6 mm². Das Gesammtflächenausmass des Trommelfells würde daher $69\frac{1}{2}$ mm² betragen. Diese durch die Flächenprojection gewonnenen, individuell variablen Masse sind im Allgemeinen geringer als die Ergebnisse der genauen anatomischen Messung.

Was die Neigung des Trommelfells anlangt, so wird sie durch die Lage des Sulcus tymp. zur Gehörgangsachse bestimmt. Sie ist sowohl für die Beurtheilung der Trommelfellbefunde, als auch für die operativen Eingriffe am Trommelfelle von grosser Wichtigkeit. Da wegen der trichterförmigen Einziehung des Trommelfells seine einzelnen Partien einen verschiedenen Neigungswinkel haben, so kann unter Neigung des Trommelfells in toto nur die durch den Sulcus tymp. gelegte Ebene verstanden werden. Da ferner der Sulcus tymp. in leichter spiraliger Krümmung verläuft (Gruber), in der Weise, dass das hintere Ende des Trommelfellfalzes lateraler steht als das vordere, obere Ende, so wird auch die Trommelfellebene nicht genau dem Insertionsrande des Trommelfells entsprechen.

Bekanntlich reicht die vordere und untere Gehörgangswand weiter medianwärts, als die obere und hintere Wand; das Trommelfell wird somit nicht nur von oben nach unten, sondern auch von hinten nach vorne eine starke Neigung zur Gehörgangsachse aufweisen. Man unterscheidet demnach eine verticale und eine horizontale Neigung des Trommelfells. Die verticale Neigung, die Schwalbe als Inclination bezeichnet, ist diejenige, welche die durch den Sulcus gelegte Ebene mit der Gehörgangsachse bildet. Sie unterliegt grossen individuellen Schwankungen. Nach Huschke trifft die Achse des Gehörgangs die Trommelfellebene in einem Winkel von 55°, während Tillaux[1]) nur einen Winkel von 45° berechnet. Nach Huschke schneiden sich die nach unten und medianwärts verlängerten Ebenen beider Trommelfelle in einem Winkel von 130°. Nach v. Tröltsch beträgt der Winkel, welchen die Trommelfellebene mit der oberen Gehörgangswand bildet 140°, mit der unteren Wand durchschnittlich 27·35° (Bezold[2]). Sappey[3]) gibt sogar als Mass für diesen Winkel 20—25° an. Nach J. Pollak bestehen beim Neugeborenen und Erwachsenen keine wesentlichen Differenzen in der Grösse des Neigungswinkels.

Die Neigung der einzelnen Abschnitte des Trommelfells zur Horizontalen ist sehr verschieden. Während der vordere untere Quadrant in seiner mehr verticalen Stellung mit der Gehörgangsachse einen

¹) Traité d'anatomie topographique. Paris, pag. 96.
²) Corrosionsanatomie des Ohres. München 1882.
³) Traité d'anatomie descriptive.

Winkel von 75—85° bildet, weist die hintere, obere Partie der Membran einen Neigungswinkel von 150° auf. Diese Neigung ist am anatomischen Präparate so stark ausgesprochen, dass die obere Gehörgangswand nahezu in einer Flucht in die Trommelfellebene überzugehen scheint.

Die Neigung des Trommelfells von hinten nach vorn (Schwalbe's Declination) ergibt an Horizontalschnitten, welche durch den Umbo gelegt werden, dass die vordere Gehörgangswand um 5—7 mm weiter nach innen reicht als die hintere Wand.[1]) Nach Schwalbe bildet die Trommelfellebene im Horizontalschnitte mit der Medianebene einen nach hinten offenen Winkel von 50°. Auch hier wird in Folge der trichterförmigen Einwölbung des Trommelfells die vordere Hälfte der Membran eine mehr verticale Stellung zur Gehörgangsachse (85°) zeigen, als die hintere Hälfte (155°), welche nahezu in gleicher Flucht mit der hinteren Gehörgangswand liegt.

Die klarste Vorstellung von der Neigung der Membran zur Horizontalen erhält man am anatomischen Präparate eines nicht macerirten Schädels, wenn man, nach Entfernung des Schädeldachs und des Gehirns, das Tegmen tymp. beiderseits abträgt, nach Durchschneidung der Sehnen des Tensor tymp. die Pyramiden mit dem Meissel absprengt und die Innenseite der Schädelbasis von oben aus besieht.

Nicht minder wichtig für die Otoskopie ist die Kenntniss der Wölbungsverhältnisse des Trommelfells. Im Grossen und Ganzen ist das Trommelfell in der Weise gewölbt, dass es seine Concavität nach aussen, seine Convexität gegen die innere Trommelhöhlenwand kehrt. Die tiefste Stelle der äusseren Concavität, der sogenannte Nabel (Umbo) des Trommelfells entspricht dem spatelförmigen, unteren Ende des Hammergriffs, durch dessen Zug nach innen die Membran an ihrer äusseren Fläche trichterförmig vertieft erscheint. Die Tiefe des Trichters beträgt durchschnittlich 2 mm (Trautmann).

Die äussere Concavität der Membran betrifft wohl das Trommelfell als Ganzes, bietet jedoch bei näherer Betrachtung insoferne eine Abweichung von der regelmässigen Curvenfläche dar, als die vor dem Umbo gelegene vordere und untere Partie des Trommelfells eine regelmässige Wölbung mit äusserer Convexität aufweist, während der hintere, obere Theil der Membran eine unregelmässige, abgeflachte Wölbung zeigt.

Durch den lateralwärts vorspringenden Processus brevis des Hammers, welcher den höchsten Punkt der äusseren Trommelfellfläche bildet, entsteht am vorderen, oberen Pole des Trommelfells ein Faltenzug, welcher im normalen Zustande nur schwach ausgeprägt

---

[1]) A. Politzer, Anatom. und histolog. Zergliederung des menschlichen Gehörorgans, S. 49.

ist, bei pathologischen Einwärtswölbungen der Membran jedoch umso schärfer hervortritt. Am stärksten ausgebildet sind die vordere und hintere äussere Trommelfellfalte, schwächer hervortretend eine dritte, nach oben zum Rivini'schen Ausschnitt hinziehende, kurze Falte, welche der Membrana Shrapnelli angehört.[1]) Die vordere Trommelfellfalte ist kurz, ihre Richtung nahezu horizontal. Die hintere Falte verläuft leicht geschwungen, parallel dem hinteren Rande des Trommelfellrahmens nach hinten und unten, um sich in den hinteren Abschnitt des Trommelfells zu verlieren. Diese Falte ist es insbesondere, welche bei pathologischen Wölbungsänderungen des Trommelfells in charakteristischer Weise hervortritt.

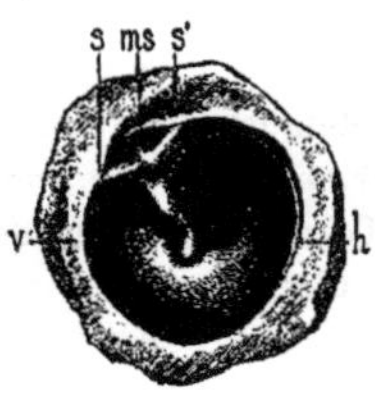

Fig. 3.

Aeussere Fläche des linken Trommelfells vom Erwachsenen, 1½mal vergrössert. — *v* = vor dem Hammergriffe gelegenes Segment des Trommelfells. — *h* = hinteres Segment des Trommelfells. — *ss'* = die vom kurzen Hammerfortsatz zur Spina posterior und minor hinziehenden Prussak-schen Streifen — *ms* = Membrana Shrapnelli.

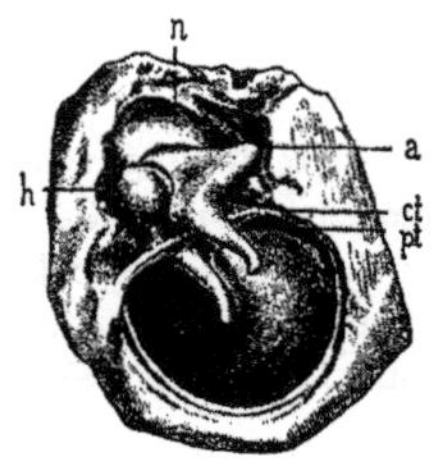

Fig. 4.

Innere Fläche des rechten Trommelfells mit dem Hammer und Ambosse, 1½mal vergrössert. — *n* = Hammer-Ambossnische an der äusseren Trommelhöhlenwand. — *h* = Hammerkopf. — *a* = Amboss. — *pt* = hintere Trommelfellfalte mit der Tröltsch'schen Tasche. — *ct* = Chorda tymp.

Die vordere und hintere Trommelfellfalte werden nach oben von zwei kurzen, gerade gestreckten, weissgrauen Streifen begrenzt, welche von den eckigen Vorsprüngen der Incisura Rivini convergirend zum Proc. brevis mallei hinziehen (Fig. 3 *s s'*) (Prussak'sche Streifen, Helmholtz's Aufhängebänder des Hammers). Sie sind am Lebenden öfters schärfer ausgeprägt, als am anatomischen Präparate. Diese zwei Streifen bilden die Grenze zwischen der Pars tensa des Trommelfells und der oberhalb des Proc. brevis gelegenen, leicht nach innen gewölbten Membr. flaccida (Shrapnelli) (Fig. 3 *m s*), welche durch die senkrecht über sie hinwegziehende verticale Falte in eine vordere schlafferere und eine hintere resistentere Partie getheilt wird. Die Höhe der Membr. Shrapnelli (Fig. 5) misst $1^3/_4$—2 mm, die Breite an der Basis circa 2 mm.

[1]) Diese von Schwalbe beschriebene Falte findet sich bereits in meinen Wandtafeln zur Anatomie des Gehörorgans, Wien 1873, Taf. I, abgebildet.

Wird das Trommelfell mit seiner knöchernen Umrahmung in sagittaler Richtung von der Pars petrosa des Schläfebeins so abgetrennt, dass der Amboss mit dem Hammer gelenkig verbunden bleibt, so zeigen sich an der Innenfläche des Trommelfells folgende anatomische Details (Fig. 4): Oberhalb der convex nach innen gewölbten Membran lagert in einer etwas ausgehöhlten glattwandigen Nische (*n*) (Logette des osselets, Gellé) der äusseren Trommelhöhlenwand der Hammerkopf (*h*) und der mit ihm gelenkig verbundene Ambosskörper (*a*). Der keulenförmige Hammerkopf geht nach unten in den eingeschnürten Hammerhals über, welcher in den leicht geschwungenen, nach hinten, unten und innen gerichteten Hammergriff sich fortsetzt. Der Uebergang des

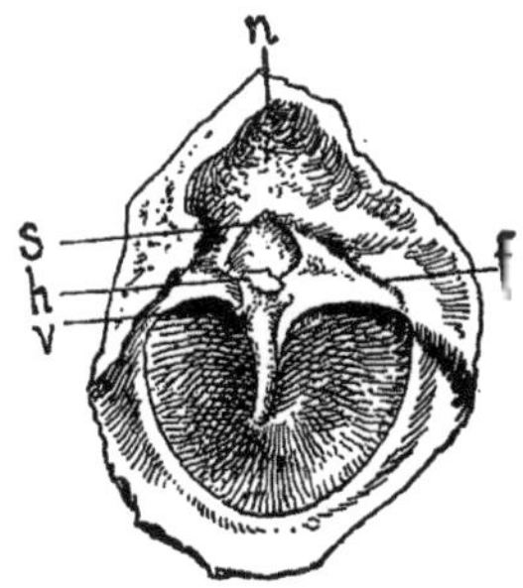

Fig. 5.

Innere Fläche der Membrana Shrapnelli nach Abtrennung des Caput und Collum mallei. *s* = Membrana Shrapnelli. — *f* = hintere Duplicatur des Trommelfells. — *v* = Vordere Duplicatur. — *h* = Durchschnitt des abgesprengten Hammerhalses. — *n* = Hammer-Ambossnische.

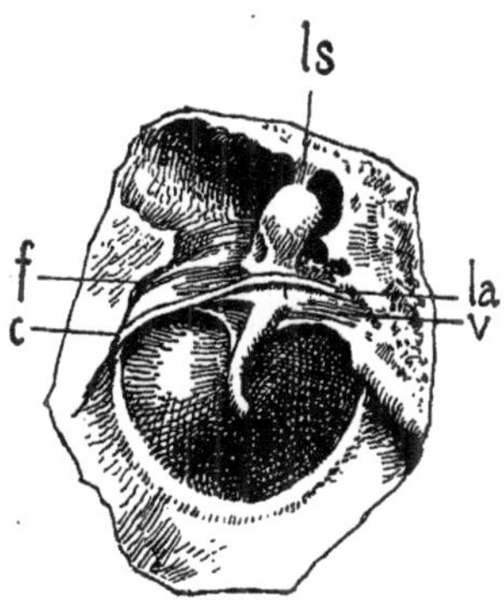

Fig. 6.

Innere Fläche des Trommelfells nach Hinwegnahme des Ambosses. — *ls* = Ligament. mall. super. — *la* = Ligament. mallei ant. — *f* = hintere Trommelfellduplicatur. — *v* = vordere Trommelfellduplicatur. — *c* = Chorda tymp.

Hammerhalses in den dreikantigen Hammergriff wird durch eine rhomboide Fläche vermittelt, die in die innere, am meisten vorspringende Kante des Hammergriffs übergeht. Diese Kante scheidet die zwei gegen die Trommelhöhle gerichteten Flächen des Hammergriffs, von welchen die eine nach vorn, die andere nach hinten sieht, während die äussere, gegen den Gehörgang gerichtete Fläche mit den Trommelfellschichten innig zusammenhängt und an der äusseren Fläche des Trommelfells die Stria malleolaris bildet. Die Masse des Hammergriffs überragt die Fläche des Trommelfells so stark, dass er der inneren Fläche der Membran aufzuliegen scheint.

In inniger Beziehung zum Hammergriff stehen zwei vom oberen Segmente des Trommelfells abstehende Duplicaturen, welche mit der Innenfläche des Trommelfells die inneren Trommelfelltaschen bilden. Die hintere Duplicatur (Fig. 6*f* und 7*pl*), die besonders deutlich nach Entfernung des exarticulirten Ambosses hervortritt, hängt im mittleren Abschnitte ihres concaven Randes mit der Chorda tymp. zusammen und bildet mit der gegenüberstehenden Innenfläche des Trommelfells die von v. Tröltsch zuerst beschriebene hintere Trommelfelltasche. Der hintere Rand dieser Duplicatur inserirt an einer innerhalb des Sulcus tymp. gelegenen, leicht geschweiften Knochenleiste, tritt von hier auf das Trommelfell über, verschmilzt unterhalb der Membr. Shrapnelli mit der Innenfläche des Trommelfells und inserirt mit ihrem vorderen Rande am Hammergriff.

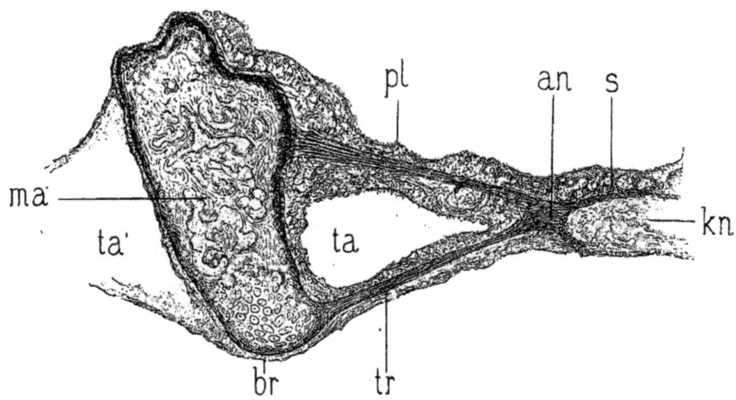

Fig. 7.

Durchschnitt des Hammers und der hinteren Trommelfelltasche in der Ebene des kurzen Hammerfortsatzes. — *ma* = Hammergriff. — *br* = knorpeliger Theil des Processus brevis des Hammers. — *tr* = hintere Partie des Trommelfells. — *an* = Annulus tendinosus. — *pl* hintere, innere Trommelfellfalte. — *ta* = hintere Trommelfelltasche. — *ta'* = Vordere Trommelfelltasche — *s* — Schleimhaut der äusseren Trommelhöhlenwand.

Der vordere, an den Hammergriff inserirende Theil der hinteren Duplicatur ist, wie ich zuerst fand, nicht selten in zwei Blätter getheilt, deren mediales in der Nähe der inneren Hammergriffkante inserirt, während das laterale Blatt sich in dem Winkel zwischen Hammergrifffläche und Trommelfell, zuweilen 1—$1^1/_2$ mm hinter diesem Winkel unmittelbar am Trommelfelle anheftet. Der durch diese Blätter gebildete, dreiseitige Raum steht mit dem übrigen Theile der Trommelfelltasche nicht in Verbindung.

Eine zweite, räumlich jedoch viel kleinere Tasche (vordere Trommelfelltasche) findet sich vor dem Hammergriffe am vorderen, oberen Segmente der Innenfläche des Trommelfells; sie wird durch die dem Hammerhalse zugekehrte Spina tymp. posterior und durch jene Schleimhautfalte gebildet, welche das zur Glaserspalte hinziehende Ligamentum mallei anterius, die Chorda tymp. und die Arteria tymp. inf. nach unten zu umschliessen. Die zum Trommelfelle in inniger Beziehung stehende Chorda tymp. (Fig. 6 *c*) tritt durch eine in der Nähe des hinteren, oberen Randes des Trommelfellfalzes befindliche Oeffnung, die Ausmündung des mit dem Facialcanal communicirenden Canaliculus chordae, hervor, verläuft anfangs am mittleren Abschnitt des unteren Randes der hinteren Trommelfellfalte und tritt dann auf die Innenseite des vorderen Abschnittes dieser Falte und auf den Hammerhals über, um von hier aus in die Glaserspalte zu gelangen.

Der Dickendurchmesser des Trommelfells ist an den einzelnen Theilen der Membran verschieden. Während sie in der Mitte zwischen Hammergriff und Peripherie, wo die Membran am dünnsten ist, 0·1 mm misst (Henle), beträgt ihre Dicke an der Malleolarregion und an der Peripherie 0·3—0·4 mm (Schwalbe).

Zum Verständnisse einer Reihe praktisch wichtiger Trommelfellbefunde müssen wir hier die anatomischen Verhältnisse jener speciell zur Membrana Shrapnelli in Beziehung stehenden Räume anreihen, welche zwischen Hammer-Ambosskörper und der lateralen Nischenwand gelegen sind, und die ich mit dem Namen des äusseren Attic[1]) der Trommelhöhle bezeichne.

Dieser Raum bildet einen Theil des von Leidy als Attic benannten oberen Trommelhöhlenraumes (Cavum epitympanicum, Schwalbe; Kuppelraum, Hartmann), dessen untere Grenze in der Ebene der Tensorsehne liegt. Der Attic wird nun durch das Ligam. mallei super. und die von ihm nach vorn und hinten ziehenden Schleimhautfalten (obere Hammer-Ambossfalte) in eine innere und eine äussere Abtheilung gebracht, welche wohl häufig durch Lückenbildungen in den erwähnten Schleimhautfalten mit einander communiciren, zuweilen jedoch vollständig von einander getrennt sind. Die anatomische Trennung des Attic in einen inneren und äusseren Abschnitt ist schon dadurch gerechtfertigt, dass nicht selten auf den Attic ext. begrenzte, primäre Entzündungen sich entwickeln, an welchen der innere Theil des Attic und der übrige Trommelhöhlenraum nicht participiren.

Die obere Grenze des äusseren Attic bildet das Ligam. mallei sup. (Fig. 8 *l*) (respective die obere Hammer-Ambossfalte), die untere Grenze der Boden des Prussak'schen Raumes. Er wird von einer Anzahl von Schleimhautfalten durchzogen, von denen mehrere constant, andere inconstant sind. Wie ich zuerst für die inconstanten Faltenbildungen in der Trommelhöhle und im Pelvis ovalis nachgewiesen habe, sind diese Schleimhautfalten als Residuen des embryonalen Gallertgewebes (Schleimhautpolsters) zu betrachten. Die constanteste von ihnen ist die laterale Hammer-Ambossfalte, welche entweder vom oberen Rande des Hammer-Ambosskörpers oder tiefer von seiner lateralen Fläche zur lateralen Nischenwand hinzieht und den äusseren Attic quer durchspannt. Die mit

---

[1]) Logette des osselets, Gellé; Attique externe, Hammer-Amboss-Schuppenraum, Kretschmann.

dem Ligam. incud. ext. zusammenhängende Falte ist entweder vollständig oder durchlöchert, ja, sie kann zuweilen ganz fehlen (Zuckerkandl) Mehreremale fand ich die Falte durch eine grössere Lücke in eine Hammer- und eine Ambossfalte getheilt. Eine zweite nahezu constant vorkommende Falte ist die von mir zuerst beschriebene, den äusseren Attic in frontaler Richtung durchquerende verticale Nischenfalte, welche am Ligam. mallei extern. beginnt und längs des Hammer-Ambossgelenks bis zur lateralen Hammer-Ambossfalte hinaufsteigt. Durch diese häufig durchlöcherte Falte wird der äussere Attic bald vollständig, bald unvollständig in eine vordere und hintere Abtheilung gebracht.

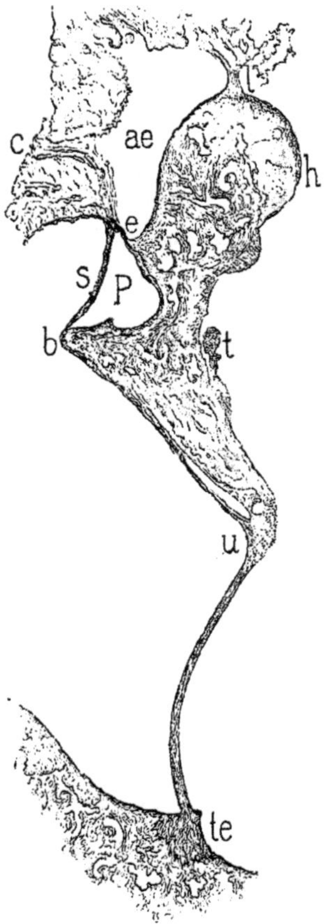

Fig. 8.

Durchschnitt durch den Hammer, das Trommelfell und durch den äusseren Attic der Trommelhöhle, Vielfach Vergrössert. — *h* = Hammerkopf. — *te* = Durchschnitt durch den Annulus tendinosus des Trommelfells. — *b* = Processus brevis mallei. — *u* = Umbo. — *t* = Durchschnitt der Chorda tymp. — *e* = Ligamentum mallei externum. — *l* = Ligamentum mallei superius. — *s* = Membrana Shrapnelli. — *ae* = äusserer Attic. — *P* = Prussak'scher Raum. — *c* = Gefässcanal zwischen dem äusseren Attic und dem knöchernen Gehörgang.

Ausser diesen grösseren Falten finden sich noch[1]) inconstante Fäden und verästigte Schleimhautplatten, durch welche der äussere Attic zuweilen in ein Fachwerk umgewandelt wird,[2]) das bei hier sich etablirenden Eiterungen die Stagnation und Zersetzung der Secrete begünstigt. Dies der häufige Grund hartnäckiger, septischer Eiterungen bei Perforation der Shrapnell'schen Membran. Die Varietäten der den äusseren Attic bildenden und ihn durchsetzenden Schleimhautfalten sind überhaupt so mannigfach, dass ein Präparat kaum je dem anderen vollkommen gleicht.

Hier wäre noch auf einen mit den Räumlichkeiten des Attic extern. zusammenhängenden, nicht constanten Faltenzug hinzuweisen, welcher sich, wie ich zuerst nachwies (Zergliederung, S. 88), bis in das Antrum mastoid. erstreckt. Wie bekannt, findet man häufig in normalen Gehörorganen im Antrum mastoid. ein mit den Knochenwänden zusammenhängendes, aus verästigten Schleimhautplatten zusammengesetztes Balkenwerk ausgespannt, das sich zuweilen bis in die Trommelhöhle fortsetzt und mit den Bändern und Schleimhautfalten des Hammers und Ambosses zusammenhängt. Dieses anatomische Vorkommniss ist für das Zustandekommen von Perforationen der Membr. Shrapnelli insoferne von Bedeutung, als durch dieselben entzündliche Processe in der Hammer- und Ambossnische vermittelst dieses Balkenwerks in das Antrum und umgekehrt von hier aus in den äusseren Attic fortgepflanzt werden können, wie ich dies bei einer Anzahl von Sectionsbefunden nachwies.

---

[1]) Vgl. A. Politzer, Zergliederung des menschlichen Gehörorgans, S. 84.

[2]) A. Politzer, Ueber ein Höhlensystem zwischen Hammerhals und äusserer Trommelhöhlenwand. Wiener med. Wochenschr. 1868.

Der unterste Abschnitt des äusseren Attic wird durch eine kleine Höhle gebildet, welche man als Prussak'schen Raum bezeichnet (Fig. 8 *P*). Dieser wird nach aussen von der Membr. Shrapnelli (*s*), nach unten von der oberen Fläche des kurzen Hammerfortsatzes (*b*), nach oben vom Ligam. mallei ext. (*e*), nach innen vom Hammerhals, nach vorn von der vorderen Trommelfelltasche begrenzt und mündet nach hinten durch eine zwischen Ligam. mallei ext. und dem oberen Rande der Tröltsch'schen Trommelfelltasche befindliche Lücke in den hinteren Trommelhöhlenraum. Da nicht selten das Ligam. mallei ext. nicht unmittelbar am Rande des Rivini'schen Ausschnitts, sondern an der Membr. Shrapnelli inserirt, so fällt der obere Theil dieser Membran zuweilen in den Bereich des mittleren Abschnitts des Attic ext.

Die drei übereinander liegenden Abtheilungen des äusseren Attic stehen untereinander, mit der Trommelhöhle und dem Antrum mast. durch individuell sehr variable Communicationslücken in Verbindung. Selbst dort, wo die einzelnen Abtheilungen des Attic gegen einander oder gegen das Cavum tymp. ganz abgeschlossen scheinen, bestehen feine, mit freiem Auge nicht wahrnehmbare Spältchen und Oeffnungen, welche bei der makroskopischen Untersuchung der Beobachtung leicht entgehen. Ein allseitiges Abgeschlossensein eines dieser Räume, wie sie Zuckerkandl in einzelnen Fällen für das mit dem oberen Abschnitt des Attic ext. zusammenhängenden Antrum mastoid. annimmt, ist schon deshalb nicht denkbar, weil dieser Raum, ebenso wie die anderen Nebenräume der Trommelhöhle, lufthältig ist, und der Luftzutritt doch nur durch Communicationslücken in den Schleimhautfalten stattfinden kann.

Histologie des normalen Trommelfells.

Das Trommelfell besteht aus drei histologisch differenten Hauptschichten, einer als Lamina propria bezeichneten, mittleren, fibrösen Schichte, welche nach aussen von einer Fortsetzung der Cutis, nach innen von einer Fortsetzung der Trommelhöhlenschleimhaut bekleidet wird. Die Cutisschichte des Trommelfells lässt sich durch anatomische Präparation von der Lamina propria leicht loslösen, während die Schleimhautschichte mit ihr untrennbar verschmolzen ist.

Die Lamina propria des Trommelfells ist aus zwei anatomisch trennbaren Schichten zusammengesetzt, deren äussere einen radiären, die innere einen circulären Faserverlauf zeigt. Beide Schichten hängen durch feine Bindgewebsbündel zusammen (Fig. 9). Die bandartig plattgedrückten Fasern der Substantia propria zeigen viel Aehnlichkeit mit dem Sehnengewebe. Der Durchmesser dieser Fasern variirt zwischen 0·035—0·018 mm.

Die Radiärfaserschichte geht unmittelbar aus der Periostlage des Annulus tymp. hervor (Dreispul). Die Richtung ihrer Fasern ist nur an der unteren Hälfte der Membran ausgesprochen radiär, während im oberen Abschnitte des Trommelfells die Fasern mehr horizontal gegen den Hammergriff verlaufen.

Indem die Radiärfasern concentrisch dem Hammergriff zustreben, inserirt von ihnen ein grosser Theil am Periost des spatelförmigen Endes des Hammergriffs, während eine geringere Anzahl von Fasern sich im oberen Abschnitte des Trommelfells an der vorderen Hammergriffkante anheftet. Diese concentrische Richtung der radiären Schichte erklärt es zur Genüge, weshalb die Fasern gegen das Centrum des Trommelfells hin sich verdichten.

Die Fasern der inneren circulären Schichte (Fig. 9*c*), zarter und contractiler als die Radiärfasern, kreuzen durchwegs die Richtung der radiären Schichte. Die circulären Fasern, welche an der äusseren Peripherie des Trommelfells fehlen, sammeln sich innerhalb des Ringwulstes (Annulus tendinosus) *(a)*, wo sie ein dichtes, gegen den oberen Pol des Trommelfells hin sich verschmälerndes Faserbündel bilden, während sie gegen das Centrum hin immer spärlicher werden und in der Umgebung des Umbo vollständig fehlen. In ihrem Verlaufe von vorne und hinten her gegen den dreikantigen Hammergriff, inseriren sie zum Theile an die äussere Fläche des Hammergriffs, besonders am kurzen Fortsatze, während ein anderer Theil der Fasern die Innenseite des Hammergriffs überzieht. Nur im unteren Dritttheile des Hammergriffs findet eine innige Verbindung und Kreuzung aller das untere Griffende umgebenden Trommelfellfasern statt. Der Hammergriff ist daher am Proc. brevis und am Umbo am festesten mit dem Trommelfelle verbunden.

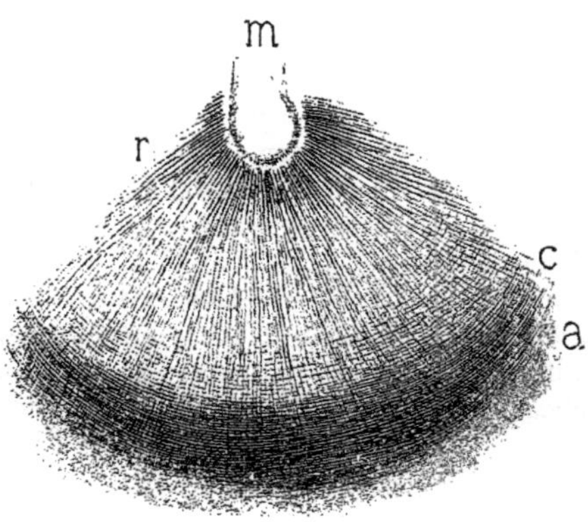

Fig. 9.

Flächenansicht des unteren Trommelfellsegments. — *m* = unteres spatelförmiges Ende des Hammergriffs. — *r* = radiäre Faserschichte des Trommelfells. — *c* = circuläre Faserschichte des Trommelfells.

Das mikroskopische Verhalten der Substantia propria ist verschieden, je nachdem der Schnitt parallel der Faserrichtung oder senkrecht auf diese geführt wird. An Längsschnitten sieht man zwischen den Trommelfellfasern in regelmässiger Anordnung spindelförmige Körperchen eingestreut, während sie an Querschnitten als sternförmig verästigte, den Corneakörperchen ähnliche, mit Endothelzellen ausgekleidete Spalträume erscheinen.

Diese von Tröltsch zuerst beschriebenen Trommelfellkörperchen anastomosiren mittelst feiner Ausläufer unter einander und stehen mit den Lymphbahnen der Schleimhaut und der Cutisschichte in Verbindung, aus welchen sie das Ernährungsplasma für die Substantia propria beziehen. — Everard Home hat zuerst das Vorkommen spindelförmiger Fasern (organische Muskelfasern) im Trommelfelle beschrieben. Die namentlich an der Peripherie des Trommelfells in der Subst. propria befindlichen spaltförmigen

Lücken dienen den anastomosirenden Blutgefässen des äusseren und mittleren Ohres zum Durchtritt (Moos).

Die äussere Cutisschichte des Trommelfells (eine Fortsetzung der Gehörgangscutis) besteht aus einem mehrfach geschichteten Pflasterepithel und einem gering entwickelten Bindegewebsstratum, in welchem die Gefässe und Nerven dieser Schichte verlaufen.

Die Epidermisschichte ist am stärksten hinter dem Hammergriff, entsprechend dem von der oberen Gehörgangswand zum Trommelfell herabsteigenden Cutisstreifen entwickelt und zeigt an dieser Stelle leichte papillare Erhabenheiten (Popper). Sie besteht aus vier bis fünf Lagen abgeplatteter Hornzellen, auf welche vier bis fünf Lagen polyedrische Zellen und schliesslich als unterste Lage eine dem Bindegewebsstratum unmittelbar aufsitzende Lage von Cylinderzellen folgt.

Die dünne Bindegewebsschichte ist von einem Netze von capillaren Blutgefässen durchzogen und durch zarte Bindegewebsfibrillen mit der Substantia propria verbunden.

Der Zusammenhang der Cutis des äusseren Gehörgangs mit der des Trommelfells tritt namentlich an der oberen Peripherie der Membran markant zu Tage. Hier tritt von der oberen Gehörgangswand ein mächtiger, aus Bindegewebe und elastischen Fasern bestehender Cutisstreifen auf das Trommelfell über, welcher, den hinteren Abschnitt der Membrana Shrapnelli streifend, hinter dem Hammergriff zu dessen spatelförmig verbreiterten Ende hinzieht, um sich hier sternförmig ausstrahlend mit den Fasern der Substantia propria zu verfilzen. Mit diesem Cutisstreifen ziehen auch grössere Gefässe und stärkere Nervenzweige vom Gehörgang zum Trommelfell. Bei durchfallendem Lichte ist, namentlich bei Neugeborenen, dieser Cutisstreifen deutlich markirt und kann man zwischen ihm und dem oberen und mittleren Theile des Hammergriffes eine dreieckige, durchscheinende Trommelfellpartie unterscheiden.

Die Schleimhautschichte des Trommelfells, eine Fortsetzung der Mucosa der Trommelhöhle, ist mit der Ringfaserschichte der Substantia propria innig verschmolzen und besteht aus einem zarten Bindegewebsstratum, welches von einem nicht flimmernden Epithel überzogen wird. Bei Neugeborenen findet man, wie an anderen Partien der Trommelhöhlenschleimhaut, auch an der Innenfläche des Trommelfells, den Darmzotten analoge, mit Epithel bekleidete und Gefässschlingen enthaltende Papillen (Gerlach), die sich nach der Geburt rasch zurückbilden.

Der im Sulcus tymp. eingebettete, mit dessen Periost zusammenhängende Ringwulst (Annulus tendinosus s. cartilagineus) geht in der Nähe des Rivinischen Ausschnittes in das Periost der Schläfebeinschuppe über. Da die innere Lefze des Trommelfellfalzes niedriger ist als die äussere, so springt der Ringwulst an der Innenseite des Trommelfells stärker hervor. An Frontalschnitten zeigt der Sehnenring die Form eines Dreiecks, dessen Basis am Boden des Sulcus tymp. liegt, während die Spitze in die Radiärfasern der Subst propria übergeht. Der Ringwulst besteht aus derbem, mit elastischen Fasern vermengtem, faserigen Bindegewebe, in welchem man eine radiäre und eine transversale Faserrichtung unterscheiden kann. Nicht constant finden sich im Fasergewebe einzelne Knorpelzellen eingestreut (Moldenhauer, Gruber), ein Befund, der noch keineswegs dazu berechtigt, den Ringwulst als Faserknorpel zu erklären.

Die Membrana Shrapnelli (M. flaccida) besteht aus unregelmässig sich kreuzenden, mit dem Cutisstreifen des Gehörgangs zusammenhängenden Bindegewebszügen, welche nach aussen von einer zarten, papillentragenden Cutisschichte, nach innen von der Trommelhöhlenschleimhaut überzogen werden. Die Fasern der Substantia propria fehlen in ihr vollständig. Inconstante, perforirende Blutgefässe vermitteln die anastomotischen Verbindungen der Blutgefässe der oberen Gehörgangswand mit denen des Prussak'schen Raumes und des äusseren Attic.

Blut- und Lymphgefässe des Trommelfells. Das Trommelfell wird von zwei durch die Substantia propria von einander getrennten Gefässnetzen versorgt, von welchen das äussere dem Bindegewebsstratum der Cutisschichte, das innere der Mucosa der Trommelhöhle angehört und welche an der äusseren Peripherie des Trommelfells durch perforirende Anastomosen mit einander in Verbindung stehen. Die genauere Kenntniss der Gefässvertheilung im Trommelfelle verdanken wir der vorzüglichen Arbeit des um unsere Wissenschaft hochverdienten, uns leider zu früh durch den Tod entrissenen Moos[1]).

Die arteriellen Gefässe der Cutisschichte gehören der Verzweigung der Arteria auricularis profunda an. Der stärkste arterielle Zweig des Trommelfells steigt von der hinteren oberen Gehörgangswand mit dem früher erwähnten Cutisstreifen zum Umbo des Trommelfells hinab. Die zwischen zwei Venen liegende Arterie verläuft hinter dem Hammergriff, mit dessen Richtung sie einen nach oben offenen Winkel bildet und sendet ein Aestchen zur vorderen Griffseite. Auch von den übrigen Wänden des Gehörgangs treten kleine arterielle Zweigchen auf die Cutisschichte über, die in radiärer Richtung von der Peripherie zum Centrum des Trommelfells verlaufen, um mit den Gefässverzweigungen der absteigenden Arterie des Trommelfells zu anastomosiren. Dem arteriellen Gefässnetze in der Cutis entspricht auch ein venöses System, dessen Aeste sich theils in die Venen des äusseren Gehörgangs entleeren, theils durch die an der Peripherie des Trommelfells befindlichen Lücken mit den Gefässen der Trommelhöhle anastomosiren. Nach Moos bestehen ausserdem in der Gegend des Hammergriffs und an anderen Partien der Membran perforirende, anastomotische Verbindungen zwischen den Blutgefässen der Cutisschichte und denen des Schleimhautüberzuges des Trommelfells.

Die arteriellen Aeste des Hammergriffs gehen unmittelbar in den sie begleitenden Venenplexus über, und entleeren sich in die grösseren venösen Gefässe der oberen Wand des äusseren Gehörgangs. Die radiär vom Centrum des Trommelfells zur Peripherie verlaufenden Arterienäste gehen in den peripheren Venenkranz (Randplexus) über, welcher mit den Venen des Gehörgangs und der Trommelhöhle vielfach anastomosirt. Der venöse Blutabfluss vom Trommelfelle kann daher nach zwei Richtungen, und zwar durch die Venen des Hammergriffs oder durch den peripheren Venenplexus stattfinden.

Die Gefässe der Schleimhautschichte des Trommelfells stammen von den Gefässen der Trommelhöhle. Am stärksten entwickelt erscheint ein parallel dem Hammergriffe verlaufendes, aus der Art. tymp. stammendes arterielles Gefäss, aus dem sich ein Gefässnetz entwickelt, welches mit den von der Peripherie zum Trommelfelle tretenden Arterienästchen ein engmaschiges Capillar-

[1]) J. Moos, Die Blutgefässe und der Blutgefässkreislauf des Trommelfells und des Hammergriffs. Archiv für Augen- und Ohrenheilkunde. 1877, VI.

system bildet. Der venöse Abfluss wird theils durch einen Randplexus der Schleimhautschichte, theils durch venöse Gefässe längs des Hammergriffs vermittelt, welche mit den Venen der Cutisschichte anastomosiren.

Wird das Epithel der Schleimhautschichte mittelst eines Pinsels abgestreift, so sieht man schon bei einfacher Lupenvergrösserung ein auf der Substantia propria verästigtes Fasergerüste (Fig. 10), welches am stärksten hinter dem Hammergriffe entwickelt ist, zuweilen jedoch über einen grossen Theil der Membran sich ausbreitet. Dieses Fasergerüste, von grösseren und kleineren Lücken durchbrochen, strahlt mit seinen balkenartigen Fortsätzen einerseits gegen den Hammer, andererseits gegen den Ringwulst aus. Die Ausstrahlungen dieser bogenbildenden Fortsätze dringen stellenweise in die Substantia propria ein und verschmelzen mit deren Fasern. Dieses von Gruber als dendritisches Gebilde bezeichnete Fasergerüste kommt nach meinen Untersuchungen auch unter dem Epithel der Trommelhöhlenschleimhaut vor und ist, wie dieses und die inconstanten Schleimhautfalten in der Trommelhöhle, als Residuum des embryonalen Schleimhautpolsters anzusehen. Das Fasergerüste in der Schleimhautschichte des Trommelfells kann daher nicht als ein dem Trommelfelle eigenthümliches Gebilde angesehen werden.

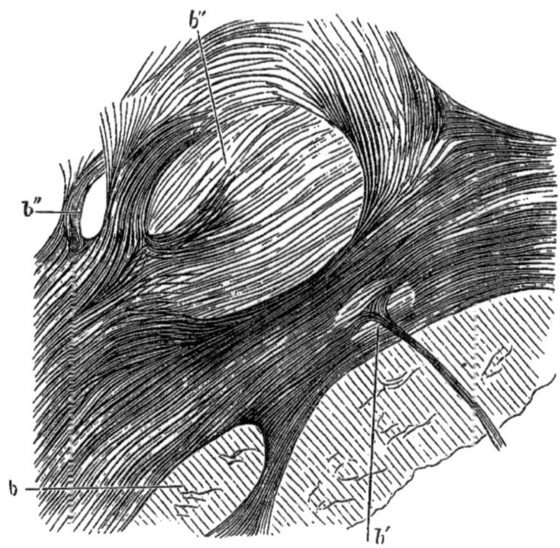

Fig. 10.

Faseriges Balkenwerk vom hinteren Segmente der Innenfläche des Trommelfells beim Erwachsenen. — *b''* = grosse Lücke im Balkenwerk. — *b'* = kleine Lücke, durch welche ein dünner Balken durchtritt. — *b* = durch die ausstrahlenden Balken gebildeter Bogen.

Ueber die Lymphgefässe des Trommelfells sind unsere Kenntnisse noch sehr lückenhaft und ihre anatomischen Verhältnisse im Trommelfelle noch zu erforschen. Nach Kessel sind sie analog den Blutgefässen in drei, unter einander anastomotisch verbundenen Lagen angeordnet.

Die Nerven des Trommelfells stammen vom N. auriculo-temporalis, von welchem ein stärkerer Zweig von der oberen Gehörgangswand mit dem erwähnten Cutisstreifen auf das Trommelfell hinabsteigt, hier hinter dem Hammergriff verläuft und sich an dessen unterem Dritttheile in zwei Aestchen theilt. Die feineren, plexusbildenden Verästelungen dieser Nerven an der Cutis umspinnen die Blutgefässe derselben und treten nach Kessel durch feine Fäden mit dem Epithel der Cutisschichte in Verbindung. Die Betheiligung des Ram. auric. vagi an der Nervenversorgung des Trommelfells (Sappey) ist nicht erwiesen. In der

Schleimhautschichte des Trommelfells will Gerlach marklose Nervenfasern gesehen haben.

Physiologische Eigenschaften des Trommelfells.

Das Trommelfell ist durch die Anordnung seiner Fasern eine starre, wenig elastische Membran, welche selbst nach der Auslösung aus dem Sulc. tymp. und nach Wegnahme des Hammergriffs ihre Trichterform beibehält. Diese für die physiologische Function nöthige Starrheit verdankt das Trommelfell vorzugsweise den rigideren Radiärfasern, während die Circulärfaserschichte etwas elästischer und dehnbarer ist; die letzteren bringen die Radiärfasern nach der positiven Phase ihrer Schwingung in die frühere Lage zurück. Die durch combinirte Kräfte bewirkte Spannung des Trommelfells, welche noch durch den Zug des Musc. tensor tymp. und durch die Federkraft des Ligament. mallei ant. (Politzer) unterstützt wird, verhindern die störenden Nachschwingungen der Membran (Dämpfungsapparat).

Die von der Peripherie zum Hammergriff hinziehenden radiären Fasern stellen ein System gespannter Saiten vor, zu welchem sich der Hammergriff wie ein beweglicher Steg verhält (Politzer).

In Folge der excentrischen Lage des Umbo ist die vordere Hälfte des Trommelfells stärker gespannt als die hintere, weshalb die Excursionsfähigkeit des hinteren Abschnittes grösser ist als die des vorderen (Mach und Kessel).

Während der Verdichtungsphase schreiten die Schwingungen ringförmig von der Peripherie gegen das Centrum, während der Verdünnungsphase umgekehrt vom Umbo gegen die Peripherie fort. Analoge Bewegungserscheinungen beobachtete ich öfters an atrophischen Trommelfellen bei abwechselnder Luftverdichtung und Luftverdünnung im äusseren Gehörgange mittelst des Siegle'schen Trichters.

Die Resistenz des Trommelfells ist viel grösser, als nach dem anatomischen Aussehen zu schliessen wäre. Schmiedekam fand, dass es erst bei einer Druckhöhe von 168 cm Quecksilbersäule einreisst.

Die starke Neigung des Trommelfells zur Achse des Gehörganges beeinträchtigt nur wenig die Fortleitung der von aussen einfallenden Schallwellen.

Das Trommelfell besitzt wohl einen Eigenton (*e IV*), ist jedoch nur wenig befähigt selbstständig zu tönen. Die trichterförmige Einziehung erhöht, wie Helmholtz experimentell nachgewiesen hat, wesentlich seine Resonanzfähigkeit. Das Trommelfell besitzt vermöge seiner eigenthümlichen Wölbungs- und Spannungsverhältnisse die Eigenschaft, Töne von der verschiedenartigsten Schwingungsdauer nicht nur nacheinander, sondern auch gleichzeitig und für unsere Empfindung gleichmässig, durchzulassen. So wichtig diese Spannung des Trommelfells für die Aufnahme und Fortpflanzung der Schallwellen erscheinen mag, so zeigt doch die klinische Erfahrung, dass Spannungsänderungen der Membran innerhalb gewisser Grenzen die Hörfunction nur wenig beeinträchtigen. Näheres hierüber im Abschnitte über die Spannungsanomalien des Trommelfells.

Das topographische Verhältniss des Trommelfells zur inneren Trommelhöhlenwand.

Von grosser Wichtigkeit für die Beurtheilung der pathologischen Trommelfellbefunde ist die genaue Kenntniss des topographischen Verhältnisses des Trommelfells zur inneren Trommelhöhlenwand. Nur dadurch wird es möglich, bei Defecten der Membrana tymp., bei Anlagerung atrophischer oder narbig veränderter Partien an die Promontorialgegend und bei Adhäsionen zwischen Trommelfell und der inneren Trommelhöhlenwand, dem Trommelfellbefunde eine auf anatomischer Basis gegründete Deutung zu geben. Es ist dies auch insoferne von praktischer Tragweite, als wir nur durch eine richtige Diagnose des vorliegenden pathologischen Processes in den Stand gesetzt werden, eine Reihe operativer Eingriffe am Trommelfelle und in der Trommelhöhle mit Vortheil auszuführen.

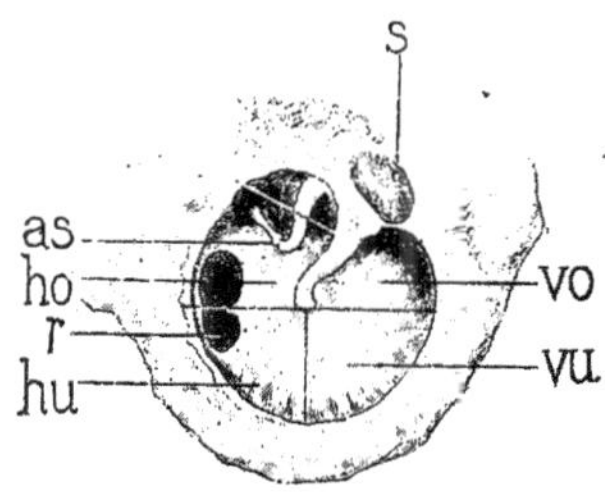

Fig. 11.

Topographisches Verhältniss des Trommelfells zur inneren Trommelhöhlenwand. — *vo* = vorderer, oberer Quadrant. — *vu* = Vorderer, unterer Quadrant. — *ho* = hinterer, oberer und *hu* = hinterer, unterer Quadrant. — *as* = Ambossstapesgelenk. — *r* = Fenestra rotunda. — *s* = Membrana Shrapnelli.

Um die gegenseitige Lage des Trommelfells zu den einzelnen Abschnitten der inneren Trommelhöhlenwand genau zu bestimmen, theilt man die äussere Fläche der Membran in vier Segmente, indem man (Fig. 11) vom unteren Ende des Hammergriffs zur unteren Peripherie des Trommelfells eine verticale Linie zieht, welche durch eine zweite horizontale, das untere Griffende tangirende Linie gekreuzt wird.

Das Projectionsbild des Trommelfells zur inneren Trommelhöhlenwand wird durch die Neigung des Trommelfells und der inneren Trommelhöhlenwand zur Horizontalen wesentlich modificirt. Das anatomische Projectionsbild ohne Rücksicht auf diese Neigungsverhältnisse ist daher für die Praxis nicht zu verwerthen.

Wenn wir bei normaler Kopfstellung das Trommelfell in vier Quadranten theilen, so entspricht:

1. Dem vorderen, oberen Quadranten (*vo*) des Trommelfells: der vordere, obere, an das Ostium tymp. tubae grenzende Theil der inneren Trommelhöhlenwand, an deren oberem Abschnitte man zuweilen ein Stück des Canalis pro tensore tymp. als längliche, von vorn nach hinten ziehende Prominenz durchschimmern sieht.

2. Dem vorderen, unteren Quadranten (*vu*) entspricht der vordere untere, an das Ostium tymp. tubae grenzende Abschnitt der inneren und ein Theil der gerifften, unteren Trommelhöhlenwand. Bei Trommelfelldefecten an dieser Stelle wird daher nicht selten die zum Eingang in die knöcherne Ohrtrompete führende, vordere Partie der Trommelhöhle sichtbar.

3. Dem hinteren, oberen Quadranten (*ho*) entspricht im oberen Abschnitte dieses Segmentes, der untere Theil des langen Ambossschenkels mit dem Ambossstapesgelenk und dem hinteren Stapesschenkel in Form eines nach hinten und oben gerichteten Winkels. Zwischen Ambossschenkel und der Innenseite des Hammergriffs zieht in der Richtung von hinten nach vorn die Chorda tymp. Im hinteren unteren Abschnitte des Quadranten ist häufig, jedoch nicht constant, der obere Theil der Nische des runden Fensters (*r*) sichtbar. Bei Perforation des Trommelfells im hinteren, oberen Quadranten wird daher häufig das freiliegende Ambossstapesgelenk, zuweilen auch die von hinten zum Stapesköpfchen ziehende Sehne des Musculus stapedius und die Chorda tymp. sichtbar. Desgleichen treten bei eingesunkenen Narben, bei Verwachsung narbiger oder atrophischer Trommelfellpartien mit der inneren Trommelhöhlenwand, die dem hinteren, oberen Quadranten des Trommelfells entsprechenden Gebilde der Innenwand der Trommelhöhle markant hervor.

4. Dem hinteren, unteren Quadranten (*hu*) entspricht der untere Abschnitt des Promontoriums, hinter demselben die ganze oder der untere Theil der Nische des runden Fensters (*r*) und der hintere Abschnitt der gerifften, unteren Trommelhöhlenwand, respective die glatte, gegen den Boden der Trommelhöhle vorgebauchte Wand der Fossa jugularis.

Das hier geschilderte Projectionsbild der inneren Trommelhöhlenwand zum Trommelfelle zeigt vielfache Varianten, welche bei Beurtheilung der Trommelfellbefunde, ferner bei den tympanalen und intratympanalen Operationen berücksichtigt werden müssen. So finden wir nicht selten die Ambossstapesverbindung im Sehfelde so weit nach abwärts reichen, dass ausser dem langen Ambossschenkel auch die ganze Nische der Fenestra ovalis mit dem hinteren Stapesschenkel und der Stapediussehne deutlich hervortreten. In anderen Fällen hinwieder ist die Fenestra ovalis mit der Ambossstapesverbindung so hoch nach oben gerückt, dass sie, durch die äussere Wand des Attic verdeckt, selbst bei totaler Zerstörung des Trommelfells sich der Besichtigung entzieht.

Ebenso kann das runde Fenster so weit nach hinten und unten gerückt sein, dass nur ein kleiner Theil der Nische im hinteren Abschnitte des hinteren, unteren Quadranten sichtbar ist.

Tiefendurchmesser der Trommelhöhle im Bereiche des Trommelfells. Der Tiefendurchmesser der dem Trommelfelle entsprechenden Partie der Trommelhöhle variirt nach der Region der vier Quadranten der Membran. Da das Trommelfell trichterförmig nach innen gewölbt, andererseits wieder die Promontorialwand stark nach aussen vorgebaucht ist, so wird der Durchmesser der Trommelhöhle in der Region des Umbo am kleinsten sein. Die Entfernung des Nabels des Trommelfells vom Promontorium beträgt beiläufig 2 mm. Etwas tiefer (etwa $1—1^1/_2$ mm unterhalb des Umbo) beträgt der Tiefendurchmesser der Trommelhöhle $2^1/_2$ mm. Dieser Stelle entspricht der höchste Punkt des Promontoriums. Wenn trotzdem die Trommelhöhle an dieser Stelle weiter ist als in der Gegend des Umbo, so hat dies darin seinen Grund, dass die entsprechende Trommelfellpartie lateraler liegt, als der Nabel. Der Abstand des vorderen, oberen Quadranten des Trommelfells von der inneren Trommelhöhlenwand schwankt zwischen 5—6 mm, im vorderen unteren Quadranten zwischen 4—5 mm. Der Tiefendurchmesser, entsprechend dem hinteren, unteren Trommelfellsegmente, variirt von 5—7 mm (Bezold). Im ersten Lebensjahre ist der Tiefendurchmesser der Trommelhöhle kleiner als beim Erwachsenen.

II.

Die pathologisch-anatomischen Veränderungen im Trommelfelle.

Die Kenntniss der krankhaften Veränderungen des Trommelfells ist für die Beurtheilung der Trommelfellbefunde unerlässlich. Die pathologischen Structurveränderungen der Membran entwickeln sich entweder in Folge primärer Erkrankungen des Trommelfells oder secundär durch Krankheitsprocesse, welche vom äusseren oder mittleren Ohre auf das Trommelfell übergreifen. Die folgende Schilderung gibt eine allgemeine Uebersicht der wichtigsten pathologisch-histologischen Befunde in den einzelnen Schichten des Trommelfells; eine Reihe pathologisch-anatomischer Veränderungen (Hyperämie, Perforation, Narbenbildung, Adhäsion, Atrophie etc.) wird im speciellen Theile berücksichtigt werden.

Histologische Veränderungen in der Cutisschichte des Trommelfells.

Die pathologischen Veränderungen der Cutisschichte sind nur selten die Folge primärer Erkrankungen des Trommelfells; ungleich häufiger entwickeln sie sich im Verlaufe entzündlicher Affectionen des äusseren Gehörgangs, seltener des Mittelohres.

Pathologische Veränderungen der Epidermislage der Cutisschichte.

Die Epidermisschichte des Trommelfells wird bei der primären, acuten Myringitis, bei acuter Otitis externa diffusa, ferner bei der Otitis media acuta durch seröse Durchfeuchtung aufgelockert, trüb und undurchsichtig, rissig, zuweilen in Form von Blasen abgehoben, in bald geringerem, bald grösserem Umfange abgestossen und nach Ablauf der Entzündung durch eine neue, rasch sich regenerirende Epithelschichte ersetzt.

Bei den chronischen Entzündungen des Trommelfells, mögen sie nun primär oder als Theilerscheinung einer chronischen Entzündung des äusseren und mittleren Ohres auftreten, kommt es meist zu einer Wucherung und Massenzunahme der Epithelschichte mit starker Verdickung des Trommelfells. Die mikroskopischen Veränderungen der wuchernden Epidermisschichte bestehen in starker Quellung und Fetttröpfcheninfiltration der Epithelialzellen und in Einlagerung von Fetttröpfchen, Cholestearinkrystallen, Pigment und Detritus. Die Massenzunahme und Verhornung der oberen Epithellagen ist nicht selten, besonders bei Tuberculose des Gehörorgans mit einer Wucherung und Verhornung der Malpighi'schen Schichte verbunden, welche sich in Form von Zapfen in das Cutisgewebe und bis zur Subst. propria des Trommelfells erstreckt.[1])

Dieser als Myringitis desquamativa bezeichnete Process, der mit gleichzeitiger Massenzunahme der Cutis und zuweilen auch der übrigen Trommelfellschichten verbunden ist, entwickelt sich häufig im Verlaufe chronischer Ekzeme des äusseren Gehörgangs, ferner bei der chronischen Otitis externa diffusa und nach abgelaufener Otitis med. suppurativa. Zuweilen kommt es bei exuberirender Wucherung der Epidermiszellen zur Bildung geschichteter Epidermismassen, welche bei gleichzeitiger Otit. ext. desquamativa den oft erweiterten knöchernen Abschnitt als Cholesteatome des Gehörgangs ausfüllen (Toynbee's Molluscous tumor).[2])

Circumscripte Wucherungen der Epidermisschichte in Form perlartiger Knötchen am Trommelfelle kommen zuweilen nach abgelaufenen Mittelohreiterungen (Politzer), seltener bei nicht eiterigen Mittelohrentzündungen (Küpper, Wendt, Urbantschitsch) und nach abgelaufener Myringitis zur Beobachtung. Sie erscheinen als weisse, stark glänzende, perlartige Kugeln, welche in der Grösse eines Hirsekorns vereinzelt oder in Gruppen zusammenstehend, meist in der Umgebung der oberen Partie des Hammergriffs dem Trommelfelle aufsitzen (Tafel XIV, Fig. 22) und entweder einfache Epithelzellen oder neben diesen auch Cholestearinkrystalle in wechselnder Menge enthalten. Umschriebene Hypertrophie und Verhornung der Epidermisschichte in Form einer hornartig zugespitzten, mit dem Trommelfelle innig zusammenhängenden Wucherung kommt im Ganzen selten vor (Tafel XIV, Fig. 21).

Pathologische Veränderungen im Bindegewebsstratum der Cutisschichte des Trommelfells.

Endzündungsprocesse in der Cutisschichte des Trommelfells.

Die Cutisschichte des Trommelfells ist bei den primären wie secundären Entzündungen dieser Membran häufig der Sitz pathologischer Veränderungen. Ihre Entstehung durch Einwirkung pathogener Mikroorganismen ist durch die histologische Untersuchung festgestellt. Bei der acuten Myringitis ist die Entzündung häufig nur auf die oberflächlichen Schichten der Cutis begrenzt, wobei nicht selten durch das an die Oberfläche ergossene Exsudat die Epidermis in Form seröser oder hämorrhagischer Blasen abgehoben wird (Myringitis bullosa). Bei interstitieller, tiefgreifender Entzündung der Coriumschichte kommt es durch seröse

[1]) Moos, Zeitschrift für Ohrenheilkunde. Bd. XV, S. 271, und Habermann, Zeitschrift für Heilkunde. Bd. VI und IX.

[2]) Vgl. A. Politzer, Lehrbuch der Ohrenheilkunde. 3. Aufl., S. 153.

und eiterige Infiltration und durch starke Ausdehnung der Blutgefässe der Cutis zur Aufwulstung und Verdickung des Trommelfells. Die Membran erscheint hiebei stark geröthet, abgeflacht, Proc. brevis und Hammergriff verdeckt, die Grenze zwischen Trommelfell und Gehörgang verstrichen. Mikroskopische Schnitte durch ein derartig acut entzündetes Trommelfell ergeben, dass wohl öfter sämmtliche Schichten der Membran von der Entzündung ergriffen sind, dass jedoch häufig der Entzündungsprocess sich auf die Cutisschichte begrenzt, während die Substantia propria und die Schleimhautschichte am Entzündungsvorgange in der Cutis nur wenig betheiligt sind.[1]) Acute Entzündungen mit Ausscheidung von fibrinösen Pseudomembranen an die Oberfläche des Trommelfells sind im Ganzen selten (Gottstein).

Die bei den acuten Entzündungen sich entwickelnden Veränderungen in der Cutis können, ohne Spuren zu hinterlassen, sich vollständig zurückbilden. Indess bleiben zuweilen als Residuen acuter Entzündungen bindegewebige Verdickungen und Trübungen der Coriumschichte, zuweilen auch eine fortdauernde Desquamation der Epidermis zurück. Nur selten kommt es in Folge acuter Entzündungen zur Abscessbildung und zu umschriebener perforirender Geschwürsbildung an der Cutisschichte.

Die chronischen Entzündungen der Cutisschichte bei primärer Myringitis oder in Folge von Entzündungen des äusseren und mittleren Ohres, führen häufig zu tiefgreifenden Veränderungen mit gleichmässiger oder ungleichmässiger Verdickung des Trommelfells.

Als die wichtigsten Folgezustände der chronischen Myringitis wären anzuführen: Massenzunahme der Epithelschichte mit oder ohne Desquamation derselben (s. oben), Hypertrophie des Bindegewebsstratums durch Rundzelleninfiltration, Neubildung von Bindegewebe und Erweiterung und Neubildung von Blutgefässen, Kalkablagerungen in der Cutis (v. Tröltsch), Granulationen und papilläre Excrescenzen[2]) und die Bildung von gestielten Polypen an der Aussenfläche des Trommelfells.[3])

Pathologische Veränderungen in der Substantia propria des Trommelfells.

Primäre krankhafte Veränderungen dieser Schichte sind wegen der spärlichen in diese Schichte eintretenden Blutgefässe (Moos) im Ganzen selten. Ungleich häufiger wird die Substantia propria secundär durch Erkrankung der benachbarten Cutis- und Schleimhautschichte in Mitleidenschaft gezogen.

Hat man Gelegenheit, das entzündete Trommelfell eines in den letzten Lebenstagen an Otitis media acuta erkrankten Individuums histologisch zu untersuchen, so findet man neben den entzündlichen Veränderungen in der Cutis- und Schleimhautschichte die Fasern der Substantia propria durch das in seine Spalt-

---

[1]) Vgl. die Abbildung in Politzer's Lehrbuch der Ohrenheilkunde. 3. Aufl., S. 95.

[2]) Nasiloff, Myringitis villosa. Centralblatt für die med. Wissenschaften. 1867, Nr. 11; Politzer, Lehrbuch der Ohrenheilkunde. 3. Aufl., S. 305; Kessel, Archiv für Ohrenheilkunde. Bd. V, S. 250.

[3]) Borberg, Archiv für Ohrenheilkunde. Bd. VII, S. 55, und Politzer, Lehrbuch der Ohrenheilkunde. 3. Aufl., S. 195.

räume ergossene Exsudat auseinander gedrängt, mit molecularen Körnchen und Rundzellen durchsetzt und durch Einwirkung der pathogenen Mikroorganismen erweicht. Nur selten bleibt bei intensiveren Entzündungen der Cutis- oder Schleimhautschichte die Substantia propria unverändert.

Während bei den acuten Entzündungen die Gewebsveränderungen in der Substantia propria sich vollständig zurückbilden können, hinterlassen die chronischen Entzündungen meist bleibende Veränderungen in dieser Schichte. Das von der entzündeten Cutis und der Schleimhautschichte in die Substantia propria ergossene Exsudat bleibt als diffuse, körnige Substanz oder als dichtgedrängte kreidige Masse zurück, durch welche das Gewebe dieser Schichte verdichtet, bisweilen auch verdickt wird. Sind diese Veränderungen noch mit einer Massenzunahme der Cutis- und Schleimhautschichte combinirt, wie bei Adhäsivprocessen nach abgelaufenen Mittelohreiterungen, so wird das Trommelfell um das Mehrfache seines Durchmessers verdickt.

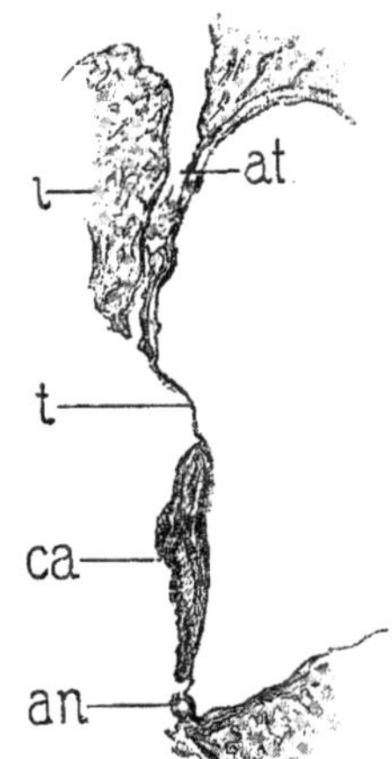

Fig. 12.

Durchschnitt der hinteren Hälfte des Trommelfells von einer 74jährigen, hochgradig schwerhörigen Frau. — Abgelaufene Mittelohreiterung. Stapes rigid; untere Hälfte des Trommelfells verkalkt, in der oberen Hälfte zwei durch Epidermisplatten verlegte Perforationsöffnungen. — *an* = Annulus tendinosus. — *ca* = verdickte und verkalkte untere Hälfte des Trommelfells mit gelblichen Auflagerungen an der Innenfläche. — *t* = Epidermisplatte, die hintere Perforationsöffnung verlegend. — *i* = Incus. — *at* = äusserer Attic.

In Folge der Gefässarmuth der Substantia propria wird das von den Nachbarschichten in diese ergossene Exsudat nur schwer resorbirt, und die Residuen des Exsudats gehen nicht selten die k a l k i g e M e t a m o r p h o s e ein.

Besonders häufig begegnet man solchen Kalkeinlagerungen nach Ablauf chronischer Mittelohreiterungen, seltener bei den ohne Eiterung verlaufenden Mittelohrkatarrhen. Bisweilen beschränkt sich die Einlagerung von amorphen, körnigen Kalkpartikeln auf die Substantia propria, ohne merkliche Verdickung des Trommelfells. Oefter jedoch ist sowohl die Cutis- wie die Schleimhautschichte mit in den Verkalkungsprocess einbezogen, wobei das Trommelfell um das Mehrfache des normalen Durchmessers verdickt wird. Ausgedehnte Verkalkungen dieser Art entwickeln sich meist bei chronischen Mittelohreiterungen, nach deren Ablauf das verkalkte und verdickte Trommelfell entweder von der inneren Trommelhöhlenwand frei absteht oder in verschiedener Ausdehnung mit der Promontorialwand verwächst. In beiden Fällen zeigt das verkalkte Trommelfell die Starrheit einer Pergamentplatte oder die Härte einer Eischale. Die Verkalkung betrifft nur ausnahmsweise die ganze Membran bis zur äussersten Peripherie. In den meisten Fällen bleibt der innerhalb des Sehnenrings gelegene, periphere Theil des Trommelfells unverkalkt.

Die histologische Untersuchung verdickter und verkalkter Trommelfelle ergibt, neben Massenzunahme der bindegewebigen Elemente der Schleimhaut- und

Cutisschichte (Fig. 12*ca*), Einlagerung von punktförmigen Kalkkörnchen und kleinen Fetttröpfchen zwischen den Trommelfellfasern, Anhäufung von schwarzbraunem oder schwarzem Pigment in unregelmässigen Gruppen oder in den sternförmigen Trommelfellkörperchen. Die Gewebselemente des Trommelfells sind undeutlich, oder in eine homogene, faserige Masse umgewandelt, in der sich die Elemente der einzelnen Schichten nicht mehr unterscheiden lassen.

Das Vorkommen von wirklicher Knochenneubilduug im Trommelfelle wurde histologisch zuerst von mir beobachtet und beschrieben.[1]) Der Fall betraf ein an Phthisis pulmonum verstorbenes Individuum, bei dem sich in der verkalkten Partie hinter dem Hammergriff eine 0·5 mm grosse Knocheninsel vorfand. Dieser Befund wurde durch spätere Beobachtungen von Habermann und Gruber bestätigt.

Pathologische Veränderungen an der Schleimhautschichte des Trommelfells.

Die Mucosa des Trommelfells wird am häufigsten bei Erkrankungen der Mittelohrschleimhaut in Mitleidenschaft gezogen. Starke Blutfüllung des Gefässnetzes dieser Schichte, besonders markant längs des Hammergriffs und an der Peripherie der Membran, ist bei acuten Mittelohrprocessen fast ausnahmslos zu finden. Blutaustretungen in Form hell- oder dunkelrother Ekchymosen längs des Hammergriffs oder an der Peripherie, entstehen bei acuten Entzündungen, besonders bei Influenza, Variola, Scorbut und bei traumatischen Erschütterungen. Sie werden entweder vollständig resorbirt oder hinterlassen circumscripte, bräunliche Pigmentflecke in der Mucosa. An mehreren Präparaten fand ich nach abgelaufenen Mittelohreiterungen ausgedehnte Lymphgefässe mit stellenweise varicösen Erweiterungen, ein Befund, wie ich ihn zuerst bei der Otitis media suppurativa chronica in den tieferen Schichten der Promontoriumschleimhaut beobachtet habe.

Die Bindegewebsschichte der Mucosa, mit der Substantia propria innig verbunden, wird bei den Entzündungen der Mittelohrschleimhaut durch Rundzelleninfiltration, Bindegewebswucherung und Gefässneubildung um das Mehrfache ihres normalen Durchmessers verdickt. Die hiedurch bedingte Massenzunahme des Trommelfells erstreckt sich zuweilen über die ganze Membran, in anderen Fällen ist sie an einzelnen Stellen, besonders an der Peripherie, in höherem Grade entwickelt. In beistehender Abbildung (Fig. 13 *mu*), dem Präparate eines 74jährigen Mannes entnommen, erscheint nur der periphere Theil der Mucosa hypertrophirt, während die den Hammergriff umgebenden Partien normal sind. In anderen Fällen hinwieder ist die Schleimhaut in der Umgebung des Umbo auffallend verdickt, während der periphere Theil normal oder atrophisch ist. Mehreremale fand ich das früher geschilderte, in variabler Entwicklung in der Schleimhautschichte vorkommende faserige Balkenwerk des Trommelfells (S. 15) hypertrophirt und leistenförmig über das Niveau der Innenfläche der Membran vorspringend.

---

[1]) A. Politzer, Zur pathologischen Anatomie der Trommelfelltrübungen und deren Bedeutung für die Diagnostik der Gehörkrankheiten. Oesterr. Zeitschr. f. prakt. Heilkunde. 1862.

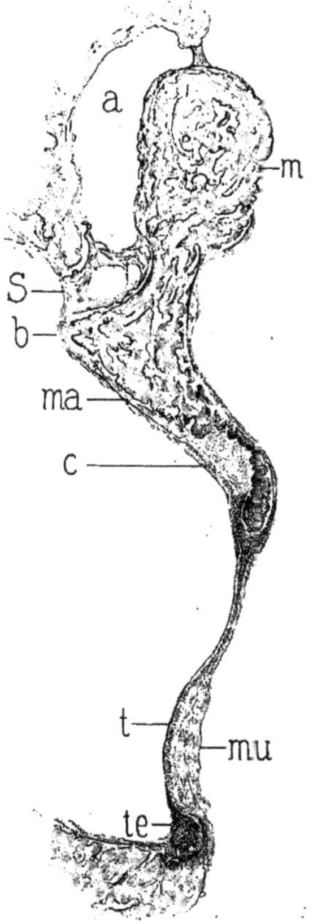

Fig. 13.

Durchschnitt durch das linke Trommelfell und den Hammer von einem 74jährigen tauben Manne. Im oberen Trommelhöhlenraume, im Antrum und in den Warzenzellen neugebildetes Bindegewebe und körnig zerfallendes Exsudat, Verdickung des Trommelfells und der Trommelhöhlenschleimhaut. — *t* = äussere Fläche des Trommelfells. — *mu* = periphere Verdickung der Mucosa des Trommelfells. — *te* = Annulus tendinosus. — *m* = Hammerkopf. — *b* = Processus brevis. — *ma* = Manubrium mallei. — *c* = Knochendefect im Hammergriff, durch Bindegewebe ersetzt. — *S* = Membrana Shrapnelli. — *a* = äusserer Attic.

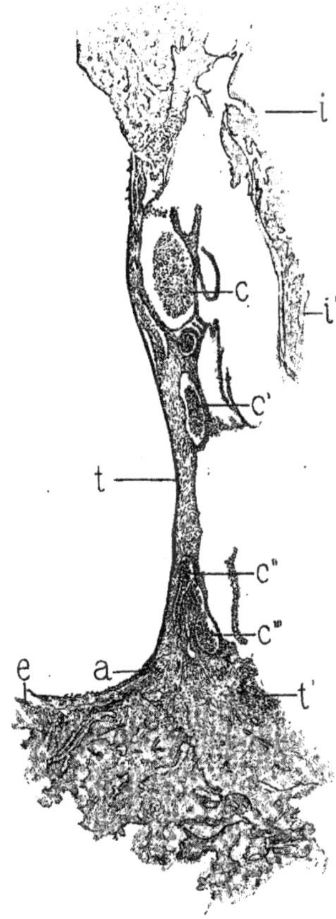

Fig. 14.

Durchschnitt der hinteren Hälfte des Trommelfells von einem 56jährigen, schwerhörigen, an starken subjectiven Geräuschen leidenden Manne. Abgelaufene Mittelohreiterung. Perforation der Membrana Shrapnelli. Trommelfell stark verdickt. Massenzunahme der Substantia propria um das Mehrfache; in der gleichfalls verdickten Mucosa unregelmässige Cystenräume, welche grosse, kugelige, pigmentirte Fettkörnchenzellen einschliessen. Die verdickte Trommelhöhlenschleimhaut und das neugebildete Bindegewebe im Attic sind ebenfalls von Fettkörnchenzellen und Cholestearinkrystalle enthaltenden Cysten durchsetzt. — *t* = äussere Fläche des Trommelfells. — *a* = Annulus tendinosus — *c c' c'' c'''* = zellenhaltige Cystenräume in der Mucosa des Trommelfells. — *e* = untere Gehörgangswand. — *i i'* = Incus.

Von anderweitigen pathologischen Vorkommnissen am Trommelfelle wären zu erwähnen: grössere polypöse Wucherungen und papilläre Excrescenzen, gestielte Cysten, cystische Räume in der Mucosa, deren Inhalt wie die beiliegende Abbildung zeigt, aus granulirten und pigmentirten Zellen besteht (Fig. 14 *c c' c'' c'''*), circumscripte und diffuse, weissliche oder pigmentirte Auflagerungen und Kalkincrustationen.

Zu den selteneren pathologischen Vorkommnissen am Trommelfelle zählen: Die Tuberculose des Trommelfells, die bisher stets als Begleiterscheinung der Tuberculose der Mittelohrschleimhaut beobachtet wurde. Sie tritt in Form von stecknadelkopfgrossen, gelbröthlichen Knötchen an der Innenfläche des Trommelfells auf, welche durch die Substantia propria gegen die Cutisschichte vordringen und häufig zu mehrfacher Perforation und destructivem Zerfall des Trommelfellgewebes führen. Sie kommen häufiger bei Kindern als bei Erwachsenen, bei allgemeiner Tuberculose oder Miliartuberculose vor, wie mehrere einschlägige Beobachtungen von Hessler (Archiv f. Ohrenhk., Bd. XVII, S. 48), Lucae (Bardeleben's Chirurgie, Bd. III) und Haberman (Handb. d. Ohrenhk., S. 238) beweisen. Meine Beobachtungen erstrecken sich über eine grössere Reihe von Fällen, auf welche wir bei den multiplen Perforationen zurückkommen werden (siehe Taf. VI, Fig. 8—9). Von syphilitischen Erkrankungen des Trommelfells wurden das Gumma syphilit. und Papeln beobachtet. Ersteres sah Baratoux (Moure's Revue mensuelle, T. V, pag. 372) neben mehreren, kleinen Gummata im Gesicbte und an der Ohrmuschel, als kleines, opalescirendes, später zerfallendes Knötchen hinter dem Hammergriff. Ueber einen ähnlichen Fall berichtet Ravogli (Comptes rendus du Congr. otog. à Milan 1880). Beobachtungen über Papeln am Trommelfelle mit perforirendem Zerfall des Trommelfellgewebes liegen von Triquet (Leçons cliniques, Paris, pag. 98), Lang (Pathologie und Therapie der Syphilis, 1885, S. 461) und Gruber (Wiener med. Presse, 1870) vor. — Lupus am Trommelfelle wurde von Gradenigo (Allgem. med. Zeitung, 1888, Nr. 33), ferner von Brieger und mir, stets nur im Anschluss an Lupus des äusseren Ohres oder an lupöse Ulceration des Nasenrachenraumes beobachtet. — Von selteneren Neubildungen am Trommelfelle sind zu erwähnen, das von Miot (Moure's Revue mensuelle, 1886, Nr. 3) beschriebene Fibrom, eine vom Hammergriff ausgehende fibröse Geschwulst, das von Wagenhäuser (Archiv f. Ohrenhk., Bd. XXVII, S. 162) beobachtete Naevus cutaneus vinosus, welches von der rechten Ohrgegend auf die hintere, obere Wand des Gehörgangs, und von hier auf das Trommelfell übergriff, das cavernöse Angiom am Hammergriff von Buck (Archiv f. Augen- u. Ohrenhk., Bd. II, S. 182) und eine von Todd beschriebene aneurysmatische Gefässneubildung.

III.

Die Ocularinspection des äusseren Gehörgangs und des Trommelfells.

Die ersten Anfänge der Instrumentaltechnik zur Untersuchung des äusseren Gehörgangs und des Trommelfells datiren aus dem XVII. Jahrhundert.[1]) In dem Werke von Fabricius von Hilden: »Opera observationum et curationum medico-chirurgicarum, Francoforti 1646«, pag. 17, findet sich ein zangenförmiges Ohrspeculum abgebildet, welches ohne Zweifel dem 200 Jahre später erfundenen Itard'schen und Kramer'schen Ohrenspiegel als Modell gedient hat. Das Instrument von Fabricius von Hilden scheint indess, nach dem Textinhalte zu schliessen, vorzugsweise zur Erweiterung des Gehörgangs bei operativer Entfernung fremder Körper aus dem Ohre gedient zu haben (Fig. 15).

Die gespaltenen Ohrtrichter mit zangenförmigen Branchen, von Itard in Frankreich und von Kramer in Deutschland eingeführt, waren bis zur Mitte unseres Jahrhunderts allgemein in Gebrauch. Durch möglichst tiefes Einführen des gespaltenen Trichters in den knorpeligen Gehörgang und durch das Auseinanderdrängen der zwei Trichterhälften mittelst der zangenförmigen Branchen sollte der Gehörgang gerade gestreckt und erweitert werden, um durch das direct einfallende Sonnen- oder Lampenlicht das Trommelfell zu beleuchten. Auch Bonnafont benützte noch einen gespaltenen Trichter, dessen beide Hälften durch

[1]) Andeutungen über den Gebrauch eines Ohrspeculum, ohne Angabe von Form und Aussehen desselben, finden sich bereits bei Pietro de la Cerlata, dem wir folgende Stelle (Chirurgia Lib. V, Tractat. IX, Cap. 9) entnehmen: »Si autem fuerit (sc. surditas) scitur per patientem et per inspectionem ad solem trahendo aurem et ampliando cum speculo aut alio instrumento.« Auch Gabriel Fallopio (Opera omnia, Francof. 1606, Tom. II, Tract. VIII, Cap. 2, pag. 238) spricht über die Ohruntersuchung mittelst eines Speculums; der Beschreibung eines solchen begegnen wir aber erst bei Fabricius von Hilden und bei Konrad von Solingen (Handgriffe der Wundarznei, Wittenberg 1712, S. 155, Taf. III, Fig. 7).

eine seitlich am äusseren Trichterende angebrachte Schraube auseinandergedrängt wurden.

Die Untersuchung mit den gespaltenen Ohrenspiegeln hat sich indess als unzulänglich erwiesen. Zunächst deshalb, weil der knorpelige Gehörgang sich überhaupt nur wenig erweitern lässt und forcirte Erweiterungsversuche mittelst des zangenförmigen Instruments schmerzhaft sind. Ferner wird beim Auseinanderdrängen der zwei Trichterhälften der Einblick in den tieferen Abschnitt des Gehörgangs dadurch behindert, dass die Härchen des knorpeligen Gehörgangs sich zwischen beide Trichterhälften gegen das Gehörgangslumen vordrängen. Da ausserdem die Untersuchung mit dem Itard-Kramer'schen Speculum bei direct einfallendem Sonnen- oder Lampenlicht geschieht, so muss der Kopf des Untersuchenden, um das Einfallen des Lichtes nicht zu hindern, sich so weit vom Ohre des Untersuchten fern halten, dass eine genaue Besichtigung der Details am Trommelfelle unmöglich ist.

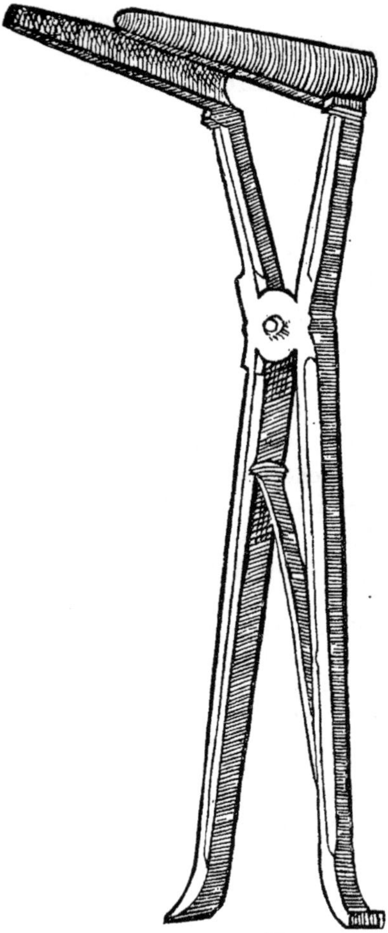

Fig. 15.

Nachbildung des Ohrspeculum aus dem citirten Werke des Fabricius Hildanus.

Die gespaltenen Ohrspecula sind daher fast ganz ausser Gebrauch gekommen, und gegenwärtig ist die von Tröltsch in die Praxis eingeführte Untersuchung mit dem ungespaltenen Trichter und einem als Reflector dienenden Hohlspiegel[1]) von den Ohrenärzten allgemein acceptirt.

Ohrtrichter. Die ungespaltenen Ohrtrichter wurden von Deleau und Ignaz Gruber in der ersten Hälfte unseres Jahrhunderts in die Praxis eingeführt. Ihre Grösse und Form haben im Laufe der Jahre durch Arlt, Toynbee, Wilde und Erhard manche Modificationen erfahren. Sie bestehen aus Metall mit polirter oder geschwärzter Innenfläche, gleichen entweder einem

[1]) Der Hohlspiegel als Ohrreflector wurde schon früher von Hoffmann angewendet. (Casper's Wochenschrift. 1841, Nr. 1.)

abgestutzten Kegel (Fig. 16) oder einem geschweiften Trichter (Fig. 17) und besitzen entweder eine runde, ovale oder schräg abgesetzte End-öffnung, deren Verschiedenheit, ebenso wenig wie die Form der Ohrtrichter für den Geübten von Belang ist.

Zu Anfang der Sechzigerjahre habe ich anstatt der Metalltrichter solche aus schwarzem Hartkautschuk in die Praxis eingeführt (Fig. 18). Sie bieten den Vortheil einer weit grösseren Leichtigkeit, wodurch sie sicherer in der gegebenen Stellung im äusseren Gehörgange verharren, als die schwereren Metalltrichter; auch hebt sich das Trommelfellbild schärfer von der dunklen Umgebung ab, als bei den polirten Metallspecula. Nebstdem verursachen die Kautschuktrichter als schlechte Wärmeleiter nicht das unangenehme Kältegefühl

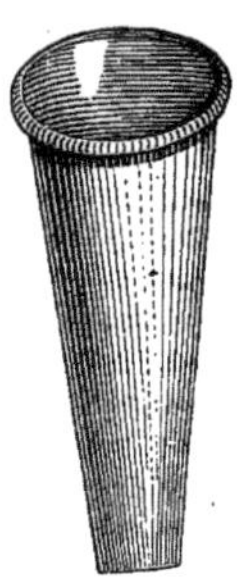

Fig. 16.
Trichter von Wilde.

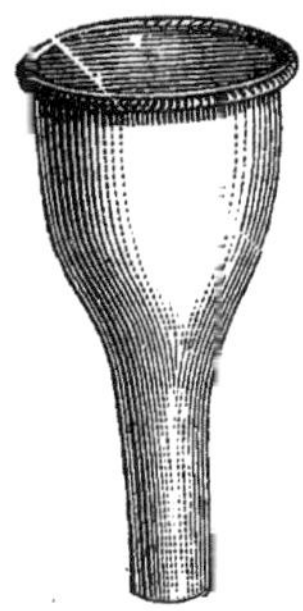

Fig. 17.
Trichter von Erhard.

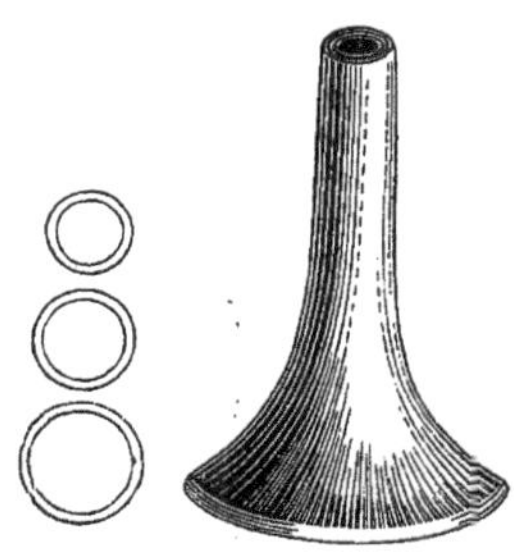

Fig. 18.
Hartkautschuktrichter des Verfassers.

im Ohre wie die Metalltrichter. Die aus Glas, Aluminium, Celluloid- und Elfenbein gefertigten Specula haben keinen Eingang in die Praxis gefunden.

Entsprechend der individuellen Verschiedenheit in der Weite des normalen Gehörgangs und mit Rücksicht auf pathologische Verengerungen desselben, sind vier verschiedene Grössen von Ohrtrichtern, im Durchmesser von 8, 6, 4 und 2 mm an der Trichteröffnung, im Gebrauch.

Reflectoren. Die Beleuchtung des Trommelfells wird mittelst eines in der Mitte durchbohrten, mit einem Handgriffe versehenen Hohlspiegels (Fig. 19) bewerkstelligt, dessen Durchmesser 7—10 cm, dessen Brennweite 12—15 cm beträgt. Mit diesem Reflector wird das Licht durch den in den Gehörgang eingeführten Trichter reflectirt, und die im äusseren Gehörgange und am Trommelfelle wahrnehmbaren Veränderungen in voller Klarheit zur Anschauung gebracht. Lucae empfiehlt bei Beleuchtung mit Sonnenlicht den Gebrauch eines Planspiegels.

Bei allen Manipulationen im äusseren Gehörgange oder bei operativen Eingriffen im Ohre, bei welchen die Action beider Hände erforderlich ist, wird der Reflector entweder mittelst der Semeleder'schen Stirnbinde am Kopfe, oder noch zweckmässiger, mittelst einer halbkreisförmig gebogenen, an Stirne, Scheitel und Hinterkopf sich anschmiegenden, starken Metallfeder fixirt, die in ihrer Mitte durch

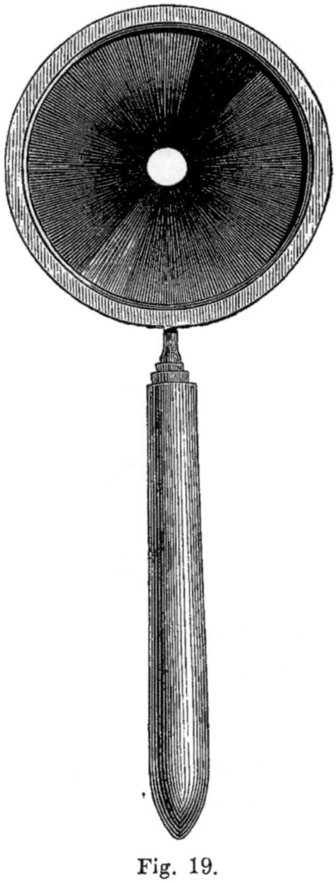

Fig. 19.

In der Mitte durchbohrter Hohlspiegel mit Handgriff ($^1/_2$ Grösse).

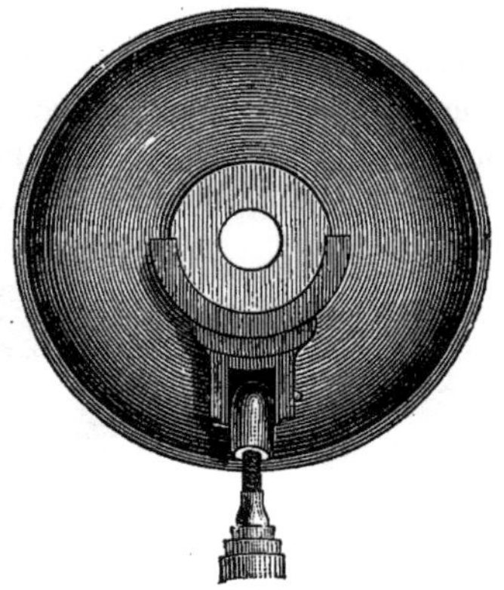

Fig. 20.

Hintere Ansicht des Hohlspiegels mit einer Vorrichtung zur Aufnahme einer Correctionslinse ($^1/_2$ Grösse).

ein Charnier zusammenlegbar, auch als Handgriff bei der gewöhnlichen Ocularinspection dienen kann. Das Fixiren des Spiegels mittelst eines zwischen den Zähnen gehaltenen, geriefften Griffes ist aus Reinlichkeitsgründen und wegen baldiger Ermüdung der Kiefermusculatur nicht zu empfehlen. Lucae fixirt den Reflector mittelst eines stabförmigen Halters an der Schulter des Patienten. Die Fixirung des Reflectors am Daumen der linken Hand durch einen verstellbaren Ring (Trautmann, Archiv f. Ohrenhk., 1873, VII, S. 89) ist nur bei kurzdauernden Manipulationen im Ohre verwendbar; bei längeren, intraauriculären Eingriffen unzureichend.

Bei Refractionsanomalien des Auges muss, zur Erhaltung deutlicher Trommelfellbilder, der Reflector mit entsprechenden Correctionslinsen montirt werden (Fig. 20). Kurzsichtige mässigen Grades bedürfen keiner Correctionslinsen, da ihnen das Trommelfellbild in entsprechender Entfernung auch mit unbewaffnetem Auge klar und etwas grösser als bei Normalsichtigen erscheint. Bei Presbyopen und Hypermetropen hingegen ist die Benützung einer der Refractionsanomalie entsprechenden Convexlinse unbedingt nothwendig, weil ohne eine solche das Trommelfellbild verschwommen und undeutlich wird. Die Correctionslinse wird am zweckmässigsten an einem an der hinteren Seite des Reflectors angebrachten, mit einem Falze versehenen Halbring aus Metall befestigt, der durch ein am oberen Griffende angebrachtes Charniergelenk von der Oeffnung im Reflector entfernt werden kann.

Beleuchtung des Trommelfells. Zur Beleuchtung des Trommelfells bedient man sich entweder des gewöhnlichen Tageslichts oder einer künstlichen Lichtart. Das Tageslicht ist, vorausgesetzt, dass es genügend intensiv ist, schon der Bequemlichkeit halber allen anderen Lichtarten vorzuziehen. Es bringt die Farbennuancen des Trommelfells unverändert zur Anschauung, während künstliches Licht der Farbe des Trommelfells einen röthlichen oder gelblichen Ton verleiht. Am günstigsten erweist sich das von einer weissen Wolke oder von einer weissen, sonnenbeschienenen Wand reflectirte, diffuse Tageslicht für die Beleuchtung des Trommelfells, minder günstig das reflectirte Licht eines klaren, tiefblauen Himmels, durch welches das Trommelfell eine dunkelgraue, bläuliche Färbung erhält.

Das Sonnenlicht, für die gewöhnliche Untersuchung im Allgemeinen zu blendend, eignet sich vorzüglich zur Durchleuchtung der Membran bei Exsudatansammlung in der Trommelhöhle und zur Differenzirung von Gefässverzweigungen und gewisser Auf- und Einlagerungen im Trommelfelle. Diffuses Tageslicht ist der Untersuchung häufig hinderlich. Um es abzublenden und das Bild auf der Netzhaut schärfer hervortreten zu lassen, empfiehlt es sich nach Wintrich, das Licht durch eine grössere Oeffnung in einem geschlossenen Fensterladen oder in einem Fensterrouleaux auf den Reflector einfallen zu lassen.

In ungünstig beleuchteten Localen, bei trübem, regnerischem Wetter, bei grauer, nebliger Atmosphäre im Herbst und Winter erweist sich indess das Tageslicht als ungenügend, und ist ihm die künstliche Beleuchtung vorzuziehen.

Ich benütze seit mehreren Jahren das Auer'sche Gasglühlicht, bei welchem ein mit gewissen Metallsalzen imprägnirter Tüllcylinder durch einen Bunsen'schen Gasbrenner zum Glühen gebracht wird. Der Auer'sche Brennkörper liefert ein ziemlich farbloses weisses Licht, das die Farbe des Trommelfells nur wenig alterirt.

Hingegen erhält das Trommelfell bei Beleuchtung mit gewöhnlichem Gaslicht oder mit Oel und Petroleum einen störenden, röthlichgelben Schimmer. Das elektrische Licht ist nur dann mit Vortheil zu verwenden, wenn man sich grosser Bogenlampen bedient, von welchen das Licht mittelst des Ohrspiegels in den Gehörgang reflectirt wird. Die zahlreichen, in neuerer Zeit construirten elektrischen Ohrspiegel, bei denen das Trommelfell durch kleine, am Apparate selbst angebrachte Glühlämpchen, ohne Zuhilfenahme des Ohrreflectors beleuchtet wird, sind wegen zu geringer Lichtintensität unzureichend. Die Zuhilfenahme von Hohlspiegeln oder Convexlinsen behufs Erhöhung der Lichtintensität ist bei genügender Stärke der angewendeten Lichtart überflüssig. Ueberdies hat der längere Gebrauch von Sammellinsen den Nachtheil, dass die Netzhaut dadurch zu stark gereizt wird.

Vergrösserte Trommelfellbilder. Der optischen Vergrösserung der Trommelfellbilder wurde bisher in diagnostischer Beziehung eine geringere Bedeutung beigemessen, als ihr in der That zukommt. Durch Benützung geeigneter Vergrösserungsapparate gelingt es nämlich, eine Reihe minutiöser Details, wie Gefässramificationen, kleine Auflagerungen, Vertiefungen und Erhabenheiten an der Oberfläche der Membran, bewegliche Exsudate und Luftblasen in der Trommelhöhle in überraschender Klarheit zur Anschauung zu bringen, welche bei der gewöhnlichen Untersuchung der Beobachtung entgehen. Zur Vergrösserung des Trommelfellbildes bedient man sich biconvexer Linsen, die entweder in der Lichtung des Trichters in leicht schräger Stellung zur Trichterachse fixirt (Auerbach, Naturf.-Vers. Hamburg 1876), oder durch eigene Vorrichtungen im Trichter selbst verschoben werden können. Convexlinsen von grösserer Brennweite, an der hinteren Fläche des Reflectors angebracht, geben oft deutliche, im Ganzen jedoch mässig vergrösserte Bilder.

Die Ohrlupe Voltolini's (Monatsschr. f. Ohrenhk., 1873, Nr. 8 u. 12), in welchem Trichter, Reflector und Vergrösserungslinse in einem Stück vereinigt sind, das Weber-Liel'sche Ohrmikroskop (Monatsh. f. Ohrenhk., 1876, X, Nr. 10) leisten nicht viel mehr als einfache Biconvexlinsen und sind wegen ihrer geringen Lichtintensität und ihrer umständlichen Handhabung nicht zu empfehlen. Desgleichen das von Hinton (Med. Times, 25. Januar 1868) empfohlene Demonstrationsauriskop (eine Modification des Brunton'schen Spiegels mit einem seitlich angebrachten Ocular), sowie der von Berthold (Berliner klin. Wochenschr., 1875, Nr. 25) angegebene Apparat, an dem zwei Beobachter gleichzeitig das Trommelfell untersuchen können. Das von Czapski (Zeitschr. f. wissenschaftl. Mikroskopie u. mikroskop. Technik, 1888, V, S. 325) construirte elektrische Mikroskop liefert wohl deutlichere Vergrösserungsbilder, doch wirkt der Umstand, dass die Trommelfellbilder umgekehrt erscheinen, störend auf die Untersuchung.

In neuerer Zeit hat Dundas Grant einen einfachen Ohrtrichter construirt, der die Ausführung von operativen Eingriffen im vergrösserten Trommelfellbilde ermöglicht. Er besteht aus einem 5 cm langen Trichter, dessen weite Oeffnung 3 cm misst. Der in den Gehörgang einzufügende Theil des Trichters hat eine Weite von 0·5 cm. Nur der engere Theil des Trichters ist in der Länge von 1 cm als Röhre geformt, während von dem übrigen Theile des Trichters bis zu seiner weiten Mündung ein Drittel der Circumferenz fehlt. Durch diese weite Lücke können alle winklig abgebogenen Instrumente in den Gehörgang eingeführt werden. Am weiten Trichterrande ist mittelst eines Charniergelenks die Hälfte einer biconvexen Linse angebracht, durch welche die Vergrösserung des Trommelfellbildes bewirkt wird. Die binoculäre Otoscopie (de Rossi, Berthold) bietet keine besonderen Vortheile.

Pneumatischer Ohrtrichter. Dieser dient zur Verdünnung und Verdichtung der Luft im äusseren Gehörgange, wodurch die Beweglichkeit der einzelnen Theile des Trommelfells untersucht wird.

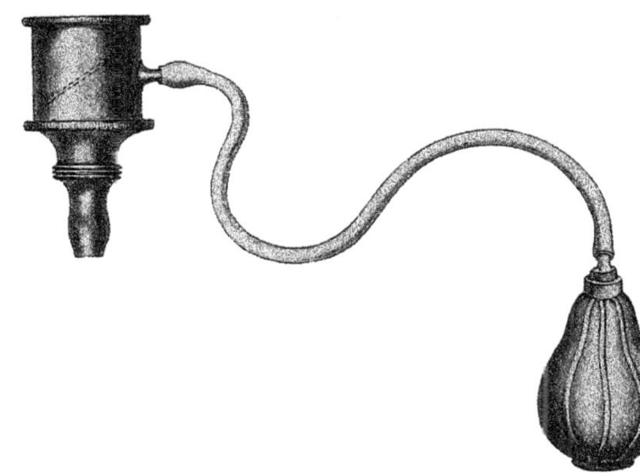

Fig. 21.

Siegle's pneumatischer Ohrtrichter ($\frac{1}{2}$ der wirklichen Grösse).

Dieser Trichter, durch dessen Erfindung sich Siegle[1]) ein unsterbliches Verdienst erworben hat, besteht (Fig. 21) aus einer kurzen, cylindrischen Trommel, die mittelst eines Schraubengewindes mit einem in den äusseren Gehörgang luftdicht einzufügenden Ansatze verbunden wird. Der cylinderförmige Theil des Trichters wird durch eine schräg eingesetzte dünne Glasplatte abgeschlossen, welche, zur Vermeidung störender Lichtreflexe, so tief wie möglich in den Cylinder eingefügt werden muss. An der Seitenwand des Cylinders mündet innerhalb der Glasplatte eine kurze, olivenförmige Röhre, die durch einen $\frac{1}{4}$ m langen Kautschukschlauch mit einem kleinen Ballon verbunden wird. Im Allgemeinen genügen zur Untersuchung drei verschieden weite Ansätze, deren Durchmesser dem der gebräuchlichen Ohrtrichter entspricht. Um diese Ansatzstücke luftdicht in den äusseren Gehörgang einzufügen, wird ihr unteres Ende mit einem kurzen elastischen Kautschukschlauche überzogen. Derselbe Zweck wird jedoch in den meisten Fällen erreicht durch eine olivenförmige Anschwellung des Ansatzes (Delstanche), welcher sich dem Anfangstheile des äusseren Gehörgangs luftdicht anpasst.

---

[1]) Deutsche Klinik. 1864.

Technik der Ohrspiegeluntersuchung.

Bei der Besichtigung des Trommelfells hat man in erster Linie darauf zu achten, dass der Kopf des Kranken und der des Arztes sich möglichst in gleicher Höhe befinden, um das Sehfeld ohne Schwierigkeit in die directe Augenachse zu bringen. Demnach wird der Patient stehend oder sitzend untersucht, je nachdem dies die Körpergrösse des Patienten im Verhältnisse zu der des Arztes erheischt.

Stets ist hiebei der Kranke so zu stellen, dass das zu untersuchende Ohr mehr vom Lichte ab- als demselben zugewendet sei. Am zweckmässigsten ist die Stellung des Kopfes eine solche, dass eine durch den Scheitel gezogene Ebene mit der der Lichtquelle 45° bildet. Dadurch wird es möglich, das auf den Hohlspiegel auffallende Licht ebenfalls unter einem Winkel von 45° voll in die Lichtung des äusseren Gehörgangs zu reflectiren. Bei dieser Kopfstellung wird die Ohrmuschel mit dem linken Zeige- und Mittelfinger nach rück- und aufwärts gezogen, wodurch die zu einander im Winkel stehenden Achsen des knorpeligen und knöchernen Gehörgangs in eine mehr gerade gestreckte Leitungslinie ausgeglichen und ein freierer Einblick auf das Trommelfell gewonnen wird. Nun führt man den mit Daumen und Zeigefinger der rechten Hand gefassten Trichter in die Ohröffnung ein und schiebt ihn mit leicht rotirenden Bewegungen in den knorpeligen Gehörgang so weit vor, bis die radiär in das Gehörgangslumen hineinragenden, den Einblick auf das Trommelfell behindernden Härchen bei Seite gedrängt sind. Man vermeide es, den Trichter bei mässigem Widerstande gewaltsam gegen den knöchernen Gehörgang vorzuschieben, weil hiedurch Schmerz und andere lästige Reflexsymptome hervorgerufen werden. Trotz sorgfältiger Einführung des Trichters wird man in einzelnen Fällen durch Ohnmachtsanfälle, epileptiforme Krämpfe und einen unangenehmen Reflexhusten überrascht, die indess rasch vorübergehen. Den durch Reizung des Nerv. auricul. vagi hervorgerufen Reflexhusten beobachtet man besonders bei alten Individuen.

Nach regelrechter Fixirung des Trichters im äusseren Gehörgange wird durch den in der rechten Hand gehaltenen, an die Glabella leicht angelehnten Reflector das Licht in den äusseren Gehörgang geworfen. Hiebei muss das Auge dem Ohre so weit genähert werden, dass das in den Gehörgang reflectirte Licht das Trommelfell mit seiner grössten Intensität trifft. Um das Trommelfell möglichst zu übersehen, muss die Centralöffnung des Spiegels, hinter der sich das untersuchende Auge befindet, genau mit der Achse des Ohrtrichters correspondiren. Die Untersuchung geschieht in der Regel nur mit jenem Auge, vor dem der Spiegel gehalten wird. Um durch das Schliessen des anderen Auges nicht zu ermüden, ist es zweckmässig, sich daran zu gewöhnen, während der Ocularinspection beide Augen offen zu halten.

Bei richtiger Einstellung des Trichters gelingt es wohl häufig, die an den Gehörgangswänden und am Trommelfelle vorkommenden Veränderungen ohne weitere Manipulation zu überblicken. Nicht selten jedoch sind seitliche Verschiebungen des Trichters mit dem freigebliebenen Daumen und eine entsprechende Ortsveränderung des Spiegels und des Kopfes nothwendig, um die einzelnen Theile des Gehörgangs und des Trommelfells übersehen zu können.

Hindernisse bei der Otoscopie. Die Hindernisse, die sich im normalen Zustande der Untersuchung des Trommelfells entgegensetzen, liegen theils im knorpeligen, theils im knöchernen Gehörgange. Von den Hindernissen im knorpeligen Gehörgange sind hervorzuheben: Der reichliche, zuweilen bis in den knöchernen Theil sich erstreckende Haarwuchs, kleinere oder grössere, wandständige, das Gehörgangslumen verlegende Ceruminal- und Epidermisanhäufungen und abgestossene Epithelplatten, welche in Form fadenförmiger Brücken oder perlmutterartig glänzender Membranen im Gehörgange ausgespannt sind. Diese können bei tieferem Sitze im knöchernen Abschnitte des Gehörgangs dem minder Geübten als Trommelfell imponiren.

Diese Hindernisse müssen bei der Otoscopie gründlich beseitigt werden. Bei Anhäufung von Ceruminal- und Epidermismassen in den tieferen Partien gelingt es am sichersten, den Gehörgang durch lauwarme Injectionen zu reinigen. Erweist sich die Ablagerung im Gehörgange als hart und festhaftend, so lässt man vorher eine erweichende Sodaglycerinlösung in den Gehörgang einträufeln. Die Herausbeförderung eingedickter Massen aus der Tiefe des Gehörgangs mittelst Ohrlöffel oder Pincetten ist schmerzhaft und zeitraubend. Hingegen können kleinere, wandständige Ceruminalpartikel im knorpeligen Gehörgange und abgestossene Epidermisplatten mittelst einer zweckmässig construirten Pincette oder eines Ohrlöffels aus Hartkautschuk entfernt werden. Die von mir angegebene Pincette mit länglichen, gerifften Löffeln und gekreuzten Branchen hat den Vortheil, dass diese im Gehörgange stärker auseinanderweichen können, daher sicherer fassen, als Pincetten mit nicht gekreuzten Branchen. Analog construirte Pincetten kleineren Calibers eignen sich vortrefflich zur Entfernung kleiner Partikel aus den tieferen Abschnitten des Gehörgangs (Blake).

Als die wichtigsten, nicht zu beseitigenden Hindernisse, welche sich im Normalen der genauen Besichtigung des Trommelfells entgegenstellen, sind hervorzuheben: Die während des Wachsthums des Schläfebeins entstehenden spaltförmigen Verengerungen des knöchernen Gehörgangs und die übermässige Vorwölbung der vorderen, unteren, knöchernen Gehörgangswand. Mit diesen Hindernissen geht einerseits eine ungenügende Beleuchtung des Sehfeldes Hand in Hand, anderseits werden durch die Einengung des Sehfeldes grössere Partien des Trommelfells verdeckt, die Eruirung pathologischer Details an diesem behindert, und die Ausführung gewisser tympanaler oder intratympanaler Operationen erschwert. Am häufigsten ist es die übermässige Vorwölbung der vorderen Gehörgangswand, durch welche nicht nur der vordere, untere Theil des Trommelfells, sondern zuweilen auch der grössere Theil des Hammer-

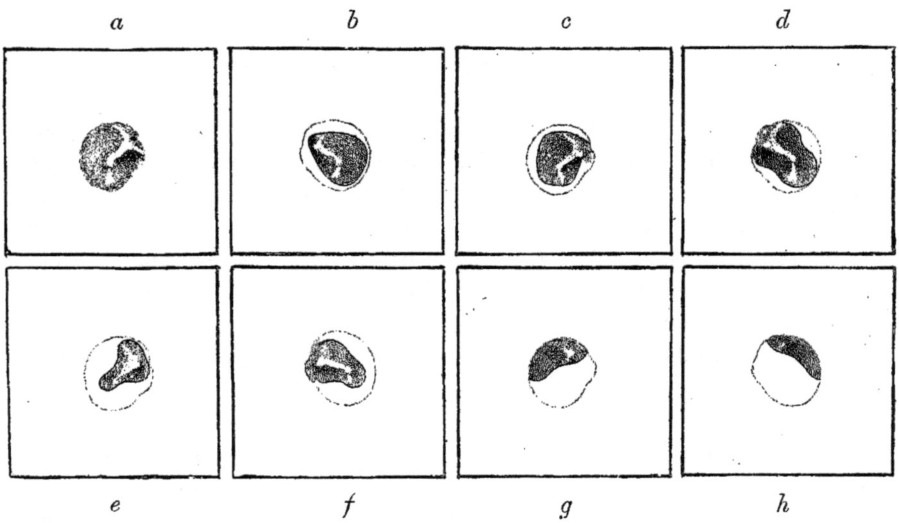

Fig. 22.

griffs so weit verdeckt wird, dass nur ein Theil des hinteren, oberen Quadranten der Membran der Besichtigung zugänglich ist (Fig. 22 *g* und *h*).

In Folge der individuell verschiedenen Wölbungsverhältnisse der Gehörgangswände unterliegt die Form des Umrisses des Trommelfells vielfachen Varietäten. Bei weiten, gerade gestreckten Gehörgängen mit wenig gewölbten Gehörgangswänden erhält man eine vollkommene Uebersicht des ganzen Trommelfells. Seine Umrisse nähern sich — abgesehen von der durch die Neigung bedingten Formveränderung — einigermassen der anatomischen Form mit einer der Membrana Shrapnelli entsprechenden, leichten Ausbuchtung am vorderen, oberen Pole des Trommelfells und einer geringen Einbiegung an der vorderen Peripherie der Membran, welche der convexen Wölbung der vorderen Gehörgangswand entspricht (Fig. 22 *a*). Diese Form des Umrisses ist es, die ich der

Einheitlichkeit halber bei der Darstellung der Trommelfellbilder in dem vorliegenden Werke gewählt habe. Von diesem Umriss des Sehfeldes finden sich indess zahlreiche Abweichungen. Am häufigsten zeigt das Trommelfell einen birnförmigen Umriss, dessen Spitze entsprechend der Membrana Shrapnelli nach vorn und oben gerichtet ist, während die breite Basis nach hinten und unten sieht (Fig. 22 *b*). Durch die gleichzeitige Vorwölbung der vorderen, unteren und hinteren Gehörgangswand wird der Umriss des Trommelfells vielfach modificirt und sein sichtbares Areale mehr oder weniger eingeengt (Fig. 22 *c*, *d*, *e*, *f*). Die auffälligste, durch unregelmässige Wölbungsverhältnisse der Gehörgangswände bedingte Form des Trommelfellbildes ist die Sanduhrform (Fig. 22 *e* und *f*). Es muss indess betont werden, dass der durch die Wölbungsverhältnisse der Gehörgangswände bedingte Umriss des Trommelfellbildes etwas geändert wird, wenn während der Inspection durch leichte Bewegungen des Kopfes die Augenachse ihren Ort wechselt.

Die Hindernisse, die sich der Untersuchung des Trommelfells in pathologischen Fällen entgegenstellen, sind mannigfach. Von den primär oder secundär im äusseren Gehörgange sich entwickelnden krankhaften Veränderungen, welche die Besichtigung des Trommelfells temporär oder dauernd behindern oder ganz unmöglich machen, sind zu erwähnen: Die Exostosen und Hyperostosen des äusseren Gehörgangs, die mit Schwellung einhergehenden Entzündungen der Auskleidung des äusseren Gehörgangs, bindegewebige Stricturen desselben, Granulationen und Polypen, Ansammlung von Cerumen, Epidermis, Eiter und Schleim, hämorrhagische Extravasate und Fremdkörper.

Untersuchung des Trommelfells mit dem pneumatischen Trichter.

Die Untersuchung mit dem pneumatischen Trichter (siehe S. 33) wird ausgeführt, indem man das im Gehörgange luftdicht eingeführte Instrument mit der linken Hand so fixirt, dass der Reflex der Glasscheibe bei der Untersuchung nicht störend wirkt. Hierauf wird mit dem an der Stirne befestigten Reflector das Trommelfell beleuchtet und die Luft im äusseren Gehörgange durch den in der rechten Hand gehaltenen Ballon abwechselnd verdichtet und verdünnt. Hiebei hat man auf die Beweglichkeit der einzelnen Partien des Trommelfells und auf die Mobilität des Hammers zu achten.

Um in pathologischen Fällen den diagnostischen Werth des pneumatischen Trichters beurtheilen zu können, ist es nöthig, vorher die durch ihn bewirkte Mobilität des normalen Trommelfells kennen zu lernen. Im normalen Zustande beobachtet man nun bei abwechselnder

Verdichtung und Verdünnung der Luft im äusseren Gehörgange eine merkliche Bewegung am Trommelfelle, die namentlich in der Mitte zwischen Peripherie und Hammergriff am stärksten ist, während die dem Hammergriff benachbarten Theile des Trommelfells und dessen Peripherie eine weit geringere Beweglichkeit zeigen. Am auffälligsten erscheint die Bewegung durch die Formveränderung des Lichtreflexes, der während der Verdichtungsphase schmäler und kürzer wird.

Der Grad der Beweglichkeit des Hammergriffs bei Prüfung mit dem Siegle'schen Trichter zeigt schon im Normalen merkliche Differenzen. Während der Verdichtungsphase rückt entweder nur das untere Hammergriffende nach hinten und innen, oder der ganze Hammergriff vollzieht eine Bewegung in dieser Richtung, wobei er scheinbar eine kleine Drehung um seine Längsachse ausführt.

Der Siegle'sche Trichter wird diagnostisch mit Vortheil benützt in allen Fällen, wo es sich darum handelt, festzustellen, ob die Beweglichkeit des Trommelfells durch Verdickung seiner Schichten vermindert oder durch Atrophie und Narbenbildung vermehrt ist. Ebenso kann durch den pneumatischen Trichter festgestellt werden, ob das Trommelfell oder einzelne Partien desselben mit der inneren Trommelhöhlenwand verwachsen sind oder nicht. Man findet nämlich bei abwechselnder Verdünnung und Verdichtung der Luft im äusseren Gehörgange, dass jene Theile des Trommelfells, die mit der Trommelhöhlenwand verwachsen sind, unbeweglich bleiben oder nur eine geringe Beweglichkeit erkennen lassen, während die nicht adhärenten Partien starke Excursionen ausführen. Auch lässt sich der pneumatische Trichter in einer Reihe von Fällen zur Diagnose von Verwachsung des Hammerkopfes mit der oberen Trommelhöhlenwand oder des unteren Griffendes mit dem Promontorium verwerthen, da bei diesen Adhäsivprocessen die Mobilität des Hammergriffs ganz aufgehoben ist.

Die durch den pneumatischen Trichter bewirkten Luftdruckschwankungen im äusseren Gehörgange üben einen sichtbaren Einfluss auf die Füllung der Blutgefässe am Trommelfelle und an den Gehörgangswänden. Verdichtet man bei starker Injection des Trommelfells die Luft im Gehörgange, so wird das Trommelfell und die Auskleidung des Gehörgangs sofort viel blässer und ebenso sieht man bei perforirtem Trommelfelle die Hyperämie der Schleimhaut der Promontorialwand zum Theile oder ganz schwinden. Umgekehrt wird durch Luftverdünnung im Gehörgange eine Injection der Hammergriffgefässe erzeugt und bei schon bestehender Trommelfellhyperämie diese gesteigert.

Das pneumatische Speculum findet auch bei den secretorischen Catarrhen und bei den eitrigen Mittelohrentzündungen vielfache diagnostische und therapeutische Verwendung. Es sei hier nur darauf hingewiesen, dass man bei Ansammlung seröser oder schleimiger Secrete in der Trommelhöhle, bei abwechselnder Verdünnung und Verdichtung der Luft im äusseren Gehörgange die Bewegung der Secrete durch das Trommelfell hindurch beobachten kann. Nach der Paracentese sehen wir das aus der Trommelhöhle aspirirte Secret durch die Schnittöffnung im Trommelfelle hervortreten. Ebenso gelingt es häufig durch den pneumatischen Trichter die Perforation des Trommelfells und ihre Localität festzustellen, wenn uns die anderen Untersuchungsmethoden im Stiche lassen. Näheres hierüber im speciellen Theile.

Die intratympanale Otoscopie.

Bei der gewöhnlichen Otoscopie können wir, selbst bei vollständiger Zerstörung des Trommelfells, nur die seinem Areale entsprechende Projectionsfläche der inneren Trommelhöhlenwand übersehen, keineswegs aber die pathologischen Veränderungen im Attic und in anderen, der directen Otoscopie unzugänglichen Theilen der Trommelhöhle zur Anschauung bringen. Dieser Zweck wird durch die intratympanale Otoscopie angestrebt, die in der Einführung kleiner Spiegelchen in die Trommelhöhle besteht, deren obere und seitliche Theile dadurch indirect besichtigt werden können.

Prussak hat zuerst im Laboratorium C. Ludwig's ein kleines Spiegelchen zum Studium des Verhaltens der Blutgefässe in der Trommelhöhle bei Thieren angewendet. In die Praxis wurde das Trommelhöhlenspiegelchen indess von Prof. Blake in Boston und von v. Tröltsch eingeführt, die sich kleiner, an biegsamen Drahtstielen befestigter Metallspiegelchen bedienten. Docent Dr. Bing[1]) vereinigt Trichter und Spiegelchen in der Weise, dass dieses an der Innenwand des Trichters verschiebbar, durch entsprechende Rotationen des äusseren Trichterendes gegen die einzelnen Regionen der Trommelhöhle eingestellt werden kann. Ricardo Botey in Barcellona, der in letzter Zeit die intratympanale Otoscopie zum Studium eingehender Untersuchungen gemacht hat, bedient sich wieder des einfachen, polirten Metallspiegelchens.

---

[1]) Bericht über die Versammlung süddeutscher und schweizerischer Ohrenärzte in Wien. 1887. Archiv für Ohrenheilkunde. Bd. XXV.

Das gracile Instrument Botey's (Fig. 23) besteht aus einem 9 cm langen, biegsamen Silberstiel, der am vorderen Ende ein 4—5 mm im Durchmesser habendes, gut polirtes Metallspiegelchen trägt. Zur Verhütung eines Niederschlages an der polirten Fläche ist das Spiegelchen vor der Einführung leicht zu erwärmen.

Die Untersuchung geschieht in der Weise, dass der Ohrtrichter mit der linken Hand fixirt und bei voller Beleuchtung mit dem an der Stirne befestigten Reflector, das am hinteren Stielende gefasste Spiegelchen vorsichtig bis hinter die Perforationsöffnung vorgeschoben wird. Durch leichtes Drehen des Instruments um seine Längsachse können nacheinander der obere, hintere und vordere Theil der Trommelhöhle im Spiegelbilde gesehen und manche für die Diagnose wichtige Veränderungen erkannt werden.

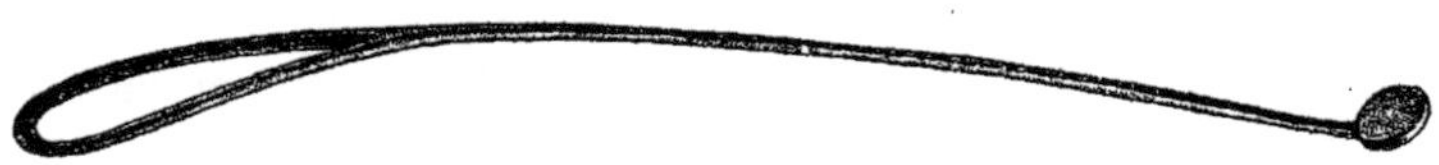

Fig. 23.

Es ist klar, dass die intratympanale Otoscopie nur bei besonders günstigen anatomischen Verhältnissen, nämlich bei weitem Gehörgange, bei ausgedehnten Trommelfelldefecten und bei stark von der inneren Trommelhöhlenwand abstehendem Trommelfellreste ein befriedigendes Ergebniss liefern kann. Um aber das Gesehene auch richtig deuten zu können, bedarf es eingehender Vorübungen an macerirten Schläfebeinen und an nicht macerirten Ohrpräparaten, an denen das Trommelfell entfernt wurde. Nur dann lässt sich bei der Kleinheit des Spiegelbildes in pathologischen Fällen die Abweichung von der Norm erkennen.

Von den durch die intratympanale Otoscopie nachweisbaren Veränderungen, auf die wir im speciellen Theile noch zurückkommen werden, sind hervorzuheben: Adhäsionen zwischen Hammergriff und innerer Trommelhöhlenwand, Granulationen und Bindegewebsneubildung im Attic und am Ost. tymp. tubae, Veränderungen am Hammerambosskörper und in den Fensternischen, nekrotischer Knochen im Attic und an der hinteren Trommelhöhlenwand und die Ausdehnung und Beschaffenheit cholesteatomatöser Höhlen im Schläfenbeine, die der gewöhnlichen Ocularinspection unzugänglich sind.

Die Benützung der Sonde bei der Ocularinspection des Trommelfells.

Den bisher geschilderten diagnostischen Behelfen ist noch die Untersuchung mit der Sonde anzureihen. Sie kann in einer Reihe von Fällen zur Sicherstellung der Diagnose nicht umgangen werden. Ich benütze zwei verschieden starke Sonden, von denen die eine eine gewöhnliche Knopfsonde, in der Mitte winkelig gebogen, am hinteren Ende zum bequemen Fassen mit einem entsprechend breiten Flügel versehen ist. Die zweite ist, gleich der Anellischen Silbersonde, sehr zart und dünn gearbeitet und leicht geknöpft. Sie dient vorzugsweise zur Sondirung des Prussak'schen Raumes bei Perforation der Shrapnell'schen Membran, um Caries des Hammers oder des Margo tymp. nachzuweisen, ferner, um Rauhigkeiten oder Vertiefungen an der inneren Trommelhöhlenwand aufzufinden und die Beweglichkeit der Gehörknöchelchen, insbesondere des freiliegenden Stapes zu prüfen.

Das normale Trommelfell ist gegen mechanische Reize sehr empfindlich. Berührt man mit einer Knopfsonde die Stria malleolaris oder andere Partien des Trommelfells, so entstehen schon bei dem geringfügigsten Drucke kleine Ecchymosen, die nur allmälig verschwinden, indem sie vom Centrum gegen die Peripherie wandern. Aehnliche Blutaustritte entstehen auch durch die Sondenberührung des Trommelfelles bei den nicht perforativen Mittelohrcatarrhen. Hingegen zeigt das entzündete Trommelfell bei der Myringitis, der Otitis med. acuta und bei den Mittelohreiterungen eine geringere Reaction gegen mechanische Berührung.

Die Sondirung zu diagnostischen Zwecken findet vorzugsweise Anwendung bei den Adhäsivprocessen zwischen Trommelfell und innerer Trommelhöhlenwand, wo es durch die anderen Behelfe nicht gelingt festzustellen, ob einzelne Partien der Membran an die Promontorialwand angelöthet sind oder nicht. Im ersteren Falle ergibt die Sondirung im Umkreise der Adhärenz die resistente Knochenwand des Promontoriums, während die nichtadhärenten von der Innenwand der Trommelhöhle abstehenden Partien nachgiebig und leicht eindrückbar sind.

Einen wichtigen diagnostischen Behelf liefert die Sondirung bei Granulationen und Polypen am Trommelfellreste und in der Trommelhöhle. Hier lässt uns die Ocularinspection bezüglich des Sitzes und der Ursprungsstelle der Wucherungen häufig im Stiche, während wir hierüber durch die Sondirung meist vollständig aufgeklärt werden. So lassen sich nicht selten kleine, scheinbar am Trommelfelle aufsitzende Polypen durch die Sondirung bis in die Trommelhöhle verfolgen und umgekehrt erweisen sich Polypen und Granulationen, die aus der Trommelhöhle hervorzuwuchern scheinen, bei der Sondenuntersuchung als vom Trommelfellreste ausgehend. Auch bei ausgedehnten Trommelfelldefecten kann das geröthete, aus der Ebene der inneren Trommelhöhlenwand stark vorspringende Promontorium einen Polypen vortäuschen; die Betastung der resistenten und harten Unterlage mit der Sonde zeigt uns sofort, dass wir das geröthete Promontorium vor uns haben. Desgleichen kann, wie wir im speciellen Theile sehen werden, bei kleinen Polypen im vorderen, oberen Theile des Sehfeldes durch die Sonde entschieden werden, ob man einen wirklichen Polypen oder den in Granulationswucherung eingehüllten Hammer vor sich hat.

Vielfache Anwendung findet die Sondirung zur Diagnose der Caries und Nekrose des Gehörgangs, der Trommelhöhle und der Gehörknöchelchen. Es bedarf hier keiner weiteren Ausführung, um die praktische Wichtigkeit der Auffindung umschriebener Rauhigkeiten oder beweglicher, in Granulationsgewebe eingehüllter, nekrotischer Knochenstücke mittelst der Sonde darzulegen, zumal diese einen operativen Eingriff erheischenden Processe der Ocularinspection meist unzugänglich sind. Mit Rücksicht auf die functionelle Bedeutung des Hörapparates ist bei Untersuchung auf Caries die Sonde mit grosser Vorsicht zu handhaben, besonders bei Sondirung der inneren Trommelhöhlenwand, welche bei cariöser Zerstörung ihrer äusseren Knochenlamelle schon bei geringem Drucke leicht einbricht, wodurch die Labyrinthhöhle eröffnet wird und der eindringende Eiter sich einen Weg gegen den inneren Gehörgang und die Schädelhöhle bahnen kann.

IV.

Normaler Trommelfellbefund.

(Tafel I, 1—8.)

Bei Besichtigung des normalen und des pathologisch veränderten Trommelfells sind stets die Farbe, der Glanz, die Durchsichtigkeit, die Neigung und Wölbung der Membran, sowie die Stellung des Hammergriffs und des kurzen Fortsatzes zu berücksichtigen. Nebstdem müssen die Membrana Shrapnelli, sowie die das Trommelfell begrenzenden Theile des knöchernen Gehörgangs mit in den Bereich der Untersuchung gezogen werden.

Was zunächst die Farbe des Trommelfells anlangt, so habe ich[1]) darauf hingewiesen, dass das Trommelfell ein trübes Medium ist, welches einen Theil des auffallenden Lichtes reflectirt, einen Theil jedoch durchlässt, durch den der Trommelhöhlenraum beleuchtet wird. Die beleuchtete innere Trommelhöhlenwand reflectirt nun das Licht wieder durch das Trommelfell nach aussen, wodurch auch Theile der inneren Trommelhöhlenwand bald mehr, bald weniger deutlich sichtbar werden. Die Farbe des Trommelfells ist daher eine Combinationsfarbe, die sich aus der Eigenfarbe der Membran, der angewendeten Lichtart und der Menge und Farbe der von der Innenwand der Trommelhöhle zurückgeworfenen Strahlen zusammensetzt. Die einzelnen Theile des Trommelfells zeigen indess eine verschiedene Farbennuance; zunächst wegen der durch die Neigung bedingten, ungleichmässigen Reflexion der vorderen und hinteren Partie der Membran, und wegen der stärkeren Beleuchtung der dem Trommelfelle näher gerückten Theile der inneren Trommelhöhlenwand.

Bei der Untersuchung mit gewöhnlichem Tageslicht zeigt das normale Trommelfell eine neutralgraue oder perlgraue Farbe, der

[1]) Zur pathologischen Anatomie der Trommelfelltrübungen und deren Bedeutung für die Diagnostik der Gehörkrankheiten. Oesterreichische Zeitschrift für praktische Heilkunde. 1862.

ein schwacher Ton von lichtem Braungelb oder von zartem Violett beigemengt ist. Am dunkelsten ist dieses Grau in dem Winkel zwischen Hammergriff und Lichtkegel (I, 1—8), weil aus dem gegen das Ost. tymp. tubae sich vertiefenden, vorderen Trommelhöhlenraum nur wenig Licht reflectirt wird. Auch wird nicht selten der periphere Theil der vordersten Trommelfellpartie durch den Schatten der stark nach hinten gewölbten, vorderen Gehörgangswand verdunkelt.

In hellerem Grau erscheint die untere und hintere Hälfte des Trommelfells, weil hier die der Membran näher liegenden Gebilde der inneren Trommelhöhlenwand das Licht stärker reflectiren. So sehen wir bei stark durchscheinenden Trommelfellen im hinteren, oberen Quadranten die innere Trommelfellfalte mit der Chorda tymp. in Form einer nach unten concaven, weisslichgrauen Trübung (I, 3, 4, 6) und unterhalb dieser das untere Stück des langen Ambossschenkels, den hinteren Schenkel des Steigbügels und zuweilen auch die Stapediussehne durchschimmern (I, 4, 7). Etwas tiefer hinter und über dem Umbo fällt der schwachglänzende, gelbgraue Schimmer der höchsten Stelle des Promontoriums ins Auge (I, 7). Eine unterhalb dieses Reflexes an der hinteren Grenze des unteren Trommelfellquadranten sichtbare, dunkle Trommelfellpartie wird durch die Nische des runden Fensters bedingt (I, 7).

Der Glanz des normalen Trommelfells ist in dem dreieckigen Lichtfleck im vorderen, unteren Quadranten der Membran ausgeprägt. Die Spitze des nach vorne und unten sich verbreiternden, jedoch fast nie bis zur Peripherie des Trommelfells reichenden Lichtflecks befindet sich vor dem Umbo und bildet mit dem Hammergriffe einen nach vorne stumpfen Winkel. Je grösser dieser Winkel, umso geringer kann die Neigung des Trommelfells zur Gehörgangsachse veranschlagt werden.

Die Form des Lichtflecks zeigt in Folge der schon im Normalen bestehenden Unregelmässigkeiten in der Wölbung der Membran vielfache Abweichungen von dem als typisch geltenden dreieckigen Lichtkegel. Es muss dies deshalb hervorgehoben werden, weil diese Varietäten, wenn nicht beachtet, in pathologischen Fällen leicht zu irrigen Deutungen Veranlassung geben können.

Der Lichtfleck erscheint demnach bald ungewöhnlich breit, bald wieder auffallend schmal. Oefters ist er in seiner Continuität unterbrochen (I, 2, 5) und entweder der Breite oder der Länge nach in zwei Theile getheilt oder endlich in seiner Längsrichtung fein gestreift. Häufig ist die Spitze des Lichtflecks als glänzender Punkt vor dem Umbo von dem übrigen Lichtfleck abgetrennt (I, 4) oder es befindet sich zwischen der glänzenden Spitze und der verbreiterten Basis eine vollkommen reflexlose Partie. Endlich begegnet man öfters anstatt des dreieckigen Lichtflecks einer unregelmässigen, verwaschenen Glanzstelle zwischen Umbo und Peripherie oder einem einzelnen Glanzpunkte vor dem Umbo.

Die Entstehung des dreieckigen Lichtflecks ist, wie meine 1864 [1]) an normalen Gehörpräparaten und künstlichen Membranen angestellten Versuche ergaben, in der Neigung der Membran zur Gehörgangsachse in Verbindung mit der durch den Hammergriff bedingten Einziehung des Trommelfells gelegen. Durch die trichterförmige Einwölbung der Membran am Umbo wird der vordere, untere Quadrant des Trommelfells unserer Augenachse gerade gegenübergestellt, wodurch das in den Gehörgang geworfene Licht vorzugsweise von dieser Stelle zu unserem Auge reflectirt wird. Die trichterförmige Einwärtswölbung des Trommelfells ist es auch, durch die der Lichtfleck seine dreieckige Form erhält (Trautmann).

Ausser dem Lichtfleck im vorderen, unteren Quadranten, findet man im Normalen nicht selten noch an anderen Stellen der Membran inconstante Reflexe, am häufigsten einen verwaschenen Glanz an der hinteren, oberen Partie des Trommelfells, ferner einen kleinen Lichtreflex an der Membrana Shrapnelli und an der Spitze des kurzen Hammerfortsatzes. Bei weiten, gerade gestreckten Gehörgängen, die einen Ueberblick über das ganze Trommelfell gestatten, tritt zuweilen bei der Inspection an der vorderen, unteren Peripherie der Membran ein linearer Glanzstreifen zu Tage (Sulcusreflex, Bezold), welcher in der Rinne entsteht, die das Trommelfell mit dem Sulcus tymp. bildet.

Form und Grösse des Lichtflecks erleiden mannigfache Veränderungen bei den Erkrankungen des Trommelfells und des Mittelohrs, je nachdem das Trommelfell stärker nach innen gewölbt oder mehr abgeflacht und uneben ist. Da indess der Lichtfleck in pathologischen Fällen analoge Abweichungen von der typischen Form des Dreiecks zeigt wie im Normalen, so lassen sich im Allgemeinen die Veränderungen des Lichtflecks nur im Zusammenhange mit anderen Symptomen diagnostisch verwerthen.

Ein grösserer diagnostischer Werth muss den während des Krankheitsverlaufes wahrnehmbaren Formveränderungen des Lichtflecks zugesprochen werden, insoferne als aus seiner Verschmälerung oder Verbreiterung auf eine Zu- oder Abnahme der Einwölbung des Trommelfells geschlossen werden kann. Ferner benützt man zuweilen

[1]) Ueber die Entstehung des Lichtkegels am Trommelfelle. Archiv für Ohrenheilkunde. Bd. I, S. 155.

die durch die Inspection wahrnehmbaren Aenderungen des Lichtflecks, welche durch Luftdruckschwankungen in der Trommelhöhle entstehen, zur Constatirung der Wegsamkeit der Ohrtrompete. Beobachtet man nämlich während des Valsalva'schen Versuchs oder nach einer Lufteintreibung mittelst meines Verfahrens oder des Katheterismus eine merkliche Formveränderung des Lichtflecks, so lässt dies mit Bestimmtheit auf Wegsamkeit der Ohrtrompete für den betreffenden Luftdruck schliessen. Der Lichtfleck wird hiebei meist verbreitert und etwas verkürzt. Ebenso erleidet der Lichtfleck eine Formveränderung, wenn man bei geschlossenen Mund- und Nasenöffnungen während eines Schlingactes die Luft in der Trommelhöhle verdünnt (Toynbee-scher Versuch), in welchem Falle der Lichtfleck schmäler und kleiner wird. Die diagnostische Bedeutung pathologischer Lichtreflexe am Trommelfelle und an der inneren Trommelhöhlenwand soll im speciellen Theile gewürdigt werden.

Was den Einfluss der Neigung des Trommelfells auf den normalen Trommelfellbefund anlangt, so ist vor Allem die Thatsache festzuhalten, dass bei der Untersuchung am Lebenden die Neigung der Membran weit geringer scheint als am anatomischen Präparate. Im Allgemeinen findet man das Trommelfell bei weitem Gehörgange weniger geneigt, als bei engem. Es muss ferner hier nochmals hervorgehoben werden, dass wir in Folge der starken Neigung der Membran zur Horizontalen die Trommelfellfläche perspectivisch verkürzt sehen. Der Einfluss der Neigung des Trommelfells auf die Beurtheilung der Trommelfellbefunde, insbesondere für die Abschätzung der Form und Ausdehnung von pathologischen Details ist daher von grosser Wichtigkeit. Wir werden uns stets vor Augen halten, dass gewisse pathologische Vorkommnisse am Trommelfelle, wie Kalkflecke, Perforationen, Narben nicht immer ihrem wirklichen Umrisse entsprechen. Dass die Neigung des Trommelfells auch bei operativen Eingriffen volle Berücksichtigung verdient, bedarf keiner weiteren Ausführung.

Auch was die Abschätzung der Wölbung des Trommelfells betrifft, ist unser Urtheil sehr mangelhaft, insoferne das normale Trommelfell bei der Inspection am Lebenden weniger nach innen gewölbt erscheint, als am anatomischen Präparate. Der Grund hievon liegt darin, dass unser Auge die Flächenwölbung durchscheinender Medien, wie die des normalen Trommelfells, nicht abzuschätzen vermag. Hingegen tritt bei getrübtem Trommelfelle die trichterförmige Concavität der äusseren Fläche der Membran umso stärker hervor, wodurch die Beurtheilung pathologischer Wölbungsanomalien am Trommelfelle wesentlich erleichtert wird.

Die Stellung des Hammergriffs im normalen Trommelfellbilde entspricht der der Stria malleolaris am anatomischen Präparate. Sein Verlauf vom Proc. brevis am vorderen, oberen Pole des Trommelfells nach unten, hinten und innen, gegen die Mitte der Membran, zeigt häufig individuelle Verschiedenheiten, welche vorzugsweise von der variirenden Neigung des Trommelfells zur Gehörgangsachse abhängen. Je geringer die Neigung des Trommelfells, desto verticaler die Stellung des Hammergriffs und desto grösser der Winkel, den dieser mit dem Lichtfleck bildet. Steinbrügge[1]) fand an 166 von ihm untersuchten Individuen den linken Hammergriff verticaler gestellt, als den rechten. Pathologische Processe im Mittelohr, welche mit Retraction des Trommelfells verbunden sind, Verkürzung der Tensorsehne, Adhäsionen zwischen Trommelfell und innerer Trommelhöhlenwand werden stets eine pathognomonische Stellung des Hammergriffs bedingen. Ihre diagnostische Bedeutung soll im speciellen Theile besprochen werden.

Die das spatelförmige Ende des Hammergriffs umgebende, gelblichgraue Nabeltrübung (gelber Fleck, Trautmann) verdankt ihre Entstehung theils den am Umbo ausstrahlenden absteigenden Fasern Prussak's, theils, wie ich nachgewiesen habe, der Anlagerung von kleinen Knorpelzellen um das untere Hammergriffende. Die Nabeltrübung ist bald sehr schmal, bald wieder stark verbreitert und in einzelnen Fällen, bei fettiger Epidermislage, gelblich schillernd. In pathologischen Fällen kann ihr Umfang um das Mehrfache zunehmen, wobei ihre Ränder radienförmig ausstrahlen. Die nicht selten an der vorderen, unteren Peripherie des Trommelfells sichtbare, sichelförmige Trübung entspricht dem Annulus tendinosus.

Die Membrana Shrapnelli tritt im normalen Trommelfellbilde nicht immer scharf markirt zu Tage. Zuweilen ist sie von ihrer Insertion am Rivini'schen Ausschnitt durch eine weissliche, convexe oder unregelmässige Linie, nach unten durch zwei kurze, weisse Streifen (S. 6) begrenzt, welche vom Proc. brevis gegen die eckigen Vorsprünge der Incisura Rivini hinziehen (Prussak'sche Streifen, I, 7). Zuweilen ist nur der vordere Streifen ausgeprägt (I, 6). Oft geht die Shrapnell'sche Membran ohne scharfe Abgrenzung in die Auskleidung der oberen Gehörgangswand und in die Pars tensa über.

Als Resumé des Vorhergehenden ergibt sich folgender normaler Trommelfellbefund: Am vorderen, oberen Pole des Trommelfells sieht man den in Form eines weisslichen Knotens vorspringenden, kurzen Hammerfortsatz, welcher nach oben von der zuweilen scharf markirten, bläulichgrauen Membrana Shrapnelli begrenzt wird. Vom kurzen

[1]) Handbuch der pathologischen Anatomie von Orth. Abschnitt Gehörorgan.

Fortsatze zieht nach hinten und unten, gegen die Mitte des Trommelfells, ein von oben nach unten sich verschmächtigender, weisslicher oder knochengelber, am Umbo spatelförmig endigender Streifen, der Hammergriff. Eine öfters hinter dem Hammergriff und diesem parallel verlaufende gelbliche Linie rührt von der durch das Trommelfell durchscheinenden hinteren Fläche des Hammergriffs her. Vor und unter dem als Nabel bezeichneten Hammergriffende ist der mit der Spitze am Umbo, mit der Basis nach vorne und unten gekehrte Lichtfleck, der Lichtkegel, sichtbar. Der zwischen Hammergriff und Lichtkegel gelegene vordere, dunkelgraue Abschnitt des Trommelfells ist wegen der convexen Wölbung der vorderen, unteren Gehörgangswand nur selten bis zur Peripherie sichtbar. Die hintere Hälfte des Trommelfells, die sich in ihrem oberen Abschnitte durch eine lichtgraue Linie vom knöchernen Gehörgange abgrenzt, erscheint im Trommelfellbilde grösser und in hellerem Grau, als die vordere Hälfte der Membran. Bei stark durchscheinendem Trommelfelle schimmert im hinteren, oberen Quadranten die innere Trommelfellfalte mit einem Theile der Chorda tymp., unter ihr das Ambossstapesgelenk durch, hinter dem Umbo der gelbliche Reflex des Promontoriums und im hinteren, unteren Quadranten die dunkle Nische der Fenestra rotunda (I, 7).

Zu den seltenen Befunden am normalen Trommelfelle zählt das Durchschimmern des gegen den unteren Trommelhöhlenraum vorgewölbten Bulbus venae jugularis. Gomperz[1]) beschreibt zwei Fälle, bei denen einmal rechts, das anderemal links der untere Abschnitt des sonst normalen Trommelfells eine bis unterhalb des Umbo reichende, dunkelblaue Verfärbung zeigte, deren wellige Contour und Farbe bei der Compression der Vena jugularis am Halse unverändert blieb. Dass es sich hiebei nicht immer um eine Dehiscenz handelt, beweist ein dritter Fall mit ausgedehntem Trommelfelldefecte, bei dem der vorgewölbte dunkelblaue Bulbus ven. jug. bei Sondenberührung sich hart anfühlte. Bei mehreren in der Literatur verzeichneten Fällen von profuser Blutung aus dem Ohre nach der Paracentese am unteren Trommelfellsegmente geschieht dieses Trommelfellbefundes keiner Erwähnung. Es kann somit eine blaue Verfärbung der unteren Trommelfellpartie ohne Dehiscenz des Bulbus und andererseits wieder eine Dehiscenz ohne blaue Verfärbung des Trommelfells bestehen. Immerhin ist bei der Paracentese des Trommelfells in dieser Region auf die Farbennuance des unteren Trommelfellabschnittes zu achten.

Beim Neugeborenen ist wegen der spaltförmigen Enge des mittleren Abschnittes des Ohrencanals und der Anlagerung von Vernix caseosa an die Gehörgangswände und an das Trommelfell in den ersten Wochen fast nichts vom Trommelfelle zu sehen. Zuweilen gelingt es schon am Ende der 3.—5. Woche, nach theilweiser Abstossung der Epidermislagen, einen Theil des Trommelfells zu beleuchten.

---

[1]) Wiener medicinische Wochenschrift. 1895.

Erst im zweiten und dritten Lebensmonate kann das blassgraue oder grauröthliche, noch glanzlose Trommelfell mit dem verwaschenen, oft rosig gefärbten Hammergriff und dem schwach prominirenden kurzen Fortsatz übersehen werden.

Im Kindesalter findet man häufig das Trommelfell leicht grau getrübt und matt. Im Allgemeinen ist die schwach violette, perlgraue Farbe dunkler, als beim Erwachsenen, das Promontorium weniger durchschimmernd. Mitunter jedoch findet man schon bei zwei- bis dreijährigen Kindern Trommelfelle von typisch normalem Aussehen. Der vordere, untere Theil des Trommelfells ist bei Kindern in zwei Drittel der Fälle (Bezold) bis zur Peripherie sichtbar, bei Erwachsenen weit seltener. Die senilen Veränderungen am Trommelfelle bestehen in Verminderung des Glanzes oder Auftreten unregelmässiger Lichtreflexe in Folge ungleichmässiger Atrophie des Trommelfells und in diffuser oder streifiger, grauer Trübung.

Pathologische Trommelfellbefunde.

V.

Hyperämien und Hämorrhagien am Trommelfelle.

Trotz des dichten Gefässnetzes der Cutis- und Schleimhautschichte sind die Gefässe des Trommelfells im Normalen nicht sichtbar. Um so schärfer treten die Gefässramificationen am Trommelfelle bei stärkerem, durch mechanische oder entzündliche Reizung bedingtem Blutzufluss zu Tage. So sehen wir bei länger dauernder Untersuchung mit Trichter und Spiegel oder bei Berührung der Gehörgangswände mit einer Sonde oder mit anderen harten Körpern starke Hyperämien am normalen Trommelfell entstehen, die sich von den Gefässästen der oberen Gehörgangswand zunächst auf das Gefässbündel des Hammergriffs erstrecken. In pathologischen Zuständen sind die Hyperämien des Trommelfells entweder die Folge einer Blutfüllung der Auskleidung des äusseren Gehörgangs, häufiger noch der Trommelhöhle, deren Gefässe, wie wir im anatomischen Abschnitte gesehen haben, an der Peripherie des Trommelfells mit denen der Cutisschichte vielfach anastomosiren.

Leichtere Grade von Hyperämien des Trommelfells beginnen stets mit einer Blutfüllung der Hammergriffgefässe. Das hell- oder dunkelrothe Gefässbündel verläuft längs des Hammergriffs bis zum Umbo (I, 8) und ist an der oberen Trommelfellgrenze entweder abgesetzt oder mit den injicirten Gefässen der oberen Gehörgangswand zusammenhängend. Bisweilen ist der vordere Theil des gelblichen Hammergriffs vor dem Gefässbündel noch deutlich sichtbar, oder er ist von den Blutgefässen so vollständig bedeckt, dass die Lage der Stria malleolaris nur durch das injicirte Gefässbündel angedeutet wird. In einzelnen Fällen breitet sich die Hyperämie auf die Shrapnell'sche Membran und auf die ganze Umgebung des kurzen Fortsatzes aus, seltener wird der Hammergriff von zwei Gefässen umsäumt, die am Umbo im Bogen zusammenstossen.

Bei stärkerer Blutfüllung wird auch der nahe der Trommelfellperipherie gelegene, circuläre Gefässkranz injicirt, von dem aus bald wenige, bald zahlreiche geschlängelte Gefässreiserchen in radiärer Richtung gegen das Centrum des Trommelfells verlaufen, um mit den Blutgefässen des Hammergriffs in Verbindung zu treten. Bei dem höchsten Grade der Hyperämie endlich werden die Capillarmaschen der Cutis und Schleimhautschichte so stark injicirt, dass einzelne Gefässramificationen am gleichmässig gerötheten, hell- oder dunkelrothen Trommelfelle nicht mehr unterscheidbar sind.

Die leichteren Grade der Hyperämie des Trommelfells, die in der Regel nur auf das Gefässbündel des Hammergriffs begrenzt sind, entstehen entweder in Folge mechanischer Reize des Gehörgangs und des Trommelfells oder sie treten als Theilerscheinung einer Congestion der Kopfgefässe auf und sind dann bisweilen von Schwindel und subjectiven Geräuschen begleitet. Diese congestionären Hyperämien und die sie begleitenden Kopfsymptome sind in der Regel vorübergehend und lassen sich nicht selten auf vom Sympathicus ausgehende vasomotorische Störungen zurückführen. Dauernde Hyperämie der Hammergriffgefässe beobachtet man bei chronischen Entzündungen des äusseren Gehörgangs und des Mittelohrs; gleichzeitige Injection des peripheren Gefässkranzes und der radiären Gefässverzweigungen als Theilerscheinung acuter oder chronischer Entzündungen des Trommelfells und der Trommelhöhle, auf die wir im speciellen Theile zurückkommen werden.

Ecchymosen am Trommelfelle in Folge von Zerreissung der Gefässe der Cutisschichte entstehen entweder durch mechanische Berührung des Trommelfells mit festen Körpern, durch traumatische Erschütterungen des Schädels oder durch plötzliche Verdichtung oder Verdünnung der Luftsäule im äusseren Gehörgange, bei Erhängten und beim Erstickungstode.[1]) Sie kommen ferner bei den traumatischen Trommelfellrupturen und bei der Otitis med. acuta nicht selten zur Beobachtung, besonders häufig bei Influenza, Typhus, Scorbut, Morbus maculosus Werlhofii, Variola (Wendt), zuweilen auch bei starken Hustenanfällen (Trautmann).

Die Blutextravasate in der Cutis des Trommelfells erscheinen als vereinzelte (I, 17) oder mehrfache (I, 15, 16) scharfbegrenzte, dunkelrothe oder schwarze Flecken am Trommelfelle, welche bei multiplen Extravasaten am dichtesten in der Region der Stria malleolaris und an der Peripherie des Trommelfells auftreten. Vereinzelte, runde Ecchy-

---

[1]) Hoffmann, Wiener medicinische Presse. 1880.

mosen können bei oberflächlicher Untersuchung leicht mit einer Perforation des Trommelfells verwechselt werden.

Die Blutextravasate im Trommelfelle wandern von dem Orte ihrer Entstehung gegen die Peripherie und von hier aus in den äusseren Gehörgang. Die hinter dem Hammergriffe gelegenen Ecchymosen verschieben sich gewöhnlich nach hinten und oben, die vor und unter dem Umbo entstandenen nach vorn und unten. In Ausnahmsfällen sah ich Ecchymosen am vorderen Trommelfellsegmente nach hinten und oben wandern. Diese Wanderung steht meiner Ansicht nach mit dem excentrischen Wachsthum des Trommelfells im Zusammenhange. Blutaustritte, die bis in die tieferen Schichten der Cutis und der Subst. propria greifen, hinterlassen bleibende, rothbraune Pigmentflecke am Trommelfelle.

VI.

Trommelfellbefunde bei den primären Entzündungen des Trommelfells (Myringitis).

A. Befunde bei der primären, acuten Entzündung des Trommelfells (Myringitis acuta).

(Tafel I, 18—28.)

Der Trommelfellbefund bei der primären, acuten Entzündung des Trommelfells ist nach der Intensität der Erkrankung, ihrem oberflächlichen oder tieferen Sitze und in den einzelnen Stadien des Entzündungsprocesses verschieden.

Der Sitz der primären Myringitis ist vorzugsweise die Cutis, seltener die Mucosa des Trommelfells. Fast ausnahmslos jedoch participiren sämmtliche Schichten der Membran am Entzündungsprocesse.

Leichtere Grade der primären Myringitis, aus deren raschem Ablauf auf den oberflächlichen Sitz der Erkrankung geschlossen werden kann, sind charakterisirt durch starke Injection des Trommelfells, durch diffuse, ungleichmässige Röthung und Schwellung der Membran. Dieser folgt binnen Kurzem eine Durchfeuchtung und Auflockerung der Epidermis mit zerstreuten Ecchymosen, und nicht selten die Bildung seröser oder hämorrhagischer Blasen (Myringitis bullosa).

Der Standort dieser Blasen ist am häufigsten der hintere oder hintere, obere Quadrant des Trommelfells (I, 20, 22, 23, 24, 25, 26), seltener das vordere, untere Segment (I, 19) oder die Mitte der Membran (I, 21).

In der Regel erschöpft sich der Entzündungsprocess mit der Bildung einer einzigen Blase, doch kommen Fälle zur Beobachtung, in welchen entweder gleichzeitig oder nacheinander mehrere Blasen am Trommelfelle sich entwickeln. Die Grösse der Blasen variirt von der eines Hirse- oder Hanfkorns (I, 19, 23, 24) bis zum Umfange einer kleinen Erbse (I, 20. 22. 25). Ihre Form ist meist rund (I, 19, 20, 21. 23). seltener oval (I, 24, 25), die Farbe gelblich oder lichtgrau, einer glänzenden Muschelperle ähnlich und sehr transparent. Dadurch unterscheiden sich die serumhältigen Blasen von den gelbgrünlichen, nicht durchscheinenden Trommelfellabscessen.

Bisweilen erhält die Blase durch theilweise Resorption ihres Inhaltes eine faltige Oberfläche (I, 22). Grössere, am hinteren, oberen Trommelfellsegmente aufsitzende Blasen sind so stark gegen das Gehörganglumen vorgewölbt, dass sie den Hammergriff vollständig maskiren, in einzelnen Fällen sogar das ganze Sehfeld einnehmen. Der kurze Hammerfortsatz wird durch die Blase nur äusserst selten überwölbt und ist als weissgelbe, von einem rothen Hofe umgebene Prominenz am vorderen, oberen Pole des Sehfeldes sichtbar.

Primäre Trommelfellentzündung mit Bildung hämorrhagischer Blasen (Myringitis bullosa haemorrhagica) kommt bei der genuinen Myringitis selten, umso häufiger bei den Influenzaotitiden zur Beobachtung.

Kleine hämorrhagische Blasen von ovaler Form sah ich wiederholt auf der hinteren Trommelfellfalte aufsitzen (I, 24), doch kommen kleinere Blutblasen vereinzelt oder mehrfach auch an anderen Partien des Trommelfells vor. Grössere hämorrhagische Blasen von kugeliger oder ovaler Form nehmen gewöhnlich das hintere, obere Trommelfellsegment ein, und greifen zuweilen auf die Gehörgangswand über (I, 25).

Die Myringitis bullosa kommt häufiger bei Kindern als bei Erwachsenen vor. Die Blasenbildung erfolgt oft schon mehrere Stunden nach dem Auftreten der Entzündungssymptome. Der Bestand der Blasen ist in der Regel von kurzer Dauer. Oft verschwinden sie schon einige Stunden nach ihrem Auftreten, doch sah ich Fälle, wo die Blase noch am zweiten und dritten Tage nach der ersten Beobachtung fortbestand. Der Inhalt kleinerer Blasen wird bisweilen resorbirt; grössere Blasen platzen in der Regel und entleeren ihren Inhalt in den äusseren Gehörgang. Die nun folgende blutig-seröse Secretion am Trommelfelle kann entweder nur einige Stunden oder mehrere Tage andauern.

Nach dem Platzen der Blasen findet man die entsprechende Stelle des Trommelfells mit macerirter Epidermis bedeckt, die Membran bleigrau, glanzlos und undurchsichtig, die Gegend des Hammergriffs durch einen rosigen Streifen angedeutet, diesem entlang sowie in der Umgebung der Blase zerstreute, unregelmässige Blutflecke von verschiedener Grösse.[1])

[1]) Vgl. A. Politzer, Ueber Blasenbildung und Exsudatsäcke im Trommelfelle. Wiener medicinische Wochenschrift. 1872.

Bei den intensiveren, die tieferen Schichten der Cutis betreffenden, primären Myringitiden, deren Sitz am häufigsten das hintere Trommelfellsegment ist, wird die entzündete Partie in Form einer lividrothen, glänzenden oder von einer durchfeuchteten und zerklüfteten Epidermis überzogenen Geschwulst vorgewölbt (I, 18), ein Befund, wie wir ihn auch bei manchen Formen der Otitis med. acuta beobachten. Die geringgradige Hörstörung und der rasche Ablauf des Processes sind in solchen Fällen entscheidend für die Diagnose der primären Myringitis.

Seltener führt die primäre, acute Myringitis zur Bildung von Abscessen, die meist vereinzelt, seltener mehrfach vorkommen und am häufigsten im hinteren, oberen, bisweilen im hinteren, unteren Quadranten der Membran (I, 27), ausnahmsweise in deren vorderen Segmente ihren Sitz haben.

Die Trommelfellabscesse erscheinen als halbkugelige, glänzende, nicht transparente Erhabenheiten von grünlichgelber Farbe, welche inmitten einer serös durchfeuchteten, ecchymotischen Partie des Trommelfells aufsitzen und bei der Berührung mit der Sonde sich teigig anfühlen (I, 27) (Boeck). Zuweilen gleichen die Abscesse einer zugespitzten, grünlichen Eiterpustel oder einem vom hinteren Trommelfellsegmente herabhängenden, länglichen Eitersack, dessen unteres Ende die Mitte des Trommelfells einnimmt (I, 28).

Seltenere Vorkommnisse bei der acuten Myringitis sind das gleichzeitige Auftreten von serösen Blasen und eiterigen Abscessen am Trommelfelle, deren Verlauf sich jedoch von dem der gewöhnlichen Trommelfellabscesse nicht unterscheidet.

Die Trommelfellbefunde bei der acuten Myringitis sind ungemein rasch wechselnd, indem die Entzündung gewöhnlich schon am ersten oder zweiten Tag den Höhepunkt erreicht und von da in rascher Folge abläuft.

Bei den genuinen Formen und bei gesunden Individuen erfolgt in der Regel gänzliche Heilung. Hingegen beobachtet man bei schlecht genährten oder scrophulösen, syphilitischen Personen, ferner nach schweren Influenzaformen oder bei Hinzutritt von Sepsis, den Ausgang in chronische Myringitis oder eine vom Trommelfelle auf das Mittelohr sich ausbreitende, meist chronisch verlaufende Mittelohrentzündung. Als bleibende Veränderungen am Trommelfelle nach abgelaufener Myringitis sind streifige Trübungen, circumscripte kalkähnliche Verdickungen und atrophische Einsenkungen zu verzeichnen.

Die Diagnose der primären, acuten Myringitis stösst insoferne auf Schwierigkeiten, als die Trommelfellbefunde häufig mit den bei der Otitis media acuta beobachteten Veränderungen am Trommelfelle übereinstimmen. Mit einiger Sicherheit ist aus dem Trommelfellbefunde die Diagnose der Myringitis nur in den ersten Tagen der Erkrankung zu stellen. In diesem Stadium ist die Hörstörung trotz der stark ausgesprochenen Veränderungen an der Membran nur eine geringfügige, während bei der Otitis med. acuta bei gleichem Trommelfellbefunde, in Folge der raschen Exsudation im Mittelohre, eine auffällige Hörstörung erfolgt. Ein wichtiges diagnostisches Moment für die acute, primäre Myringitis ist der rasche Ablauf des Processes.

Schwierig, ja oft unmöglich, wird die Diagnose der Myringitis, wenn die Fälle nicht im Beginne, sondern während des Ablaufs der Entzündung zur Beobachtung gelangen. Da sich in diesem Stadium öfter die entzündliche Reizung vom Trommelfelle auf das Mittelohr fortpflanzt und die Hörstörung hiedurch einen beträchtlichen Grad erreicht, so ist es nicht mehr mit Sicherheit festzustellen, ob die Entzündung vom Trommelfelle oder vom Mittelohre ausgieng.

B. Befunde bei der chronischen Entzündung des Trommelfells (Myringitis chronica).

(Tafel II, 1—4.)

Die chronische Myringitis ist meist über die ganze Fläche des Trommelfells ausgebreitet, nur selten ist sie auf den hinteren, oberen Quadranten und auf die Shrapnell'sche Membran begrenzt. Häufig erstreckt sich die Entzündung auf die angrenzenden Partien des knöchernen Gehörgangs, am häufigsten auf seine hintere, obere Wand. Auch bei dieser Form ist der Sitz der Entzündung vorzugsweise die Cutisschichte, doch participiren fast immer die Subst. propria und die Schleimhautschichte am Entzündungsprocesse (vgl. S. 22).

Die chronische Myringitis entwickelt sich häufig schleichend, ohne auffällige Reactionserscheinungen. Ihre primäre Natur ist jedoch nicht immer festzustellen, da sie zuweilen als Residuum einer abgelaufenen Otitis externa oder einer Mittelohreiterung zurückbleibt.

Die Trommelfellbefunde variiren nach den durch die Entzündung gesetzten Veränderungen in der Epidermis- und Coriumschichte des Trommelfells. Bei der diffusen, nur die oberflächlichen Schichten des Trommelfells betreffenden Myringitis erscheint die Membran abgeflacht, mit einer dünnen Schichte feuchtglänzenden, oft übelriechenden Secretes bedeckt, grauweiss oder gelblichweiss und fleckig, der kurze Hammerfortsatz ist nur wenig, der Hammergriff durch das röthlich durchschimmernde Gefässbündel markirt. Bei stärkerer Epidermiswucherung, die sich meist auch auf die Gehörgangswände erstreckt, sind die Grenzen zwischen Trommelfell und Gehörgang verstrichen, die Hammertheile durch eine schmutziggelbe Auflagerung verdeckt. An Stellen, wo die verdickten Epidermislagen spontan abgestossen oder mechanisch abgelöst werden, findet man das Trommelfell stark geröthet, sammtartig aufgelockert, stellenweise excoriirt und mit zahlreichen, unregelmässigen Lichtreflexen übersäet.

Die chronische Myringitis führt nicht selten zur Bildung von papillären Excrescenzen auf der Cutisschichte des Trommelfells (Myringitis villosa).

Sie erscheinen als hellrothe, stecknadelkopf- bis hanfkorngrosse Wärzchen, welche entweder vereinzelt oder in umschriebenen Gruppen zusammengedrängt, nur selten sich auf die ganze Fläche der Membran ausbreiten. In letzterem Falle bietet das Trommelfell das Aussehen einer mit zahlreichen Lichtpunkten besäeten, himbeerartigen Fläche. Umschriebene Gruppen von Wärzchen sitzen am häufigsten im hinteren (II, 3) oder hinteren, oberen Quadranten (II, 1), seltener nehmen sie den unteren Abschnitt des Trommelfells ein (II, 2). Wiederholt sah ich die Wärzchenbildung vom hinteren Abschnitt des Trommelfells auf die hintere, obere Wand des knöchernen Gehörgangs sich erstrecken, ein Befund, der darauf schliessen lässt, dass hier die Myringitis ursprünglich von einer Otitis externa diffusa ausgieng. Vereinzelte Wärzchen am Hammergriffe, am Processus brevis oder an der Membrana Shrapnelli zählen bei der primären Myringitis zu den grossen Seltenheiten.

Diagnose. Die primäre, chronische Myringitis ist nur dann mit Sicherheit zu diagnosticiren, wenn ihre Entwicklung aus der primären, acuten Form der Trommelfellentzündung beobachtet wird. Dies geschieht indess äusserst selten, da die Fälle gewöhnlich erst nach längerer Dauer der Erkrankung zur Untersuchung gelangen, wo die Entscheidung, ob eine primäre Affection oder ein Folgezustand einer Otitis ext. oder med. vorliegt, nicht mehr möglich ist.

Die chronische, primäre Myringitis unterscheidet sich dadurch von jenen Formen der Otitis med. suppurat. chronica, bei welchen die Perforationsöffnung im Trommelfelle durch die Inspection nicht zu entdecken ist, dass bei dieser während einer Lufteintreibung in das Mittelohr die Luft mit hörbarem Geräusche durch die Perforationsöffnung durchzischt, während bei der Myringitis die Membran sich ohne Perforationsgeräusch nach aussen vorwölbt. Ist in letzterem Falle die Hörweite nur wenig vermindert, und beim Katheterismus keine Schwellung im Mittelohre nachweisbar, so kann die Diagnose der primären Myringitis mit grosser Wahrscheinlichkeit gestellt werden.

Diejenige Form der chronischen Myringitis, bei der das ganze Trommelfell mit papillären Excrescenzen so besäet ist, dass der Hammergriff vollständig bedeckt und die Grenzen des Trommelfells verstrichen sind. kann leicht mit jener Form der Otitis med. suppurat. chron. verwechselt werden, bei der das ganze Trommelfell zerstört ist und die granulirende innere Trommelhöhlenwand blossliegt. Entscheidend für die Diagnose der Myringitis ist hier die bei der Inspection wahrnehmbare Auswärtsbewegung der gerötheten Fläche während einer Lufteintreibung in die Trommelhöhle, und ferner die ausgesprochene Beweglichkeit der granulirenden Fläche bei Prüfung mit dem pneumatischen Trichter. Der Mangel eines Perforationsgeräusches bei der Luftdouche, die verhältnissmässig geringe Hörstörung werden im Zusammenhange mit den übrigen objectiven Symptomen die Diagnose der Myringitis wesentlich erleichtern. In praktischer Beziehung wäre noch hervorzuheben, dass die Myringitis granulosa nach mehrmaliger Touchirung mit Liquor ferri sesquichlorati oder nach längeren Eingiessungen von rectificirtem Alkohol meist mit Restitution des Hörvermögens ausheilt, doch kann sie bleibende Verdickung, Trübung, Atrophie und chronische Desquamation hinterlassen.[1])

Dem Vorschlage Bezold's[2]), die Diagnose der primären Myringitis acuta und chronica wegen der Schwierigkeit, eine gleichzeitige Mittelohrerkrankung auszuschliessen, fallen zu lassen und sie den Mittelohrerkrankungen zuzurechnen, kann ich nicht beistimmen. Beide primären Formen der Trommelfellentzündung zeigen während ihres Verlaufes so charakteristische klinische Merkmale, dass sie ohne Schwierigkeit von der Otitis media unterschieden werden können. Es bedarf nur des Hinweises auf die geringgradige Hörstörung trotz der die Myringitis begleitenden, auffälligen Veränderungen am Trommelfelle und auf den raschen Ablauf des Processes, um die Myringitis und die Otitis media acuta klinisch auseinanderzuhalten. Aber auch in praktischer Beziehung erscheint mir die Differenzirung beider Processe insoferne von Wichtigkeit, als die bei den Mittelohrentzündungen in Anwendung kommenden therapeutischen Massnahmen, wie Lufteintreibung etc., bei den primären Myringitiden contraindicirt sind.

---

[1]) Vgl. Politzer, Lehrbuch der Ohrenheilkunde. 3. Aufl., S. 205.

[2]) Ueberschau über den gegenwärtigen Stand der Ohrenheilkunde. Wiesbaden 1895.

VII.

Trommelfellbefunde bei den traumatischen Läsionen des Trommelfells.

(Tafel II, 5—11.)

Die traumatischen Verletzungen des Trommelfells kommen am häufigsten durch plötzliche Verdichtung der Luftsäule im äusseren Gehörgange durch einen Schlag auf das Ohr, durch Schallerschütterung und Explosionen, seltener durch Luftverdichtung in der Trommelhöhle beim Valsalva'schen Versuch, Politzer'schen Verfahren und Katheterismus zu Stande. In einzelnen Fällen wurde eine Ruptur des Trommelfells durch rasche Luftverdünnung im äusseren Gehörgange beobachtet. Eine zweite Kategorie der traumatischen Läsionen des Trommelfells bilden die directen Verletzungen durch jähes Eindringen spitzer oder stumpfer Gegenstände in den äusseren Gehörgang. Endlich sind als dritte Form der Trommelfellverletzungen die durch Fortpflanzung einer Fractur der Schädelknochen auf die Membran entstandenen Rupturen anzuführen.

Was zunächst den Trommelfellbefund bei den durch plötzliche Luftverdichtung hervorgebrachten Rupturen anlangt, so ist er in den ersten Tagen nach der Verletzung so charakteristisch, dass man in den meisten Fällen aus dem Befunde allein, ohne Kenntniss der anamnestischen Momente, die traumatische Natur der Affection zu bestimmen vermag.

Der Sitz der Ruptur ist ebenso häufig die vordere, wie die hintere Hälfte des Trommelfells. Kleinere Rupturöffnungen liegen gewöhnlich in der Mitte zwischen Hammergriff und dem peripheren Ringwulst der Membran. In den meisten Fällen ist das Trommelfell nur an einer Stelle, ausnahmsweise an zwei Stellen rupturirt. Bei heftigen Detonationen wurde eine multiple, siebförmige Durchlöcherung des Trommelfells beobachtet.

Bei den durch plötzliche Luftverdichtung entstandenen Trommelfellrupturen liegen die Wundränder selten aneinander; es entsteht vielmehr fast immer eine klaffende Rupturöffnung von runder (II, 7, 8), ovaler (II, 9, 11) oder eckiger Form (II, 6), durch welche hindurch die gegenüberliegende, knochengelbe Promontorialwand sichtbar ist. Nicht klaffende, lineare Risse sitzen meist knapp vor (II, 5) oder hinter dem Hammergriff und sind durch einen blutig suffundirten, linearen Streifen charakterisirt, dessen Ränder während des Valsalva'schen Versuchs auseinanderweichen. In einzelnen Fällen kommt es bei einem übermässig starken Schlage auf das Ohr zu einer unregelmässigen, lappigen Ruptur mit blutig suffundirten Rändern, die sich gegen die Peripherie retrahiren und einrollen, wobei ein grosser Theil der Promontorialwand blossgelegt wird.

Die traumatischen Rupturöffnungen sind durch die scharfe Begrenzung und durch die blutige Suffusion ihrer Ränder charakterisirt. Die mit einem röthlichschwarzen Blutcoagulum bedeckten Ränder stechen scharf von der blassgelben Farbe der freiliegenden Partie der Promontorialwand ab. In den ersten Tagen nach der Verletzung sind die Hammergriffgefässe stark injicirt und findet man längs derselben sowie auch an anderen Stellen der Membran, besonders in der Nähe der Rupturöffnung rothschwarze Ecchymosen von verschiedener Grösse. Einzelstehende, runde Blutextravasate können von minder Geübten mit einer Perforation des Trommelfells verwechselt werden.

Die durch plötzliche Luftverdichtung oder Detonationen entstandenen Trommelfellrupturen heilen in der Regel durch eine die Rupturöffnung verschliessende Narbe, die von den Perforationsrändern ausgeht. Wiederholt sah ich die Trommelfelllücke durch ein von innen her sich vorschiebendes, graugelbes Häutchen sich schliessen, während die Ränder der Ruptur in der Cutisschichte noch längere Zeit hindurch sichtbar waren. Diese Beobachtung spricht dafür, dass die Narbenbildung in einer Reihe von Fällen von der Schleimhautschichte des Trommelfells ausgeht. Es unterliegt aber keinem Zweifel, dass manchmal der Verschluss der Rupturöffnung durch gleichmässiges Auswachsen sämmtlicher Schichten des Trommelfells erfolgt, und dass zuweilen die Epidermisschichte der Cutis allein zunächst die Rupturöffnung schliesst (Rummler).

Während der Narbenbildung fällt das an den Rupturrändern haftende Blutcoagulum allmälig ab oder es wird durch das excentrische Wachsthum der Epidermisschichte gegen den äusseren Gehörgang fortgeschoben. Oft erhält das Trommelfell erst nach Wochen sein normales

Aussehen, selten bleibt an Stelle der Rupturöffnung eine dünne, eingesunkene Narbe am Trommelfelle zurück.

Die Diagnose der traumatischen Trommelfellruptur ist in den ersten Tagen nach stattgehabter Verletzung mit ziemlicher Sicherheit zu stellen. Die wichtigsten Merkmale, durch welche sie sich von einer durch pathologische Processe entstandenen Perforationsöffnung unterscheidet. sind: Die Ecchymosirung der scharf begrenzten Rupturränder, die normale, knochengelbe Farbe der freiliegenden Partie der inneren Trommelhöhlenwand, und die beim Valsalva'schen Versuch schon bei geringer Kraftanwendung mit einem breiten und sausenden Geräusche aus dem Gehörgang strömende Luft. Das letzte Symptom ist insoferne charakteristisch, als bei pathologischen Trommelfellperforationen die Luft beim Valsalva'schen Versuch mit einem hohen, zischenden Geräusche aus dem Ohre entweicht. Im Grossen und Ganzen gehören die durch Luftverdichtung im Ohre entstandenen Rupturen (Ohrfeigen, Knall, Schlag auf das Ohr) forensisch in die Kategorie der leichten Verletzungen.

Die Befunde bei den durch directe Verletzungen gesetzten Veränderungen am Trommelfelle variiren nach der Form und Beschaffenheit des in den Gehörgang eindringenden Körpers, je nachdem er stumpf oder zugespitzt, starr oder biegsam, glatt oder rauh ist.

Die in diese Gruppe gehörigen Verletzungen, die häufiger die hintere als die vordere Hälfte des Trommelfells betreffen (Zaufal), sind nicht selten durch gleichzeitige Läsion des äusseren Gehörgangs und der inneren Trommelhöhlenwand, sowie durch Dislocation der Gehörknöchelchen complicirt. Rührt die Verletzung von einem dünnen, spitzen Instrumente her, so findet man am Trommelfelle eine unregelmässig rundliche Rissöffnung mit blutig suffundirten Rändern und stärkeren Blutextravasaten in der Umgebung des Risses. In Tafel II, Fig. 10, ist eine solche unregelmässige Rissöffnung hinter dem Hammergriffe abgebildet, welche durch Eindringen eines Strauchastes in den äusseren Gehörgang während einer Jagd entstanden ist. Bei complicirten Zerreissungen des Trommelfells ist die Ausdehnung der Zerstörung in den ersten Tagen nur selten festzustellen, da die Blutextravasate und die Infiltration der Weichtheile die Ocularinspection hindern. Erst nach der Abstossung der Blutcoagula mit dem Eintritte der Eiterung und mit dem Rückgange der entzündlichen Schwellung ist es oft möglich, die Ausdehnung des traumatischen Substanzverlustes festzustellen.

Hieher sind ferner die durch Fortpflanzung einer Fractur der Schädelknochen entstandenen Verletzungen des Trommelfells zu rechnen. Am häufigsten setzt sich die Fissur der oberen Gehörgangswand auf die hintere Partie des Trommelfells in Form eines Längsrisses fort, in anderen Fällen, besonders bei complicirten Fracturen der Schädelknochen und bei Infraction der Gelenksfläche des Unterkiefers kommt es zur unregelmässigen Zerreissung der Membran, deren Reste als blutig suffundirte Zacken in die ausgedehnte Rissöffnung hineinragen.

Die Diagnose der directen Verletzungen des Trommelfells unterliegt in den ersten Tagen nach ihrer Entstehung keiner Schwierigkeit. Sie ergibt sich aus der Art der Verletzung des Trommelfells im Zusammenhange mit den die Verletzung complicirenden Läsionen im äusseren Gehörgange oder am Schädel. Kommen diese Verletzungen in einem späteren Stadium zur Untersuchung, wenn bereits durch die eingetretene Eiterung das Krankheitsbild verändert erscheint, so ist der Arzt kaum mehr in der Lage festzustellen, ob ursprünglich eine mechanische Verletzung des Trommelfells bestand. Für die forensische Beurtheilung der Trommelfellverletzungen gilt daher im Allgemeinen, dass der Fall in den ersten Tagen nach stattgefundener Verletzung untersucht werde, da die Läsionen nur in der ersten Zeit ihre charakteristischen Merkmale behalten. Wird die Untersuchung jedoch erst mehrere Wochen nach der Verletzung vorgenommen, wenn bereits die charakteristischen Symptome der Läsion verschwunden sind, so stösst die forensische Beurtheilung des Falles auf grosse Schwierigkeiten.

Die directen Verletzungen des Trommelfells, sowie die durch Schädelfracturen entstandenen enden nur selten mit vollständiger Heilung. In der Regel folgt der Verletzung schon nach kurzer Zeit eine eiterige Entzündung mit bleibendem Substanzverluste am Trommelfell, Verwachsung des Trommellfells mit der inneren Trommelhöhlenwand, Caries und Exfoliation eines oder mehrerer Knöchelchen mit mehr oder minder bedeutender Hörstörung. Die Verletzungen dieser Kategorie sind daher mit nur seltenen Ausnahmen forensisch als schwere zu bezeichnen.

Die Fracturen des Hammergriffs werden durch Eindringen fester Körper in den Gehörgang, durch Extraction fremder Körper, zuweilen auch durch Traumen der Schädelknochen (Kirchner) herbeigeführt. Die Bruchenden heilen entweder durch Callusbildung oder sie bleiben unvereinigt. Stets bildet das untere Bruchende mit dem oberen Theile des Hammergriffs einen stumpfen Winkel (Roosa). Bei nicht vereinigter Hammerfractur zeigt das untere Bruchende bei Prüfung mit dem Siegle'schen Trichter eine ausgiebige Bewegung, während der obere Theil des Hammergriffs unbeweglich bleibt.

VIII.

Trommelfellbefunde bei den Mittelohrcatarrhen.

Als Mittelohrcatarrh bezeichnen wir jene Form der Erkrankung der Mittelohrschleimhaut, bei welcher es ohne Reactionserscheinungen und ohne Perforation des Trommelfells zur Ausscheidung eines s e r ö s e n o d e r s c h l e i m i g e n E x s u d a t e s in der Trommelhöhle kommt. Seine Entstehung wird zum Theile auf bacterielle Einwirkung zurückgeführt. Zu dieser Form der Mittelohrerkrankung rechnen wir auch die bei Impermeabilität der Ohrtrompete durch Luftverdünnung in der Trommelhöhle entstehenden T r a n s s u d a t i o n e n s e r ö s e r F l ü s s i g k e i t. Als ursächliche Momente des Mittelohrcatarrhs sind anzuführen: acute und chronische Catarrhe des Nasenrachenraumes, acute Exantheme, Influenza, Syphilis, Lähmungen der Gaumenmusculatur, und Neubildungen im Nasenrachenraume, durch die ein Druck auf den Tubencanal ausgeübt wird. Die Ausgänge der Mittelohrcatarrhe sind: vollständige Rückbildung des Processes mit Restitution des Hörvermögens oder Proliferation von neugebildetem Bindegewebe in der Mittelohrschleimhaut, welche zu Adhäsionen zwischen Trommelfell und Gehörknöchelchen mit den Wänden der Trommelhöhle führen. Die mannigfachen, bei diesen Mittelohrprocessen sich entwickelnden, diagnostisch wichtigen Trommelfellbefunde sollen der Reihe nach im Folgenden besprochen werden.

Anomalien der Farbe des Trommelfells bei Ansammlung serösen oder schleimigen Secretes in der Trommelhöhle.

(Tafel II, 13—28 und Tafel III, 1—8.)

Die Trommelfellbefunde bei Ansammlung serös-schleimigen Secretes in der Trommelhöhle zeigen je nach der Menge und Farbe der angesammelten Flüssigkeit, dem Grade der Einwärtswölbung des Trommelfells und der gleichzeitigen Blutfüllung der Trommelhöhlenschleimhaut grosse Verschiedenheiten. Bei geringer Ansammlung von Secret, welches den unteren und mittleren Abschnitt der Trommelhöhle einnimmt, ist, wie ich zuerst beobachtete,[1]) die Secretansammlung in der Trommelhöhle durch eine am Trommelfelle scharf markirte Niveaulinie der angesammelten Flüssigkeit und durch die gelbliche, gesättigte Farbe des Trommelfells unterhalb dieser Linie zu erkennen.

Diese Niveaulinie ist je nach der Lichtbrechung entweder schwarz, ähnlich einem dem Trommelfelle anliegenden schwarzen Haare (II, 13, 14, 21) oder dunkelgrau (II, 15, 20), bald wieder schimmernd weiss oder weissgelb (II, 18, 19).

Am häufigsten ist sie nach oben zu concav (II, 13, 15, 19, 20, 21), seltener convex oder wellig, nur ausnahmsweise horizontal (II, 14). Bei geringer Secretmenge (1—2 Tropfen) findet man öfter unterhalb des Hammergriffs die Flüssigkeit in Form eines Dreieckes durchschimmern, dessen Schenkel am Umbo zusammenstossen (II, 18). Seltener ist ein einzelner Flüssigkeitstropfen als scharf begrenzte, linsengrosse, gelbe Scheibe im unteren Trommelfellsegmente sichtbar (II, 16). Zuweilen sah ich kleine Flüssigkeitsmengen in Form eines schmalen Streifens die hintere Peripherie des Trommelfells einnehmen, wobei die Begrenzungslinie entweder concav (II, 15) oder mehrfach gewellt (II, 17) erschien.

Die Niveaulinie des Secretes durchzieht häufig das Trommelfell von vorn nach hinten (II, 13, 18, 19, 20), nicht selten jedoch ist sie nur vor dem Hammergriff (II, 21), oder nur am hinteren Segmente des Trommelfells sichtbar. Manchmal steht die Niveaulinie hinter dem Hammergriff höher als vor demselben (II, 20).

Durch die Secretansammlung in den abschüssigen Theilen der Trommelhöhle erhält die mit dem Secrete in Berührung stehende Partie des Trommelfells eine saturirte, gelbliche Färbung, während der oberhalb der Niveaulinie gelegene Theil des Trommelfells, entsprechend dem lufthältigen Raume der Trommelhöhle, lichtgrau erscheint. Bei gleichzeitiger Hyperämie der Schleimhaut der inneren Trommelhöhlenwand ist der gelblichen Farbe des Secretes ein leichter Ton von Violettgrau beigemengt.

Die in der Trommelhöhle angesammelte Flüssigkeit ändert bei der Neigung des Kopfes nach vorn oder nach hinten ihre Lage, indem sie, wie in der Wasserwage, gegen den tiefsten Theil der Trommelhöhle abfliesst. Hiebei wechselt auch die Niveaulinie am

[1]) Diagnose und Therapie der Ansammlung seröser Flüssigkeit in der Trommelhöhle. Wiener medicinische Wochenschrift. 1867. Ueber bewegliche Exsudate in der Trommelhöhle. Wiener medicinische Presse. 1869.

Trommelfelle bald rasch, bald sehr langsam ihre Stellung. Wird der Kopf nach hinten geneigt, so verschwindet die Niveaulinie vor dem Hammergriff, und man sieht im hinteren Abschnitte der Trommelhöhle die Flüssigkeit sich von der Luft durch eine nahezu kreisrunde Linie abgrenzen. Bei längerer Rückenlage sah ich wiederholt die Niveaulinie des Secretes sowie die gelbe Farbe der betreffenden Trommelfellpartie vollständig schwinden, was darauf schliessen lässt, dass in dieser Stellung das Trommelhöhlensecret ganz oder theilweise gegen das Antrum mastoid. abfliesst. Wird der Kopf stark nach vorn geneigt, wobei sich die Flüssigkeit gegen das Ost. tymp. tubae bewegt, so verschwindet die gelbe Farbe im hinteren Segmente, während an der vorderen Trommelfellpartie eine früher nicht sichtbare Niveaulinie erscheint.

Die rasche Lageveränderung der Niveaulinie bei veränderter Stellung des Kopfes lässt mit Sicherheit auf seröses Secret schliessen. Nur bei geringer Flüssigkeitsmenge bleibt in Folge der stärkeren Adhäsion des Secretes zwischen Trommelfell und innerer Trommelhöhlenwand (II, 16, 18) das Trommelfellbild bei geänderter Kopfstellung unverändert. Im Allgemeinen wird das Erscheinen einer ausgesprochenen Niveaulinie am Trommelfelle viel häufiger bei serösem als bei schleimigem Secrete beobachtet.

Die Trommelfellbefunde, bei denen eine Niveaulinie des Secretes am Trommelfell sichtbar ist, sind sehr veränderlich, insoferne ihre Lage und Krümmung, an verschiedenen Tagen, je nach der wechselnden Menge des Secretes, verschieden sein kann.

Anders gestaltet sich der Trommelfellbefund bei Ansammlung grösserer Flüssigkeitsmengen, welche die Trommelhöhle im Bereiche des Trommelfells ganz ausfüllen. In diesen Fällen zeigt das Trommelfell ein gesättigtes, grünlichgelbes Colorit, dem nicht selten ein röthliches Grau beigemengt ist (II, 22, 25).

In Folge der starken Lichtbrechung der Flüssigkeit schimmert das Promontorium und das Ambossstapesgelenk (II, 22) deutlich durch.

Das gelblichgrüne Colorit des Trommelfells zeigt verschiedene Abstufungen, je nach der Intensität der Farbe des Secretes. Die serösen Secrete haben eine hell- oder dunkelweingelbe Farbe. Die zähen, fadenziehenden, schleimigen Secrete hingegen sind meist nur schwach gelb tingirt oder ganz farblos, und ihre Anwesenheit ist nur aus dem gesättigt fettglänzenden Farbenton zu erkennen. Ausnahmsweise fand ich auch schleimiges Secret citronengelb oder galliggrün gefärbt, wobei das Trommelfell dieselbe Farbennuance zeigte.

Bei den mit starker Retraction des Trommelfells verbundenen, secretorischen Mittelohrcatarrhen zeigt ausserdem die Membran die verschiedensten Farbennuancen vom Gelbgrau bis zum Dunkelviolettgrau, je nach der Farbe des Exsudats und der gleichzeitigen Blutfüllung der Gefässe des Trommelfells und der inneren Trommelhöhlenwand.

Im Allgemeinen zeigt das Trommelfell bei den in diese Gruppe gehörigen Catarrhen einen dunkeln, gesättigten Farbenton im Gegensatze zur lichtgrauen, hellen Farbe des normalen Trommelfells oder der sehnig-grau getrübten Membran, wie solche nicht selten bei den chronischen Catarrhen nach dem Aufhören der Secretion beobachtet werden.

Bei dunkelgelben Exsudaten ist die Farbe des Trommelfells gelbgrau, mit einer röthlichen Nuance (III, 1, 2, 7); bei starker Injection der Promontorialwand prävalirt der röthlichblaue Farbenton, welcher nach der Intensität der Injection und der Transparenz des Exsudats und des Trommelfells der Membran eine dunkelneutralgraue, schiefergraue, violette (III, 3, 4, 5, 6, 9), oder eine blaugraue Farbe (III, 8) verleiht. Die letzterwähnten gesättigten Farbennuancen bei gleichzeitiger starker Einziehung des Trommelfells beobachtet man am häufigsten bei Kindern, welche an secretorischem Mittelohrcatarrh mit länger andauernder Unwegsamkeit der Ohrtrompete leiden. Es ist klar, dass in Folge des verschiedenen Abstandes des Trommelfells von der inneren Trommelhöhlenwand und der Faltenbildung am Trommelfelle der Farbenton an den einzelnen Abschnitten dunkler, an anderen lichter hervortritt.

Auffällig verändert erscheint das Trommelfellbild bei Secretansammlung nach einer Lufteintreibung in die Trommelhöhle. Da hiebei das Trommelfell nach aussen rückt, so wird durch die Erweiterung des Trommelhöhlenraumes das Niveau der Flüssigkeit tiefer sinken, weshalb nicht selten dort, wo vorher das ganze Trommelfell die charakteristische, gelblichgrüne Farbe zeigte, nach der Lufteintreibung eine gerade oder concave Niveaulinie am Trommelfell zum Vorschein kommt.

Bei dünnflüssigem Secrete kommt es zuweilen nach der Luftdouche zur Bildung von Luftblasen im Secrete. Hat man Gelegenheit, hiebei das Trommelfell zu untersuchen, so sieht man manchmal an seinem vorderen, unteren Rande eine oder mehrere Luftblasen erscheinen, welche bald rasch, bald langsam über das Sehfeld in die Höhe steigen. In Tafel II, Fig. 27 ist der Trommelfellbefund eines Falles abgebildet. an dem nach der Lufteintreibung eine Luftblase von vorn und unten in die Höhe stieg, um durch kurze Zeit im hinteren, oberen Quadranten des Trommelfells als eine mit einem hellen Saum umgebene, kreisförmige Scheibe fixirt zu bleiben. Selten kommt es nach der Luftdouche zur förmlichen Schaumbildung in der Trommelhöhle, wobei zahlreiche, von schwarzen oder schimmernden Contouren begrenzte Ringe am Trommelfelle sichtbar werden (II, 28), die eine lebhafte Bewegung zeigen, ihren Ort rasch wechseln und bald ganz verschwinden.

Wird bei serösem Secrete eine Lufteintreibung nach meinem Verfahren in der Weise ausgeführt,[1]) dass der Kopf eine nach vorn und nach der entgegengesetzten Seite geneigte Stellung erhält, so fliesst hiebei die Flüssigkeit entweder ganz oder theilweise durch die Ohrtrompete in den Rachenraum ab. Im ersteren Falle zeigt das vorher gelblichgrüne Trommelfell (II, 25) eine lichtgraue Farbe (II, 26), im letzteren Falle wird die früher hochstehende Niveaulinie der Flüssigkeit um ein Bedeutendes herabrücken.

Hier wäre noch der Trommelfellbefund einer im Ganzen seltenen Uebergangsform vom secretorischen Mittelohrcatarrh zur reactiven Mittelohrentzündung zu erwähnen, die man als entzündlichen Hydrops bezeichnet. In diesen Fällen kommt es unter leichten Reactionserscheinungen zu partiellen, gelblichen, kugeligen Vorwölbungen im hinteren, oberen Quadranten, seltener an der unteren Hälfte des Trommelfells (II, 24) mit gleichzeitiger starker Injection der Hammergriffgefässe. Sie unterscheiden sich dadurch von den Blasen und Abscessen am Trommelfelle, dass nach einer Luftdouche die Luft in die vorgewölbte Partie eintritt, und dass dann Secret und Luft durch den Farbencontrast und durch eine bisweilen ausgesprochene Niveaulinie getrennt sind (vgl. Tafel V, 10, 21 und 22).

Im Anschlusse mögen hier die Trommelfellbefunde nach der Paracentese des Trommelfells bei den serös-schleimigen Catarrhen ihren Platz finden. Wird bei copiöser Ansammlung seröser Flüssigkeit in der Trommelhöhle das Trommelfell mittelst einer lanzenförmigen Paracentesennadel durchtrennt, so tritt nur in sehr seltenen Fällen ein kleiner Flüssigkeitstropfen durch die Paracentesenöffnung an die äussere Fläche des Trommelfells. Bei genauer Prüfung beobachtet man öfter in der leicht klaffenden Schnittöffnung eine schwache Pulsation der Flüssigkeit oder eine deutliche Bewegung des Secrets beim Sprechen und Schlingen. Zuweilen ist gleichzeitig objectiv ein knackendes Geräusch im Ohre hörbar, wobei die Wundränder auseinanderweichen. In der Mehrzahl der Fälle wird in Folge der durch die Paracentese bewirkten Entspannung des Trommelfells Luft in die Trommelhöhle aspirirt, wobei

[1]) Vgl. Politzer, Lehrbuch der Ohrenheilkunde. 3. Auflage, 1893, S. 228.

man öfters eine oder mehrere durch die Schnittöffnung eintretende Luftblasen hinter dem Trommelfelle in die Höhe steigen sieht.

Bei copiöser Schleimansammlung in der Trommelhöhle tritt öfter nach der Paracentese ein Tröpfchen Secret durch die Paracentesenöffnung aus. Ist die Schnittöffnung zu klein, so bleibt nicht selten nach der Lufteintreibung in die Trommelhöhle der Schleim in der Paracentesenöffnung eingeklemmt, wobei der vorgetriebene Schleimtropfen als gelblichgrün glänzende Perle an der Paracentesenöffnung sichtbar wird (II, 23). Nach Entfernung der Secrete aus der Trommelhöhle mittelst der Luftdouche oder durch Luftverdünnung im äusseren Gehörgange schwindet die grünlichgelbe Farbe des Trommelfells, es erscheint lichtgrau, glanzlos, bisweilen von zahlreichen, sich kreuzenden, lichtbrechenden Linien durchzogen, die bei serösem Secrete von grossen Luftblasen in der Trommelhöhle herrühren.

Anomalien der Wölbung des Trommelfells bei den Mittelohrcatarrhen.

(Tafel II, 16, 19, 21, 24, 25 und Tafel III, 1—26.)

Bei den recenten, wie bei den chronischen Mittelohrcatarrhen wird häufig die Wölbung der Membran und damit auch die Stellung des Hammergriffs in so charakteristischer Weise alterirt, dass oft der Trommelfellbefund allein die Feststellung der Diagnose ermöglicht. Die häufigste Ursache der abnormen Einwärtswölbung des Trommelfells ist die länger dauernde Unwegsamkeit des Tubencanals, durch welche die Luft in der Trommelhöhle verdünnt und das Trommelfell durch den prävalirenden äusseren Luftdruck nach innen gedrängt wird. Minder häufig wird das Trommelfell durch Retraction der Tensorsehne und durch Adhäsionen zwischen Trommelfell und innerer Trommelhöhlenwand abnorm nach innen gewölbt.

Bei den totalen Einwärtswölbungen des Trommelfells erscheint der Hammergriff nach hinten, innen und oben gerückt, perspectivisch verkürzt. der kurze Hammerfortsatz in Form eines spitzen Dreiecks nach aussen und vorn vorspringend (II, 16, 19, 21; III, 1—23). Durch den stark prominirenden kurzen Hammerfortsatz tritt der von ihm ausgehende, im Normalen nur schwach angedeutete Faltenzug bald mehr, bald weniger scharf ausgeprägt hervor. Am auffälligsten springt die hintere Trommelfellfalte als weissliche oder sehniggraue, abgerundete oder scharfkantige Leiste ins Auge. Ihre Richtung vom Processus brevis ist bald gerade gestreckt, nach hinten und oben (III, 1), bald verläuft sie parallel der hinteren Insertion des Trommelfells, in starkem Bogen nach hinten und unten, um sich im unteren Trommelfellsegmente zu verlieren (III, 2—11, 13—17) (v. Tröltsch).

Bisweilen zieht, wie Bing zuerst beobachtete, eine zweite, der eben geschilderten parallelen Falte vom Processus brevis oder von der Mitte des Hammergriffs in Bogenform nach hinten und unten, in welchem Falle im hinteren Trommelfellsegmente zwei ausgeprägte hintere Falten sichtbar sind (III, 20).

Minder scharf ausgeprägt und theilweise durch den kurzen Fortsatz verdeckt ist die vordere Trommelfellfalte, welche vom Processus brevis als kurze, geradegestreckte (III, 5, 8, 9) oder als bogenförmig nach vorn und unten ziehende Leiste (III, 3, 6) vorspringt.

Neben diesen Falten findet man auch den Faltenzug über dem kurzen Fortsatze stark hervortretend. In der Regel sind es drei kurze, leicht geschwungene Fältchen, von welchen das vordere und hintere die eingesunkene Membrana Shrapnelli und die obere Fläche des kurzen Fortsatzes zwischen sich fassen, während das mittlere Fältchen in gerader Richtung vom Processus brevis über die Shrapnell'sche Membran zur Kuppe des Rivini'schen Ausschnittes verläuft (III, 2, 3, 6, 9, 12. 14). Die zwischen den Falten gelegenen Theile des Trommelfells sind meist stark eingesunken und verdünnt.

Wir sehen somit bei den hier geschilderten Retractionen des Trommelfells durch die Hebelwirkung des Hammergriffs den oberen Abschnitt der Membran abnorm nach aussen gedrängt, während gleichzeitig ihr mittlerer und unterer Theil übermässig nach innen gewölbt ist. Diese Einwärtswölbung ist nur selten eine gleichmässige, indem der centrale, dünnere Theil der Membran dem äusseren Luftdrucke mehr nachgibt, als ihr resistenter, peripherer Theil. Dadurch entsteht nicht selten zwischen dem peripheren und centralen Theile des Trommelfells eine Knickung, welche von mir zuerst als periphere Knickung des Trommelfells beschrieben wurde und die sich durch einen im vorderen, unteren Quadranten der Membran sichtbaren, sichelförmigen Glanzstreifen charakterisirt (III, 3, 6, 8). Der eingezogene, centrale Theil des Trommelfells kommt bald mit einem grösseren, bald mit einem kleineren Abschnitte der inneren Trommelhöhlenwand soweit in Berührung, dass die Umrisse des gelbgrauen, hügelig vorspringenden Promontoriums und der Ambossstapesverbindung an der Fläche des Trommelfells deutlich hervortreten.

Bei mässigen Graden der Retraction des Trommelfells ist der Hammergriff trotz der perspectivischen Verkürzung in seiner ganzen Continuität sichtbar (III, 1, 8, 9). Bei hochgradiger Einziehung hingegen wird zuweilen der ganze Hammergriff (III, 13) oder nur sein oberer und mittlerer Abschnitt maskirt (II, 16, 21; III, 2—7, 10, 16, 17).

Im Verlaufe chronischer Mittelohrcatarrhe kommt es nicht selten zur Atrophie des Trommelfells, durch welche seine Wölbung bleibend alterirt wird. Sie betrifft entweder die ganze Membran gleichmässig oder nur einzelne Partien.

Der Trommelfellbefund bei der totalen Atrophie des Trommelfells ist sehr variabel. Bald erscheint es bei sonst normaler Wölbung sehr transparent, bald wieder getrübt, nach innen gesunken oder an einzelnen Stellen faltig. Die Fältchen gruppiren sich radiär vor dem Hammergriff (III, 22), oder um den Umbo (III, 23, 25), oder endlich parallel der hinteren Trommelfellfalte vom hinteren Rande des Hammergriffs gegen die hintere, obere Peripherie des Trommelfells hinziehend (III, 21). Jedes dieser Fältchen trägt an der Kante einen linearen Lichtreflex.

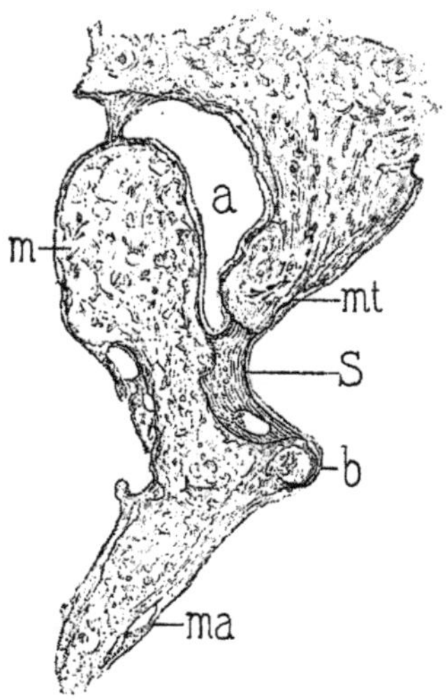

Fig. 24.

Verwachsung der Membrana Shrapnelli mit dem Hammerhalse. Der Prussak-sche Raum bis auf eine kleine Höhle Verödet. — *m* = Malleus. — *b* = Processus brevis mallei. — *ma* = Manubrium mallei. — *S* = Membrana Shrapnelli. — *mt* = äussere Wand des Attic. — *a* = Attic extern. (Nach einem Präparate meiner Sammlung.)

Die partiellen Atrophien des Trommelfells erscheinen in Form rundlicher, ovaler, verwaschener oder scharfbegrenzter, narbenähnlicher Einsenkungen, welche, meist hinter dem Hammergriff gelegen, mit der inneren Trommelhöhlenwand und dem Ambossstapesgelenk in Berührung kommen und dessen Contouren stärker hervortreten lassen.

Aehnliche Einsenkungen am Trommelfelle beobachtet man bei umschriebenen Adhäsionen des Trommelfells mit der inneren Trommelhöhlenwand oder mit dem Ambossstapesgelenk. Diese Verwachsungen werden entweder durch bandartige Brücken vermittelt, oder es adhärirt bald ein kleineres, bald ein grösseres Areale der Innenfläche der Membran unmittelbar an die Promontorialwand.

Den partiellen Einsenkungen am Trommelfelle sind die Anlagerungen oder Verwachsungen der Shrapnell'schen Membran mit dem Hammerhalse beizuzählen. Die Verwachsung ist entweder eine unvollständige, so dass noch ein Rudiment des Prussak'schen Raumes zurückbleibt (Fig. 24), oder eine vollständige. Einen Fall letzterer Art mit totaler Verödung des Prussak'schen Raumes habe ich zuerst beschrieben, und in meinem Lehrbuche (3. Aufl., S. 244, Fig. 136) abgebildet. Der Trommelfellbefund zeigt über dem kurzen Fortsatze eine grubige Vertiefung, die durch zwei vom Processus brevis gegen den Rivini'schen Ausschnitt divergirende, stark vorspringende Falten flankirt wird. Am Grunde dieser Vertiefung, in der öfter ein kleiner Lichtfleck sitzt, treten zuweilen die Umrisse des Hammerhalses deutlich hervor.

Seltener als den partiellen Einsenkungen begegnet man umschriebenen Atrophien mit Vorwölbung der betreffenden Trommelfellpartie gegen den äusseren Gehörgang in Form einer glänzenden, blasenartigen Vorbauchung, welche bei Prüfung mit dem Siegle'schen Trichter eine auffällige Beweglichkeit zeigt (III, 24). Im Allgemeinen ist es das hintere, obere Segment des Trommelfells, das bei chronischen Mittelohrcatarrhen am häufigsten atrophirt.

Anomalien der Durchsichtigkeit des Trommelfells bei den chronischen Mittelohrcatarrhen.

(Tafel IV, 1—28.)

Die Durchsichtigkeit des Trommelfells erleidet sowohl bei den secretorischen Mittelohrcatarrhen, als auch bei den aus diesen sich entwickelnden Adhäsivprocessen im Mittelohre mannigfache Veränderungen, welche häufig wichtige Anhaltspunkte für die Diagnose liefern. Die pathologisch-anatomischen Veränderungen in der Substantia propria, besonders aber die in der Schleimhautschichte, bilden hier ausschliesslich die Grundlage jener Anomalien der Durchsichtigkeit und Farbe, die als Trübungen des Trommelfells bezeichnet werden.

So wichtig im Allgemeinen die Trommelfelltrübungen in diagnostischer Beziehung sein mögen, so ist doch hervorzuheben, dass man häufig auch bei Normalhörenden Trübungen des Trommelfells antrifft, die entweder aus dem Fötalleben stammen, oder als Folgen eines in früherer Zeit mit völliger Heilung abgelaufenen Krankheitsprocesses angesehen werden können.

In klinischer Beziehung unterscheiden wir partielle und totale Trübungen des Trommelfells. Die partiellen Trübungen erscheinen als sehniggraue oder bläulichweisse Opacitäten, welche, am häufigsten in der intermediären Zone zwischen Hammergriff und Peripherie gelegen, nach Grösse und Form mannigfach differiren. Die Schilderung aller möglichen Varietäten der Trommelfelltrübungen würde indess zu weit führen, weshalb wir uns auf die Beschreibung der typischen Befunde beschränken. Eine der häufigsten Formen der partiellen Trübungen ist die hinter dem Hammergriff gelegene, halbmondförmige, mit der Convexität gegen die Peripherie gekehrte, milchglasähnliche, an den Rändern verwaschene Opacität (IV, 13, 17 und 18), oder eine den Hammergriff umfassende, hufeisenförmige, sehniggraue Trübung, innerhalb welcher die nicht getrübte Nabelgegend dunkler erscheint, als im normalen Zustande (IV, 14).

Ausser diesen intermediären Trübungen beobachtet man öfter bei chronischen, inveterirten Catarrhen zerstreute, fleckige oder streifige, lichtgraue Trübungen von verschiedener Form und Ausdehnung, zwischen denen die normalen oder weniger getrübten Theile des Trommelfells als dunkle, scheinbar tiefer liegende Flecke sichtbar sind. Es muss dies deshalb hervorgehoben werden, weil derartige, nicht getrübte Trommelfellpartien dem Mindergeübten als narbige Einziehungen imponiren können (IV, 15, 16).

Ebenso häufig findet man bei sonst normalem Aussehen des Trommelfells eine periphere, bläulichgraue, circuläre, dem Arcus senilis vergleichbare Opacität, die theils durch Trübung des Annulus tendinosus, theils durch Verdickung der Schleimhautschichte an der Peripherie des Trommelfells zu Stande kommt.

Eine seltene, bisher jedoch wenig berücksichtigte Form der partiellen Trommelfelltrübungen sind die meist hinter dem Hammergriff gelegenen Opacitäten, welche nach verschiedenen Richtungen verästigt ausstrahlen und gegen die Peripherie hin verschwinden (IV, 19 und 20). Anatomische Untersuchungen haben mir gezeigt, dass diese Form der Trübung am häufigsten durch Verdickung des der Schleimhautfläche des Trommelfells angehörigen, faserigen Balkenwerks (Gruber) zu Stande kommt (vgl. S. 15).

Zu den partiellen Trübungen zählen die Kalkablagerungen im Trommelfelle. Sie sind bei den nicht eiterigen Mittelohrcatarrhen weit seltener als bei den später zu schildernden, eiterigen Mittelohrentzündungen. Auch erreichen sie fast nie jene Ausdehnung und Mächtigkeit, wie nach abgelaufenen Mittelohreiterungen. Sie erscheinen als kreideweisse, zwischen Hammergriff und Peripherie gelegene Flecke am Trommelfelle, die sich durch die Intensität ihrer Farbe und durch ihre scharfe Begrenzung von den früher geschilderten, intermediären Trommelfelltrübungen unterscheiden. Ihr Sitz ist häufiger vor dem Hammergriff (IV, 1 und 2), als hinter ihm (IV, 3 und 4). Bisweilen findet man zwei Kalkablagerungen, die eine vor, die andere hinter dem Hammergriff liegend, wobei die Kalkflecke halbmondförmig die Convexität gegen die Peripherie, die Concavität gegen den Hammergriff kehren (IV, 5, 6 und 12). Seltener umgreift die Kalkablagerung hufeisenförmig den Hammergriff (IV, 8, 9 und 10), oder es verkalkt nur der centrale Theil des Trommelfells, wobei das untere Ende des Hammergriffs in den Verkalkungsprocess einbezogen wird (IV, 7).

Die Kalkablagerungen im Trommelfelle bei den nicht eitrigen Mittelohrcatarrhen bedingen an und für sich nur selten eine bedeutendere Hörstörung, weil die in die Substantia propria eingestreuten Kalkmolecüle die Schwingbarkeit der Membran sehr wenig herabsetzen. Beweis hiefür das Vorkommen von Kalkflecken am Trommelfelle bei normalhörenden Individuen [1] (Fig. 25 und 26). Die bei Kalkablagerungen im Trommelfelle beobachteten Hörstörungen sind bei den Mittelohrcatarrhen

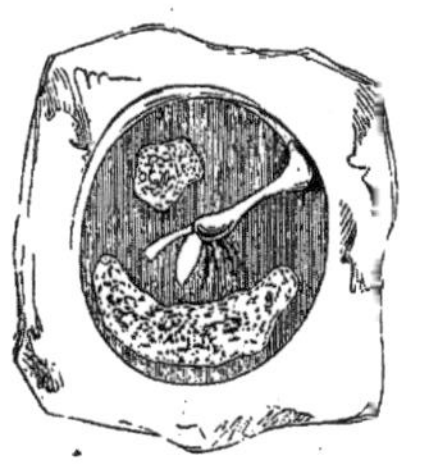

Fig. 25.

Kalkablagerungen im Trommelfelle bei einem normalhörenden, jugendlichen Individuum.

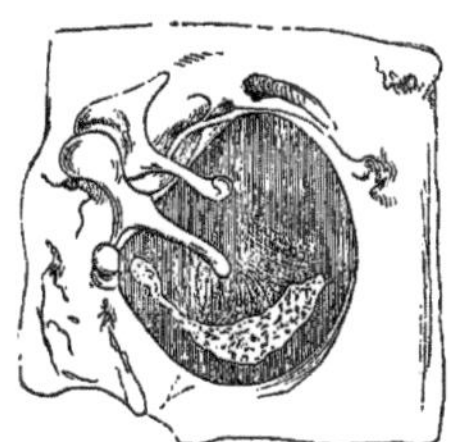

Fig. 26.

Innere Fläche des Trommelfellpräparates eines normalhörenden Individuums. Halbmondförmige Kalkablagerung vor dem Hammergriff.

vielmehr auf gleichzeitige Adhäsivprocesse an der Kette der Gehörknöchelchen zurückzuführen. Eine Herabsetzung der Schwingbarkeit der Membran durch die Kalkablagerung ist ausgeschlossen, wenn bei Prüfung mit dem pneumatischen Trichter das Trommelfell normale oder vermehrte Beweglichkeit zeigt.

Zu den häufigen Trommelfellbefunden bei den chronischen Mittelohrcatarrhen zählen die totalen Trübungen des Trommelfells. Ihr anatomischer Sitz ist meist die Schleimhautschichte der Membran, doch participirt oft genug auch die Substantia propria in Folge von gleichzeitiger Einlagerung von molecularen Kalksalzen und Fetttröpfchen zwischen ihren Fasern. Die Opacitäten der Schleimhautschichte werden am häufigsten durch gleichmässige oder ungleichmässige Verdickung und Trübung des Bindegewebsstratums oder durch einfache Trübung der Epithelschichte bedingt.

[1]) A. Politzer, Beleuchtungsbilder des Trommelfells. Wien 1865, S. 54.

Bei den diffusen, totalen Trübungen, bei denen die Eigenfarbe des normalen Trommelfells durch Einlagerung der trübenden Substanz verloren geht, wird der Durchtritt des Lichtes durch das Trommelfell in die Trommelhöhle auf ein geringes Mass reducirt. Die von der Promontorialwand reflectirten Strahlen werden daher umsoweniger die Farbennuance des Trommelfells alteriren, je intensiver die Trübung ist. Bei leichteren Graden der Trübung hingegen gelingt es noch immer, seröse und schleimige Exsudate oder hämorrhagische Extravasate zu diagnosticiren. Im ersteren Falle ist dem Grau der Trübung eine gelbe Farbennuance beigemengt, im letzteren erhält die Membran eine charakteristische, dunkelblaugraue Farbe, welche indess nur dann diagnostisch für Hämorrhagie in der Trommelhöhle verwerthet werden kann, wenn sie sich während der Krankenbeobachtung entwickelt. Es ist dies deshalb zu beachten, weil ähnliche blaue Verfärbungen getrübter Trommelfelle auch durch starke Hyperämie der Promontoriumschleimhaut oder der Schleimhautschichte des Trommelfells selbst zu Stande kommen können.

Bei den totalen Trübungen erscheint das Trommelfell je nach der Intensität der Trübung bald gleichmässig bläulichweiss wie eine angehauchte Glasfläche (IV, 21 und 22), bald milchglasähnlich, saturirtbleigrau (IV, 24 und 25) oder ungleichmässig fleckiggrau. Bei gleichzeitiger Hyperämie der Schleimhaut oder Cutisschichte ist dem Grau ein schwaches Roth beigemengt. Diese Röthung ist meist auf die Gegend des Hammergriffs (IV, 21) oder auf die oberen Partien des Trommelfells und die Gegend der Shrapnell'schen Membran begrenzt (IV, 25, 26).

Die intensivsten Trübungen bei den chronischen Trommelhöhlencatarrhen findet man bei excessiver Verdickung der Schleimhautschichte des Trommelfells und bei Verwachsungen dieser mit der inneren Trommelhöhlenwand. In solchen Fällen erhält die Membran oft das Aussehen einer gelblichen Pergamentplatte, wobei der periphere Theil der Membran zum centralen scharf geknickt ist und mit Ausnahme des kurzen Fortsatzes die Contouren des Hammergriffs in der verdickten und adhärenten Trommelfellpartie sich kaum mehr unterscheiden lassen. Bei Sondenberührung fühlen sich derartige Trommelfelle starr und unnachgiebig an. Zuweilen sieht man bei solchen intensiven Trübungen röthlichbraune Flecke am Trommelfelle, die diesem ein gesprenkeltes Aussehen verleihen. Sie sind durch Ablagerung von rostfarbigem Pigment in die Schleimhautschichte oder in die die Adhäsion bewirkende Bindegewebsneubildung bedingt.

Durch die Trübung des Trommelfellgewebes wird auch die Farbe und der Umriss des Hammergriffs alterirt. Dieser ist oft scheinbar verbreitert und verdickt (Ladreit de Lacharrière), die Nabeltrübung vergrössert, radienförmig ausstrahlend, gelblicher oder weisser, als die übrigen getrübten Partien des Trommelfells (III, 16).

In einer grossen Reihe von Fällen findet man sowohl bei den partiellen, als auch bei den totalen Trübungen keinerlei Aenderung in der Wölbung des Trommelfells (IV, 1, 2, 10, 12, 13, 14, 22, 25). Nicht selten jedoch beobachtet man neben ausgesprochener Trübung eine starke Retraction der Membran mit perspectivischer Verkürzung des Hammergriffs und starker Entwicklung der Trommelfellfalten; der Lichtfleck verschmälert und verkürzt, selten verlängert, oft unregelmässig verwaschen oder ganz fehlend (III, 13, 14, 15, 16; IV, 11, 15, 16, 23, 24, 27). Die partiellen und diffusen Trübungen des Trommelfells können nur im Zusammenhange mit einer Reihe anderer diagnostischer Behelfe zur Feststellung der Diagnose einer Mittelohraffection herangezogen werden. Für sich allein bieten sie keine genügenden diagnostischen Anhaltspunkte, da man nicht selten auch bei ausgesprochenen Labyrintherkrankungen den verschiedenartigsten Formen von Trommelfelltrübungen begegnet. Das Vorkommen von Kalkablagerungen am Trommelfelle lässt mit grösserer Wahrscheinlichkeit auf das Vorhandensein eines Schallleitungshindernisses im Mittelohre schliessen, als die umschriebenen oder diffusen, sehniggrauen Trommelfelltrübungen. Hingegen muss den Trommelfelltrübungen in Combination mit ausgesprochener Einwärtswölbung des Trommelfells ein grösserer diagnostischer Werth für die Diagnose der Mittelohraffectionen beigemessen werden.

Wölbungsänderungen des Trommelfells nach einer Lufteintreibung in die Trommelhöhle und bei der Untersuchung mit dem Siegle'schen Trichter.

Ein besonderes Interesse bieten die Veränderungen, die am stark retrahirten Trommelfelle unmittelbar nach einer Lufteintreibung in die Trommelhöhle wahrgenommen werden. Bei totaler Einwärtswölbung des Trommelfells sieht man nach der Luftdouche den früher stark nach innen und hinten geneigten Hammergriff nahezu in seine frühere verticale Stellung zurückkehren, der kurze Fortsatz ist weniger vorspringend, und die früher stark ausgeprägten Trommelfellfalten fast vollständig ausgeglichen. Ist das Trommelfell atrophisch, so wird durch die starke Vorbauchung des vorderen und hinteren Trommelfellsegmentes zwischen beiden eine Rinne entstehen, deren tiefste Stelle der Hammer bildet, wodurch dieser nach der

Luftdouche nicht selten nahezu unsichtbar wird. Auch die Farbe des Trommelfells wird häufig durch die Luftdouche alterirt, indem das früher gesättigt dunkelgrau-violette Trommelfell lichtgrau und undurchsichtig erscheint. Nach kurzer Zeit kehrt das Trommelfell und der Hammergriff in die frühere pathognomonische Stellung zurück.

Eine nahezu constante Veränderung an retrahirten Trommelfellen nach einer Lufteintreibung in die Trommelhöhle ist die starke Injection des Gefässbündels des Hammergriffs. Diese Hyperämie wurde früher als Symptom einer durch die Lufteintreibung bedingten Reizung des Trommelfells gedeutet. Ich habe zuerst auf das Irrige dieser Annahme hingewiesen, da sich die starke Blutfüllung der Hammergefässe auf die plötzliche Aenderung in der Stellung der Membran zurückführen lässt. Durch die rasche Auswärtswölbung des retrahirten Trommelfells nämlich werden die von der oberen Gehörgangswand zum Trommelfell hinziehenden Gefässe plötzlich geknickt und dadurch eine vorübergehende Stauung in den Venen des Hammergriffs hervorgerufen.

Partielle Einsenkungen des Trommelfells wölben sich nach einer Lufteintreibung in die Trommelhöhle blasenförmig gegen den Gehörgang vor. Bei grösseren Einsenkungen im hinteren, oberen Quadranten des Trommelfells, welche mit dem Promontorium und dem Ambossstapesgelenke in Berührung treten, wölbt sich nach der Luftdouche die eingesunkene Partie beutelförmig so stark nach aussen vor, dass der mittlere und untere Theil des Hammergriffs von ihr maskirt wird. Gleichzeitig verschwinden die früher sichtbaren Theile des Promontoriums und der Ambossstapesverbindung. Diese Veränderungen sind jedoch nur von kurzer Dauer, indem schon nach einigen Minuten die vorgewölbten, durch den inneren Luftdruck straff gespannten, verdünnten Trommelfellpartien faltig werden und langsam wieder nach innen sinken. Bei Secretansammlung in der Trommelhöhle wird durch die Luftdouche ein Theil des Exsudats in die sackartig vorgewölbte Partie gepresst, in welchem Falle das am Boden des Sackes angesammelte, gelblich durchschimmernde Secret sich durch eine Niveaulinie vom lufthältigen Theile der Vorbauchung abgrenzt.

Die Untersuchung des Trommelfells mittelst des pneumatischen Trichters bei den mit Unwegsamkeit der Ohrtrompete verbundenen Mittelohrcatarrhen ergibt eine auffallend geringe Beweglichkeit der retrahirten Membran im Vergleiche zu der des normalen Trommelfells. Der Grund hievon liegt in der durch den Tubenverschluss bedingten Luftverdünnung in der Trommelhöhle, wodurch das Trommelfell durch den äusseren Luftdruck übermässig belastet wird, und bei der Aspiration der Luft im äusseren Gehörgange nur wenig nach aussen rückt. Wird in solchen Fällen durch eine Lufteintreibung nach meinem Verfahren oder mittelst des Katheters das Gleichgewicht zwischen dem Luftdrucke in der Trommelhöhle und der äusseren Luft wieder hergestellt, so zeigt nun das früher wenig bewegliche Trommelfell bei der Prüfung mit dem Siegle'schen Trichter eine weit grössere Beweglichkeit als im normalen Zustande. Diese abnorme Mobilität nach Wegsammachung der Ohrtrompete ist die Folge einer Verdünnung und Erschlaffung der Membran, welche sich auf die lang dauernde, einseitige Belastung des Trommelfells durch den äusseren Luftdruck zurückführen lässt.

Unter günstigen Verhältnissen kann die erschlaffte Membran ihre normale Resistenz wieder erlangen, doch bleibt nicht selten trotz der wiederhergestellten Wegsamkeit des Tubencanals eine allgemeine oder partielle Atrophie des Trommelfells zurück.

Die Diagnose totaler Atrophien des Trommelfells bei den chronischen Mittelohrcatarrhen ist bei einiger Uebung oft schon durch die einfache Inspection zu stellen. Findet man das Trommelfell auffallend durchsichtig, oder mit unregelmässigen Lichtreflexen bedeckt, oder endlich mehrere, vom Umbo gegen die Peripherie hinziehende, lineare Fältchen (III, 22, 23), so kann eine Atrophie des Trommelfells mit grosser Wahrscheinlichkeit angenommen werden. Häufig jedoch kann die Diagnose totaler Atrophien nur mittelst des Siegle'schen Trichters gestellt werden, da man einerseits bei Trommelfellen von durchaus normalem Aussehen und andererseits wieder bei intensiv getrübten, scheinbar verdickten Membranen nur durch die Prüfung mit dem pneumatischen Trichter eine starke Erschlaffung und Atrophie erkennt. Die Untersuchung mit dem Siegle'schen Trichter zur Feststellung der Spannungsänderungen des Trommelfells ist daher nie zu unterlassen.

Die Atrophie des Trommelfells ist manchmal mit einer vermehrten Beweglichkeit des Hammergriffs verbunden, aus dem auf eine Erschlaffung des Bandapparates am Hammer-Ambosskörper geschlossen werden kann. Oefter jedoch beobachtet man trotz ausgiebiger Excursionen der Membran keine oder eine kaum merkliche Stellungsänderung am Hammergriff, ein Symptom, das eine Fixirung des Hammerkopfes im oberen Trommelhöhlenraume mit grosser Wahrscheinlichkeit annehmen lässt. Es sei hier noch erwähnt, dass die grosse Beweglichkeit der den Hammergriff begrenzenden Theile des Trommelfells dem minder Geübten eine stärkere Locomotion des Hammergriffs vortäuschen kann, namentlich, wenn während der Phase der Luftverdünnung der Hammer durch das starke Nachaussentreten des hinteren Trommelfellsegmentes maskirt wird. Die Beweglichkeit des Hammergriffs ist daher stets unabhängig von der des Trommelfells zu untersuchen.

Umschriebene Atrophien des Trommelfells sind bei der Prüfung mit dem Siegle'schen Trichter durch ihre grössere Beweglichkeit gegenüber den nicht verdünnten Partien der Membran kenntlich. Schwieriger ist die Diagnose der Verwachsungen des Trommelfells mit der inneren Trommelhöhlenwand, namentlich dort, wo die Adhäsionen durch längere Bindegewebsbrücken vermittelt werden. Diese sind, wie ich an controlirenden Untersuchungen post mortem fand, je nach ihrer Mächtigkeit und Ausdehnung durch eine circumscripte Trübung oder durch eine leichte Einziehung an der äusseren Fläche des Trommelfells angedeutet, ohne dass an der betreffenden Stelle durch den Siegle'schen Trichter eine auffällige Verminderung der Beweglichkeit, im Vergleiche mit den anderen Partien des Trommelfells, bemerkbar wäre. Hingegen bietet die Diagnose unmittelbarer, flächenartiger Adhärenzen des Trommelfells mit der Promontorialwand nur geringe Schwierigkeiten. Wo umschriebene Partien der Membran der Innenwand der Trommelhöhle blos anliegen, dort werden die eingesunkenen Stellen nach einer Lufteintreibung in die Trommelhöhle sich mehr oder weniger stark nach aussen vorwölben, wobei die früher deutlich vorspringenden Umrisse der inneren Trommelhöhlenwand verschwinden. Untersucht man solche nichtadhärente Partien mit dem Siegle'schen Trichter vor einer Lufteintreibung in die Trommelhöhle, so findet man sie häufig unbeweglich, weil durch das stärkere Anschmiegen der sich berührenden Flächen die betreffende Trommelfellpartie, selbst durch eine stärkere Luftverdünnung im äusseren Gehörgange, von der inneren Trommelhöhlenwand nicht abgezogen werden kann.

Hieraus ergibt sich, dass zur Diagnose der Verwachsung des Trommelfells oder einzelner Partien desselben die Untersuchung mit dem Siegle'schen Trichter allein nicht genügt, sondern dass ihr stets eine Lufteintreibung in die Trommelhöhle nach meinem Verfahren oder mittelst des Katheters vorausgehen muss. Erst dann, wenn nach gelungener Luftdouche die eingesunkenen Trommelfellpartien bei Prüfung mit dem Siegle'schen Trichter keine oder nur eine geringfügige Beweglichkeit zeigen, kann die Diagnose der Verwachsung des Trommelfells mit den tieferliegenden Partien der Trommelhöhle mit grosser Wahrscheinlichkeit gestellt werden, besonders wenn die Berührung der betreffenden Stellen mit der Sonde eine harte, resistente Unterlage erkennen lässt.

Im Anschlusse möchte ich noch auf einen Trommelfellbefund hinweisen, der zuweilen bei der sogenannten Sklerose der Mittelohrschleimhaut zur Beobachtung gelangt. Diese keineswegs seltene Erkrankung des Gehörorgans, die meist mit anhaltenden subjectiven Geräuschen und mit progressiv zunehmender Schwerhörigkeit verläuft und in der Regel mit hochgradiger Taubheit abschliesst, ist nach meinen Untersuchungen nicht in einer Erkrankung der Mittelohrschleimhaut, sondern in einer primären Affection der Labyrinthkapsel zu suchen.[1]) Der Krankheitsprocess besteht in einer Wucherung von neugebildetem Knochengewebe in den der Fenestra ovalis nahegelegenen Theilen der Labyrinthkapsel, von wo die Knochenwucherung gegen das ovale (seltener gegen das runde) Fenster proliferirt und zur Ankylose des Steigbügels und schliesslich zur Occlusion der Fenestra ovalis führt.

In einer Reihe dieser Fälle findet man nun, bei sonst vollkommen normalem Trommelfelle, hinter dem Hammergriff einen diffusen röthlichen Schimmer, den man bei einiger Uebung als röthlichen Reflex der durchschimmernden Promontorialwand erkennt (III, 27) Zuweilen ist der rosige Schimmer über das ganze Trommelfell verbreitet (III, 28). Schwartze, der zuerst auf diesen Trommelfellbefund aufmerksam gemacht hat, ist der Ansicht, dass dieser röthliche Reflex von einer Hyperämie der Trommelhöhlenschleimhaut herrührt. Meine anatomischen Untersuchungen haben jedoch ergeben, dass er von einer starken Blutfüllung der neugebildeten Knochenmasse in der Promontorialwand stammt, welche durch die Schleimhaut hindurchschimmert. Dieser Trommelfellbefund ist in Verbindung mit dem progressiven Verlaufe der Hörstörung, der herabgesetzten Perception durch die Kopfknochen, dem negativen Rinne und dem ursächlichen Momente (hereditäre Anlage, Puerperium, Syphilis, Gicht) stets als ein prognostisch ungünstiges Symptom aufzufassen.

---

[1]) Ueber primäre Erkrankung der knöchernen Labyrinthkapsel. Zeitschrift für Ohrenheilkunde. 1894, Bd. XXV.

IX.

Trommelfellbefunde bei der acuten Mittelohrentzündung (Otitis media acuta).

(Tafel V, 1—9, 15.)

Als acute Entzündung der Mittelohrschleimhaut bezeichnen wir jene mit Reactionserscheinungen einhergehende Exsudation im Mittelohre, welche sich durch den Erguss eines schleimig-eiterigen, seltener eines rein eiterigen Secretes, und durch ihren fast typischen Verlauf charakterisirt. In diese Gruppe der acuten Mittelohrentzündung reihen wir jene Fälle, die ohne Perforation des Trommelfells ablaufen.

Nach den neueren Untersuchungen ist die Otitis media acuta als eine Infectionskrankheit mikroparasitären Ursprungs anzusehen, bei der die vom Nasenrachenraume durch den Tubencanal in die Trommelhöhle eingewanderten pathogenen Mikroorganismen unter günstigen Verhältnissen in die subepithelialen Schichten der Schleimhaut gelangen und eine entzündliche Exsudation veranlassen.[1])

An den hiebei sich entwickelnden Gewebsveränderungen participirt fast ausnahmslos die Schleimhautschichte des Trommelfells, von der sich, durch Eindringen der Entzündungserreger in die tieferen Schichten der Membran, die entzündlichen Veränderungen auf die Substantia propria und die Cutisschichte fortpflanzen.

Die acute Mittelohrentzündung wird daher durch eine Reihe markanter Trommelfellbefunde charakterisirt, die nach der Intensität der Entzündung und nicht selten auch nach der sie veranlassenden Ursache wechseln. Ich brauche nur auf die charakteristischen Bilder bei der Influenza-Otitis im Gegensatze zu den genuinen, durch Erkältung oder Nasenrachencatarrhe bedingten acuten Otitiden hinzu-

---

[1]) Näheres hierüber in meinem Lehrbuch der Ohrenheilkunde. 3. Aufl., S. 279.

weisen, um den Einfluss auch des ätiologischen Momentes auf den Trommelfellbefund darzulegen.

Bei den leichteren Formen der acuten Mittelohrentzündung, in denen die Cutisschichte nur in geringem Masse in Mitleidenschaft gezogen ist, zeigt das Trommelfell eine stärkere Gefässinjection, die auf den Hammergriff und die Umgebung des kurzen Fortsatzes begrenzt ist und nach oben hin eine kurze Strecke auf die obere Gehörgangswand übergreift. Die nicht injicirten Partien des Trommelfells zeigen nur selten normales Aussehen, sie erscheinen vielmehr matt, glanzlos, zuweilen bei durchschimmerndem Exsudate gelblich verfärbt (V, 1). Ein seltener Befund bei geringer Betheiligung des Trommelfells am Entzündungsprocesse ist das Durchschimmern des in den unteren Partien der Trommelhöhle angesammelten Exsudates in Form eines nach oben gekehrten Halbmondes (V, 2), gleich dem Hypopium bei Eiteransammlung in der vorderen Augenkammer.

Erreicht die Entzündung einen höheren Grad und ist sie über das ganze Trommelfell verbreitet, so findet man die Membran gleichmässig scharlachroth oder livid geröthet, die Epidermis anfangs gleichmässig violettgrau, in Folge der rasch zunehmenden Schwellung der Cutisschichte durch zahlreiche sich kreuzende Risse zerklüftet; der Hammergriff ist unsichtbar, und der kurze Fortsatz zuweilen nur noch als weisslichgraue Prominenz zu unterscheiden. Hat man Gelegenheit, rasch sich entwickelnde acute Mittelohrentzündungen in ihren ersten Anfängen zu beobachten, wo die Erkrankung sich noch auf die Schleimhautschichte beschränkt, so sieht man die gleichmässig intensiv geröthete Membran stark glänzend, nicht unähnlich einer polirten Kupferplatte, ein Befund, der in Folge des baldigen Uebergreifens der Entzündung auf die Cutisschichte und der raschen Durchfeuchtung der Epidermis sehr bald schwindet.

Verschiedenartig gestaltet sich der Trommelfellbefund, wenn die Cutisschichte am Entzündungsprocesse ungleichmässig participirt. In einer Reihe von Fällen ist es vorzugsweise die hintere, obere Partie des Trommelfells, an der die entzündliche Infiltration am markantesten zu Tage tritt. Man sieht dann am hinteren Segment der Membran eine blaurothe, höckerige, den Hammergriff maskirende Geschwulst, welche von schrundiger Epidermis bedeckt wird (V, 5). Neben dieser prominenten Trommelfellpartie tritt der noch sichtbare, vordere, untere, oft wenig veränderte Theil des Trommelfells stark in den Hintergrund. Kommt man in die Lage, den Verlauf solcher acuter Otitiden von ihrem ersten Beginne an zu beobachten, so sieht man zunächst unmittelbar hinter dem kurzen Hammerfortsatze eine hanfkorngrosse, röthlich glänzende Prominenz sich entwickeln, neben der nach kurzer Zeit ein oder zwei kleinere Infiltrate aufschiessen, wodurch die hintere Partie der Membran das Aussehen einer unebenen, polypösen Wucherung erhält (V, 3). Zuweilen sah ich neben der höckerigen Infiltration des hinteren Trommelfellsegmentes im weiteren Krankheitsverlaufe auch eine oder mehrere hanfkorngrosse, rothe Prominenzen an der vorderen Partie der Membran sich entwickeln (V, 4).

Wie bei der acuten Myringitis (siehe S. 53), kommt es auch bei der Otitis media acuta, noch häufiger aber bei der perforativen Mittelohrentzündung im Beginne des Processes zur Bildung seröser oder hämorrhagischer Blasen, die nach kurzem Bestande platzen und ihren Inhalt in den äusseren Gehörgang entleeren. Besonders häufig wurden hämorrhagische Blasen bei der Influenza-Otitis beobachtet.[1]) Sie treten hier in Form kleinerer oder grösserer, schwarzblauer, von ecchymotischen Flecken begrenzter Blasen meist im hinteren, oberen Segment des Trommelfells auf, und hängen zuweilen mit einer hämorrhagischen Blase an der hinteren, oberen Gehörgangswand zusammen (V, 6, 7). Einigemale sah ich bei dieser Form eine oder mehrere isolirte, hämorrhagische Blasen im äusseren Gehörgange, ohne Zusammenhang mit der hämorrhagischen Efflorescenz am Trommelfelle (Bing).

Intralamelläre Abscesse im Trommelfelle kommen bei der Otitis media acuta im Ganzen selten vor. Hingegen sieht man zuweilen einzelne Partien des Trommelfells durch das in der Trommelhöhle angesammelte Exsudat mehr oder weniger stark vorgebaucht. Diese Vorwölbungen erscheinen bald in Form einer halbkugeligen, den Hammergriff theilweise oder ganz bedeckenden, scharf begrenzten, von einem dunkelrothen Hofe umgebenen, grünlichgelben Geschwulst, bald als schlaffe, gelblich verfärbte, nur wenig prominirende Elevation der hinteren Trommelfellpartie. Diese, sowie die früher geschilderten Veränderungen am Trommelfelle können sich ohne Durchbruch des Trommelfells zurückbilden, oder sie treten als Vorläufer einer perforativen, eiterigen Mittelohrentzündung auf, die wir wegen ihres eigenthümlichen klinischen Verlaufs in dem nächstfolgenden Abschnitte schildern werden.

---

[1]) Delstanche et Hennebert (La Clinique. Bruxelles. 1890, Nr. 7); Schwabach (Berliner klinische Wochenschrift. 1890, Nr. 3); Löwenberg (Bulletin médical. Januar 1890); A. Politzer (Wiener med. Blätter. 1890, Nr. 9 und 10); Schwendt (Basel, bei Werner Röhm, Januar 1890); Michael (Deutsche med. Wochenschrift. 1890, Nr. 6)

Zu den interessanten Trommelfellbefunden bei der Otitis media acuta zählen die in den ersten Tagen des Processes auftretenden Exsudatsäcke im hinteren, oberen Quadranten des Trommelfells.[1]) Ihre Entstehung ist auf eine Dehiscenz in der Substantia propria zurückzuführen, durch welche die Mucosa herniös vorgestülpt, mit der Cutisschichte einen mit der Trommelhöhle communicirenden, an der Aussenfläche des Trommelfells stark prominirenden Sack bildet. Diese Exsudatsäcke erscheinen auf dem lividrothen, ecchymotischen und geschwellten Trommelfell als kugelige oder beutelförmige Prominenzen im hinteren, oberen Quadranten der Membran, die bald straff gespannt, bald schlaff herabhängend, ein gelbgraues oder grünliches Secret enthalten (V, 21, 22). Sie verdecken fast immer den Hammergriff, nur selten auch den kurzen Fortsatz. Die Communication dieser Exsudatsäcke mit dem Trommelhöhlenraume ist ausser Zweifel, wenn sich der Sack nach einer Lufteintreibung straffer spannt und wenn durch die Luftdouche gleichzeitig Exsudat und Luft in den Sack getrieben wird, wobei sich das im unteren Abschnitt des Sackes angesammelte, gelbliche Exsudat von der im oberen Theile befindlichen Luft durch eine Niveaulinie abgrenzt (V, 21). Dadurch unterscheiden sich diese Vorstülpungen der Membran von den in dieser Region des Trommelfells auftretenden, intralamellären Abscessen, die nach einer Lufteintreibung in die Trommelhöhle ihre Form nur wenig ändern.

Die hier geschilderten Exsudatsäcke werden häufiger bei Erwachsenen, als bei Kindern beobachtet. Ihre Entstehung an früher normalen Trommelfellen kann als wahrscheinlich angenommen werden, wenn vor dem Auftreten der Otitis media acuta keinerlei Störungen im Gehörorgane bestanden haben. Wo hingegen schon früher Symptome einer catarrhalischen Mittelohraffection beobachtet wurden, dort lässt sich die Bildung dieser Exsudatsäcke beim Hinzutreten eines acuten Exsudationsprocesses auf eine durch den vorhergegangenen Mittelohrcatarrh bedingte Atrophie der hinteren, oberen Partie des Trommelfells zurückführen. Die im Verlaufe acuter Mittelohrentzündungen entstandenen Exsudatsäcke können sich vollständig zurückbilden. Zuweilen jedoch hinterlassen sie eine eingesunkene, mit dem Ambossstapesgelenk in Berührung tretende, atrophische Verdünnung der hinteren, oberen Trommelfellpartie.

Hier wären noch jene Trommelfellbefunde zu erwähnen, die man bei den keineswegs seltenen, subacuten Mittelohrentzündungen beobachtet. Diese meist unter geringen Reactionserscheinungen

---

[1]) Vgl. A. Politzer, Ueber Blasenbildungen und Exsudatsäcke im Trommelfell. Wiener med. Wochenschrift. 1872.

auftretenden, acuten Exsudationen im Mittelohr kommen am häufigsten bei scrophulösen, kachektischen Individuen vor, doch sah ich analoge Formen auch bei gesunden, jugendlichen Personen, bei denen der Mittelohrentzündung ein chronischer, secretorischer Catarrh vorausgieng. Der Trommelfellbefund zeigt in diesen Fällen dieselben Merkmale, welchen man nicht selten im späteren Stadium der Abnahme der Mittelohrentzündung begegnet. Man sieht nämlich neben starker Injection der Hammergriffgefässe das Trommelfell intensiv getrübt, durch das durchschimmernde Exsudat gelbgrau gefärbt, den Umbo stark eingezogen, während die intermediäre, zwischen Hammer und Peripherie gelegene Partie stärker vorgebaucht ist. Von dem leicht injicirten, peripheren Gefässkranze zieht gegen das Centrum des Trommelfells eine Anzahl feingeschlängelter, zarter Gefässreiserchen, welche mit den von hier gegen die Peripherie ziehenden Aederchen in Verbindung treten (V, 15).

Die hier geschilderten Trommelfellbefunde bei der Otitis media acuta wechseln im Verlaufe des Krankheitsprocesses in mannigfacher Weise. Bei normalem Verlaufe erreicht der Process am vierten bis sechsten Tage seinen Höhepunkt. Im Stadium der Zunahme der Entzündung bleibt das Trommelfellbild entweder unverändert, oder es treten an früher nur wenig afficirten Partien neue Efflorescenzen oder hämorrhagische Plaques am Trommelfelle auf, oder endlich platzen die im Beginne der Entzündung rasch entstandenen Blasen, worauf sich die Membran mit einer bleigrauen oder ecchymotischen, schrundigen Epidermislage bedeckt, die sich im späteren Stadium abstösst.

Mit der Abnahme der Entzündung schwindet allmälig die starke Schwellung und die diffuse Hyperämie am Trommelfelle. Diese bleibt im weiteren Verlaufe auf die Region des Hammergriffs beschränkt. Gleichzeitig tritt auch auf der gelbgrauen oder bleigrauen Fläche des Trommelfells der kurze Hammerfortsatz stärker hervor. Mit dem Schwinden der diffusen Röthung kommen bald vereinzelte, bald zahlreiche, radiär verlaufende Gefässästchen zum Vorschein, die leicht geschlängelt, von der Peripherie zum Centrum verlaufen und sich vom graugetrübten Trommelfelle scharf abheben (V, 9). Die radiäre Gefässinjection, welche nach meinen Beobachtungen ungleich häufiger im Stadium der Abnahme, als während des Anwachsens des Entzündungsprocesses auftritt, kann längere Zeit unverändert fortbestehen, namentlich dann, wenn das Exsudat in der Trommelhöhle nicht resorbirt wird. Mit der Resorption des Secretes, die besonders rasch erfolgt, wenn im Stadium der Abnahme wiederholte Lufteintreibungen gemacht wurden, schwindet auch die Gefässinjection am Trommelfelle sehr bald. Die Fortdauer der Hyperämie am Trommelfelle deutet daher auf eine fortbestehende, starke Blutfüllung der Trommelhöhlenschleimhaut, während das Schwinden der Gefässinjection als Zeichen der Abnahme der Hyperämie in der Trommelhöhle angesehen werden kann.

Bei den ohne Ecchymosenbildung am Trommelfelle verlaufenden, genuinen Entzündungen kehrt nach der Rückbildung des Entzündungsprocesses der Glanz des Trommelfells allmälig wieder zurück; die Contouren des Hammergriffs werden wieder sichtbar, das getrübte Trommelfell hellt sich auf und nimmt mit der Herstellung des Hörvermögens das frühere normale Aussehen an. Manchmal bleiben, besonders nach wiederholten Recidiven, circumscripte, streifige oder diffuse Trübungen, kleine Kalkflecke, umschriebene Atrophien und Einsenkungen am Trommelfelle zurück.

Auch nach Ablauf der Influenza-Otitis und nach Otitiden in Folge von Infectionskrankheiten kann, nach Abstossung oder Fortwanderung der Ecchymosen, das Trommelfell sein normales Aussehen wieder erlangen. Zuweilen jedoch hinterlassen die Blutextravasate umschriebene Pigmentflecke neben Trübungen und partieller Atrophie, ohne dass immer eine Functionsstörung damit verbunden wäre. So wie bei serösen oder schleimigen Mittelohrcatarrhen Uebergangsformen zur Otitis media acuta oder zur perforativen Mittelohreiterung vorkommen, so beobachtet man auch zuweilen den Uebergang acuter Mittelohrentzündungen in den serös-schleimigen Mittelohrcatarrh. Nach Rückbildung der Schwellung und Hyperämie am Trommelfelle zeigt dieses die Merkmale der serös-schleimigen Ansammlung. Die gesättigte, röthlichgelbe Farbe des retrahirten Trommelfells, das starke Vorspringen des kurzen Hammerfortsatzes und der hinteren Trommelfellfalte in Verbindung mit der fortdauernden Hörstörung bieten in solchen Fällen sichere Anhaltspunkte für die Diagnose des secretorischen Mittelohrcatarrhs.

Wir kommen nun zur Schilderung der zweiten Gruppe der acuten Mittelohrentzündung, die mit Perforation des Trommelfells und mit Ausfluss eines blutig-serösen oder schleimig-eiterigen Secretes verläuft.

Ich habe Eingangs dieses Abschnittes hervorgehoben, dass die ohne Trommelfellperforation verlaufenden Otitiden und die mit Perforation einhergehenden eiterigen Mittelohrentzündungen anatomisch zwar einen und denselben Krankheitsprocess darstellen, dass aber die Trennung beider Gruppen, durch den Hinzutritt der Perforation und durch den verschiedenartigen klinischen Verlauf geboten ist.

Da nun nicht selten Mittelohrentzündungen, deren klinische Charactere der einfachen Otitis media acuta entsprechen, zur Perforation des Trommelfells führen können, andererseits aber wieder eine acute Mittelohrentzündung, die mit Perforation des Trommelfells und blutig-serösem Ausfluss beginnt, nach baldigem Verschluss der Perforationsöffnung, im weiteren Verlaufe unter den Symptomen der einfachen Otitis media acuta verläuft, so ergibt sich hieraus, dass eine scharfe Trennung beider Processe nicht durchführbar ist.

X.

Trommelfellbefunde bei der acuten, eiterigen Mittelohrentzündung (Otitis media acuta suppurativa).

Die anatomischen Veränderungen an der Mittelohrschleimhaut bei der acuten, eiterigen Mittelohrentzündung mit Durchbruch des Trommelfells sind im Allgemeinen viel intensiver ausgeprägt als bei der einfachen, nicht perforativen Otitis media acuta. Sie tritt meist unter heftigen Reactionserscheinungen mit starker Hyperämie, Schwellung und Zellinfiltration auf, welchen bald der Erguss eines purulenten Exsudats und die Perforation des entzündlich erweichten Trommelfells folgt.

Das Trommelfell participirt hier in noch höherem Grade am Entzündungsprocesse in der Trommelhöhle, als bei der früher geschilderten Form. Die Invasion der entzündungserregenden Mikroorganismen von der Schleimhautschichte in die Substantia propria und in die Cutisschichte erfolgt bald mehr, bald weniger rasch durch die Spalträume der Substantia propria gegen die Cutis. Die oft in kurzer Reihenfolge sich entwickelnden Veränderungen in der Cutisschichte machen es indess wahrscheinlich, dass die Entzündungserreger auch vermittelst der zahlreichen Gefässanastomosen zwischen der Trommelhöhle und dem äusseren Gehörgang in das Gefässnetz der Cutisschichte gelangen. Hiefür sprechen auch die nicht selten im Beginne der perforativen Mittelohrentzündung auftretenden, bis zur äusseren Ohröffnung sich erstreckenden, entzündlichen Schwellungen der Cutisschichte des äusseren Gehörgangs.

Die Trommelfellbefunde bei der acuten, eiterigen Mittelohrentzündung sind äusserst verschieden, nicht nur in den einzelnen Stadien, sondern auch nach der Intensität des Entzündungsprocesses und nicht selten auch nach den sie bedingenden Ursachen. Bezüglich der letzteren brauche ich nur auf die oft characteristischen Trommelfellbefunde bei der Influenza-Otitis, Scarlatina, Tuberculose etc. hinzuweisen.

a) Trommelfellbefunde bei der Otitis media acuta suppurativa vor dem Durchbruch des Trommelfells.

(Tafel V, 16—20, 23—26.)

Der Trommelfellbefund vor dem Durchbruche des Trommelfells zeigt häufig dieselben Veränderungen an der Cutisschichte wie bei der acuten Myringitis und bei der nicht perforativen Otitis media acuta, weshalb nicht selten im Beginne des Krankheitsprocesses eine Differenzirung dieser Entzündungsformen auf Schwierigkeiten stösst. Indess bietet der Befund oft genug schon im ersten Stadium des Processes Anhaltspunkte dafür, dass im weiteren Verlaufe ein Durchbruch des Trommelfells erfolgen werde.

Hat man Gelegenheit, die acute, eiterige Mittelohrentzündung in den ersten Anfängen zu beobachten, so findet man zunächst den oberen Abschnitt des Trommelfells und die Region des Hammergriffs stark injicirt, zuweilen in den ersten Stunden den Glanz des Trommelfells erhöht. In kurzer Zeit — oft binnen einigen Stunden — breitet sich die Röthung über das ganze Trommelfell und den grössten Theil des knöchernen Gehörgangs aus, die Membran erscheint leicht aufgelockert, gelbröthlich, livid und ihre Grenzen verwaschen. Bei der Influenza-Otitis, seltener bei den genuinen Formen treten oft schon am ersten Tage Ecchymosen und hämorrhagische Blasen an verschiedenen Stellen des Trommelfells, am häufigsten im hinteren, oberen Quadranten auf, welche nach erfolgtem Durchbruche des Trommelfells, zuweilen noch vorher, verschwinden.

Mit dem weiteren Fortschreiten des Entzündungsprocesses in der Trommelhöhle nimmt auch häufig die Schwellung und Auflockerung des Trommelfells zu, die macerirte Epidermis wird rissig, zerklüftet, zum Theile abgestossen, wobei die blossliegende, ungleichmässig infiltrirte und geröthete Cutisschichte feuchtglänzend und uneben erscheint. Die auf dem Trommelfelle zerstreuten, unregelmässigen Lichtreflexe zeigen oft deutliche Pulsation. In diesen Fällen wird manchmal schon vor dem Durchbruche des Trommelfells von seiner äusseren Fläche ein blutig-seröses Secret abgesondert, welches fleischwasserähnlich an der äusseren Ohröffnung abfliesst.

In anderen Fällen ist vor dem Eintritte der Perforation keine Exsudation an der Cutisschichte bemerkbar. Die anfangs diffuse, dunkle Röthung macht einer gelbrothen Verfärbung Platz, die zunächst in der hinteren Hälfte des Trommelfells auftritt, und mit einer stärkeren Vorwölbung der zwischen Hammergriff und Peripherie gelegenen Partie des Trommelfells verbunden ist (V, 17). Dieser Befund lässt auf eine Ansammlung von eiterigem Exsudate in der Trommelhöhle schliessen.

Noch in anderen Fällen kündigt sich der bevorstehende Durchbruch des Trommelfells durch einen umschriebenen, lichtgelben Fleck auf dem dunkel gerötheten Trommelfelle (V, 16), oder durch eine, vom hinteren, oberen Quadranten ausgehende, zugespitzte (V, 19) oder rundliche (V, 20, 23), eitergelbe Prominenz an. Oder der grösste Theil der hinteren Trommelfellhälfte wölbt sich in Form einer gelben, von einem rothen, ecchymotischen Hofe umgebenen, zuweilen deutlich pulsirenden Geschwulst vor, welche den Hammergriff bedeckt und an deren höchstem Punkte gewöhnlich der Durchbruch erfolgt (V, 18, 24, 25).

Kleine, interlamelläre Abscesse dürften bei den eiterigen Mittelohrentzündungen häufiger vorkommen, als allgemein angenommen wird. Doch ist man selten in der Lage, ihre Entstehung und ihren Durchbruch klinisch zu beobachten. Sie entwickeln sich meist in der Umgebung des Umbo in Form hirse- oder hanfkorngrosser, von einem gerötheten Hofe umgebener, glänzender Prominenzen auf der geschwellten, röthlichgelb verfärbten Trommelfellfläche (V, 26), und führen nach kurzem Bestande zur Perforation an der Stelle des Abscesses. Solche kleine Abscesse sah ich mehrere Male vor dem Eintritte der Perforation bei der eiterigen Mittelohrentzündung von Diabetikern.

Nicht immer erfolgt jedoch der Durchbruch an der am meisten vorgewölbten Partie des Trommelfells. Wir sehen vielmehr nicht selten bei starker Vorbauchung der hinteren Trommelfellhälfte die Perforation im vorderen, unteren Segmente der Membran eintreten, wo vor dem Durchbruch keine gelbe Verfärbung bemerkbar war, wie ja überhaupt oft genug die Perforation eintreten kann, ohne dass vorher eine umschriebene Verfärbung oder Vorbauchung des Trommelfells zu sehen wäre.

Die Differentialdiagnose zwischen dieser Form der eiterigen Mittelohrentzündung und der primären Myringitis ist nur in den ersten Stunden der Erkrankung schwierig, weil die Veränderungen am Trommelfelle bei beiden Processen häufig dieselben sind und das Hörvermögen im Beginne der eiterigen Mittelohrentzündung oft ebenso wenig herabgesetzt ist, wie bei der primären Myringitis. Die rasch eintretende Exsudation in der Trommelhöhle und die damit verbundene hochgradige Hörstörung sind für die Diagnose der eiterigen Mittelohrentzündung entscheidend.

Schwieriger ist die Diagnose zwischen der nichtperforativen und der perforativen Mittelohrentzündung, indem bei gleicher Intensität der Veränderungen am Trommelfelle in einer Reihe von Fällen der Process sich ohne Perforation des Trommelfells zurückbildet, während in anderen Fällen der Durchbruch der Membran erfolgt. Wenn wir daher auch oft genug in den ersten Tagen der Erkrankung nicht in der Lage sind, zu bestimmen, ob es im speciellen Falle zum Durchbruch des

Trommelfells kommen werde oder nicht, so kann man doch aus gewissen Momenten, wie die umschriebene, grünlichgelbe Vorwölbung einer Trommelfellpartie, Abscessbildung am Trommelfell, bei gleichzeitiger Intensität der Reactionssymptome, besonders bei den scarlatinösen, morbillösen oder Influenza-Otitiden mit grosser Wahrscheinlichkeit den Eintritt der Perforation vorhersagen.

b) Trommelfellbefunde bei der Otitis media acuta suppurativa nach dem Durchbruch des Trommelfells.

(Tafel VI, 1—15.)

Der Durchbruch des Trommelfells erfolgt in der Regel am dritten oder vierten Tage, ausnahmsweise schon einige Stunden nach Beginn der Entzündung oder erst nach mehreren Wochen. Mit dem Eintritt der Perforation vollzieht sich eine auffällige Veränderung im Trommelfellbefunde. Der knöcherne Gehörgang, oft geröthet und geschwellt, ist mit blutig-serösem Secrete und mit erweichter Epidermis überzogen. Die Grenzen zwischen Gehörgang und Trommelfell sind verwaschen, die mit Secret und macerirter Epidermis bedeckte Membran erscheint nach dem Ausspülen des Gehörgangs livid-roth, feuchtglänzend, im hinteren Segmente vorgebaucht, Hammergriff und kurzer Fortsatz nicht sichtbar.

In den ersten Tagen nach dem Durchbruch des Trommelfells ist die Perforationsstelle nur selten zu entdecken; sie wird erst dann sichtbar, wenn durch den Valsalva'schen Versuch oder mittelst meines Verfahrens Luft in das Mittelohr gepresst wird, wobei die Perforationsränder auseinanderweichen und Secret mit Luftblasen gemengt durch die Trommelfellöffnung in den äusseren Gehörgang austritt. Bei geringem Widerstande im Tubencanal gelingt dies schon beim Valsalva'schen Versuch ohne besondere Anstrengung. Ist hingegen die Ohrtrompete durch Schwellung verengt oder geht der Perforationscanal in schiefer Richtung durch die Trommelfellschichten, so wird beim Einpressen von Luft in die Trommelhöhle nur wenig oder gar kein Secret durch die Perforationsöffnung austreten.

Zuweilen deutet ein pulsirender Lichtreflex an einer umschriebenen, vertieften Stelle den Ort der Perforation an. Sitzt die Perforation in der Nähe der Peripherie des vorderen, unteren Quadranten, so wird sie nicht selten durch die vorgewölbte vordere, untere Gehörgangswand so maskirt, dass sie sich der Besichtigung vollständig entzieht. In diesen Fällen wird der Sitz der Perforationsöffnung dadurch erkannt, dass während einer Lufteintreibung in die Trommelhöhle die Luftblasen an der vorderen, unteren Partie des Sehfeldes hervortreten.

Der Sitz der Perforationsöffnung ist fast immer die intermediäre, zwischen Hammergriff und Sehnenring gelegene Partie des Trommelfells. Selten wird, wie ich bei Tuberculösen beobachtete, die Membran an der äussersten Peripherie durchbrochen. Je geringer die Absonderung, desto deutlicher tritt die Perforationslücke zu Tage. Ihr häufigster Standort ist die vordere, untere Partie des Trommelfells (VI, 2, 7),[1]) nebstdem die Umgebung des Umbcs (VI, 3, 4, 6, 15, 16) und der hinter dem Hammergriff gelegene Abschnitt der Membran (VI, 1, 8). Ihre Grösse variirt von der eines Nadelstiches (VI, 14) bis zu der eines Hanfkorns (VI, 1—4, 7, 9). Wird die Oeffnung nicht von Secret ausgefüllt, so erscheint sie als scharf begrenzte, runde, selten zackige, schwarze Oeffnung. Bei stärkerer Secretion sind kleine Oeffnungen nicht sichtbar, hingegen lassen hanfkorngrosse, mit Secret erfüllte Perforationen die dunklen Contouren der Lücke noch deutlich hervortreten. Auf dem die Perforationsöffnung verschliessenden Secrete sieht man öfter einen pulsirenden Lichtreflex (VI, 1, 3, 4, 7); bei profuser Secretion zuweilen das durch die Perforationsöffnung mit pulsirender Bewegung hervortretende Secret.

Die Pulsation am Trommelfelle wurde von Wilde als sicheres Zeichen einer bestehenden Trommelfellperforation angesehen. Ich habe indess darauf hingewiesen, dass zuweilen auch am geschwellten und hyperämischen, nicht perforirten Trommelfelle pulsirende Lichtreflexe entstehen, ja dass sogar ein grosser Theil des durch Secretansammlung in der Trommelhöhle vorgebauchten, hinteren Trommelfellsegmentes pulsatorische Bewegung zeigen kann.

Die Pulsation des Secrets in der Perforationsöffnung ist durch die während der Herzsystole entstehende Ausdehnung der Blutgefässe der Trommelhöhle bedingt, indem durch Verkleinerung des Trommelhöhlenraumes das Secret durch die Perforationsöffnung nach aussen gedrängt wird, um während der Diastole auf den früheren Ort zurückzukehren. Sie hat insoferne eine prognostische Bedeutung, als die Fortdauer der starken Pulsation auf einen hohen Grad von Hyperämie in der Trommelhöhle schliessen lässt, während die Verminderung oder das Schwinden der Pulsation während des Krankheitsverlaufes auf eine baldige Abnahme der Entzündungserscheinungen und der Secretion hindeutet.

---

[1]) Im Gegensatze zu Bezold (l. c.), der den Durchbruch häufiger an der hinteren Hälfte des Trommelfells gesehen haben will.

Eine besondere Beachtung verdienen die im hinteren, oberen Quadranten des Trommelfells im Verlaufe acuter Mittelohreiterungen sich entwickelnden zitzenförmigen Elevationen, an deren Spitze die Perforationsöffnung sich befindet (VI, 10, 11, 12). Diese Form der Perforation, auf welche ich zuerst hingewiesen habe, kommt besonders häufig bei der Influenza-Otitis zur Beobachtung (Löwenberg). Die konisch zugespitzte Elevation ist bald mehr, bald weniger straff gespannt, dunkel- oder gelbroth gefärbt und trägt an ihrer Spitze ein grünliches Tröpfchen, das aus der Perforationsöffnung hervorquellende eiterige Secret. Die Zitze, die in der Regel den Hammergriff maskirt, erscheint an manchen Tagen grösser, an anderen auffallend verkleinert. Beim Valsalva'schen Versuch oder nach einer Lufteintreibung nach meinem Verfahren tritt ein grösseres Eitertröpfchen aus der Perforationsöffnung hervor, doch gelingt es nur selten, gleichzeitig Luft durch die Oeffnung durchzupressen. Die an der höchsten Stelle der Zitze befindliche Perforation ist die Endöffnung eines Perforationscanals, welcher durch das die Zitze bildende, verdickte Trommelfellgewebe durchzieht. Aus diesem Grunde wird der Eiterabfluss durch die ohnedies enge Perforationsöffnung gehindert und es entwickeln sich in Folge der Secretstauung die bei dieser Form nicht seltenen, mit Abscessbildung im Warzenfortsatz complicirten, hartnäckigen Mittelohreiterungen, welche die operative Erweiterung der Perforationsöffnung durch Incision der Zitze indiciren.

Bei der acuten, eiterigen Mittelohrentzündung wird das Trommelfell in der Regel nur an einer Stelle perforirt. Doppelte oder mehrfache Perforationen sind im Ganzen selten. Am häufigsten kommen die letzteren bei Tuberculösen zur Beobachtung (siehe S. 100). Tafel VI, Trommelfellbild 8 zeigt uns den Befund bei einem 25jährigen tuberculösen Eisendreher am fünften Tage der acuten Mittelohrentzündung, bei dem im hinteren, unteren Quadranten des Trommelfells zwei nadelstichgrosse Perforationen und unter ihnen in der Nähe des Umbo zwei gelbliche Knötchen sichtbar waren. Der etwas prominente, hintere Theil des Trommelfells ist blassgelb-röthlich, der übrige Theil intensiv roth gefärbt. Von oben zieht zu den Tuberkelknötchen ein stärker entwickeltes Gefässreiserchen. Drei Tage später waren die Tuberkelknötchen am Trommelfelle zerfallen, und an deren Stelle, sowie an der der zwei kleinen Perforationen eine kleinlinsengrosse, von einem gelbgrauen Wall umgebene, runde Perforationsöffnung sichtbar (VI, 9).

Die Trommelfellbefunde zeigen im Verlaufe des acuten, eiterigen Processes in der Trommelhöhle bis zu seinem Verschwinden mannigfache Veränderungen, welche durch die geänderte Beschaffenheit des Secrets, durch die wechselnde Schwellung des Trommelfellgewebes und durch die Vergrösserung oder Verkleinerung der Perforationsöffnung bedingt werden. Ein klares Bild über den Zustand des Trommelfells während der Krankenbeobachtung erhält man nur nach gründlicher Beseitigung des Secrets aus dem äusseren Gehörgang. Bei den genuinen Mittelohreiterungen nimmt die Grösse der Perforationsöffnung, welche kaum je den Durchmesser eines Hanfkorns überschreitet, nur selten zu. Hingegen kommt es bei den scarlatinös-diphtheritischen, tuberculösen, morbillösen Mittelohreiterungen, zuweilen auch bei der Influenza-Otitis durch die destructive Wirkung der specifischen Mikroorganismen zum raschen Zerfall des Trommelfellgewebes und zur Bildung grosser Substanzverluste am Trommelfell, durch welche ein grosser Theil der inneren Trommelhöhlenwand blossgelegt wird.

Die Diagnose der Perforation des Trommelfells stösst bei Erwachsenen selten auf Schwierigkeiten. In der Regel genügt die Ocularinspection, um nach Entfernung des Secretes aus dem Gehörgang die Perforationsöffnung sofort oder während des Durchpressens der Luft durch die Trommelhöhle aufzufinden. Gelingt dies nicht, so muss man sich der Auscultation bedienen, bei welcher das mit Rasseln verbundene Durchzischen der Luft als sicheres Zeichen der Trommelfellperforation gilt. Dieser Behelf kommt namentlich dann in Anwendung, wenn die im vorderen, unteren Abschnitte des Trommelfells befindliche Perforationsöffnung durch die vordere, untere Gehörgangswand maskirt, oder wenn wegen Enge des Gehörgangs, insbesondere bei Kindern, die Besichtigung des Trommelfells erschwert wird. Im letzteren Falle kann überdies aus dem Vorhandensein fadenziehender Schleimflocken im Spülwasser die Diagnose der Trommelfellperforation mit Sicherheit gestellt werden, da schleimiges Secret nur aus der Trommelhöhle, niemals jedoch aus dem äusseren Gehörgang stammt.

Das Fehlen des Perforationsgeräusches bei meinem Verfahren oder beim Katheterismus schliesst jedoch das Vorhandensein einer Perforationsöffnung nicht aus, da bei starker Schwellung der Tubenschleimhaut, ferner bei Perforationen mit schrägem Durchbruchscanal im Trommelfelle und bei den früher erwähnten zitzenförmigen Elevationen im hinteren, oberen Trommelfellsegmente die Luft entweder gar nicht in die Trommelhöhle eindringt oder, wenn dies geschieht, nicht durch die Perforationsöffnung durchströmt.

Die Ausgänge der acuten, eiterigen Mittelohrentzündung sind entweder Heilung mit Verschluss der Perforationsöffnung durch neugebildetes Narbengewebe oder der Uebergang in die chronische Mittelohreiterung, deren Trommelfellbefunde in dem folgenden Abschnitte besprochen werden.

Der Heilungsprocess durch Vernarbung der Perforationslücke erfolgt bei den genuinen Mittelohreiterungen, besonders bei gesunden und kräftigen Individuen, oft in kurzer Zeit. Fälle, wo die Eiterung nach 6—10tägiger Dauer aufhört und die Perforationsöffnung sich schliesst, sind nicht selten. Zumeist jedoch tritt die Heilung in der dritten bis vierten Woche, zuweilen aber auch erst nach mehreren Monaten ein.

Von den Symptomen, welche eine baldige Heilung der Mittelohreiterung mit Verschluss der Perforationsöffnung voraussehen lassen, sind zu erwähnen: die merkliche Verringerung des früher copiösen Ausflusses, das Schwächerwerden oder Aufhören der sichtbaren Pulsation am Trommelfell, die Abnahme der Schwellung und Röthung an diesem und die Verkleinerung der Perforationslücke. Der Verschluss der Oeffnung im Trommelfell erfolgt oft so rasch, dass man bei der Untersuchung ein trockenes Trommelfell mit vernarbter Perforationsöffnung findet, wo Tags vorher beim Valsalva'schen Versuch Secret und Luft durch die Perforationsöffnung hervortrat.

Der Befund nach erfolgter Vernarbung der Perforationsöffnung ist sehr verschieden. Häufig ist die vernarbte Partie vom übrigen Theile des Trommelfells nicht zu unterscheiden und die Stelle der früheren Perforation nicht mehr nachweisbar. In einzelnen Fällen hingegen wird die frühere Perforation durch eine gelblichgraue, vertiefte oder erhabene Narbe geschlossen, zu welcher von der Trommelfellperipherie mehrere Gefässreiserchen hinziehen (VI, 5). Im Uebrigen erscheint das Trommelfell grauroth, glanzlos und abgeflacht, der Hammergriff nicht sichtbar, der kurze Hammerfortsatz hingegen deutlich markirt. Mehrere Tage nach der Vernarbung der Perforationsöffnung schwindet die diffuse Röthung, welche sich auf die Gegend des Hammergriffs und der Shrapnell'schen Membran begrenzt; allmälig werden auch die Contouren des Hammergriffs sichtbar, und nach mehreren Wochen kehrt der Glanz und die Durchsichtigkeit des Trommelfells so vollständig zurück, dass oft keine Spur des früheren Entzündungsprocesses bemerkbar ist. Indess können als Residuen einer acuten Mittelohreiterung diffuse oder streifige Trübungen am Trommelfell, narbige Einziehungen, partielle Atrophie und Kalkflecke zurückbleiben, ohne das Hörvermögen merklich herabzusetzen.

Einen von den gewöhnlichen Formen abweichenden Befund zeigt das Trommelfell bei den Otitiden in Folge von acuten Infectionskrankheiten, bei tuberculösen, scrophulösen und anämischen Individuen. Wohl beobachtet man auch bei Otitis media acuta im Verlaufe von Typhus, Scarlatina, Morbillen, Influenza nach mehrwöchentlicher Dauer der Ohraffection Heilung und Vernarbung der Perforationsöffnung, im Allgemeinen jedoch erfolgt bei den genannten Erkrankungen ein rascher Zerfall des Trommelfellgewebes mit Vergrösserung der Perforationsöffnung und der Uebergang in die chronische Form der eiterigen Mittelohrentzündung. Aber auch bei den genuinen Formen kann der Verlauf durch Aufschiessen von Granulationen am Trommelfell oder am Perforationsrand, durch Granulationswucherungen in der Trommelhöhle, welche durch die Perforationsöffnung hervortreten (VI, 13), in ungünstiger Weise modificirt werden.

Der Verschluss der Perforationsöffnung bei den acuten, eiterigen Mittelohrentzündungen kann nicht immer als Symptom der endgiltigen Heilung des Processes angesehen werden. Denn zuweilen verkleben die Perforationsränder bei fortdauernder Mittelohreiterung, um nach mehreren Stunden oder Tagen durch den Druck des in der Trommelhöhle angesammelten Eiters wieder auseinanderzuweichen. Desgleichen kann nach Vernarbung der Perforationslücke durch eine neu angefachte Mittelohrentzündung das Trommelfell abermals durch Exsudatansammlung vorgebaucht und perforirt werden, wobei der Befund dem früher geschilderten entspricht.

Die acuten, eiterigen Entzündungen des Attic mit und ohne Perforation der Shrapnell'schen Membran werden in einem speciellen Abschnitte im Zusammenhange mit der in Folge chronischer Eiterungen bedingten Perforation der Shrapnell'schen Membran behandelt werden.

XI.

Trommelfellbefunde bei den chronischen Mittelohreiterungen (Otitis media suppurativa chronica).

Die grosse Mannigfaltigkeit der Trommelfellbefunde bei den chronischen Mittelohreiterungen erfordert schon deshalb eine ausführlichere Schilderung, weil namentlich bei den in diese Gruppe gehörigen Fällen nicht selten durch das Uebersehen scheinbar geringfügiger Veränderungen am Trommelfelle und an der inneren Trommelhöhlenwand der therapeutische Erfolg vereitelt wird. Um eine bessere Uebersicht über die Trommelfellbefunde bei den chronischen Mittelohreiterungen und ihren Ausgängen zu gewinnen, schien es mir zweckmässig, die dieser Entzündungsform des Mittelohrs eigenthümlichen Trommelfellbilder in mehrere Gruppen zu theilen.

a) Trommelfellbefunde bei der Otitis media supparat. chronica während der Eiterung.

(Tafel VI, 16—28; Tafel VII, 1—28; Tafel VIII, 1—28; Tafel IX, 1—28 und Tafel X, 1—4.)

Die Untersuchung des Trommelfells bei den chronischen Mittelohreiterungen erheischt die gründliche Beseitigung der den Einblick hindernden, in der Tiefe des Gehörgangs liegenden Secrete, Krusten und Epidermismassen. Ein klares Bild der Veränderungen am Trommelfell erhält man daher nur nach mehrmaliger Ausspülung des äusseren Gehörganges durch Injection einer verdünnten Cresollösung (15 Tropfen Cresol auf $^1/_4$ l Wasser) oder einer schwachen Kochsalzlösung ($^1/_2$—$1\,^0/_0$).

Die im Ohre zurückgebliebene Spülflüssigkeit wird mittelst eines Wattaträgers oder mit einem mit der Kniepincette gefassten, aseptischen Wattabäuschchen entfernt. Zur gründlichen Beseitigung der Spülflüssigkeit bedient man sich eines kleinen Ballons, mit welchem man bei seitlich geneigtem Kopfe wiederholt Luft in den Gehörgang bläst. Etwaige, während der Ausspritzung entstehende Schwindelanfälle werden entweder durch eine Lufteintreibung nach meinem Verfahren oder durch eine Luftverdünnung im äusseren Gehörgange mittelst des Masseur Delstanche rasch beseitigt.

Bei der Besichtigung des Trommelfells sind der Standort der Perforation, die Ausdehnung des Substanzverlustes und die Veränderungen am Trommelfellreste sowie an der inneren Trommelhöhlenwand zu berücksichtigen. Ausserdem sind gleichzeitige Veränderungen im äusseren Gehörgange durch die Ohrspiegeluntersuchung festzustellen.

Was zunächst den Standort der Perforationsöffnung anlangt, so ergibt eine grössere Beobachtungsreihe, dass bei den chronischen Mittelohreiterungen die hintere Trommelfellpartie häufiger der Sitz des Substanzverlustes ist als die vordere; fast eben so häufig wird der centrale Theil des Trommelfells in verschiedener Ausdehnung zerstört.

Die Grösse des Substanzverlustes am Trommelfelle variirt von der eines Nadelstichs bis zum totalen Defecte der Membran. Die Ausdehnung des Substanzverlustes ist nicht von der Dauer der Eiterung abhängig, da man oft bei vieljährigen Mittelohrprocessen nur eine kleine Perforationsöffnung findet, während wieder in anderen Fällen schon nach mehrtägiger Dauer eine ausgedehnte Lücke im Trommelfell entsteht. Namentlich sind es die Otitiden bei acuten Infectionskrankheiten, die scarlatinös-diphtheritischen, morbillösen und variolösen Mittelohrprocesse, Erysipel, besonders aber die tuberculösen Mittelohreiterungen, bei denen die ausgedehntesten Substanzverluste am Trommelfell vorkommen.

Der Zerfall des Trommelfellgewebes wird in diesen Fällen durch die destructive Einwirkung der specifischen Mikroorganismen herbeigeführt. Während sich aber bei einer Reihe von Fällen die Gewebsnekrose auf das Trommelfell beschränkt, kommt es bei manchen bösartigen Formen der Diphtherie auch zum nekrotischen Zerfall der Schleimhaut und Kapselbänder der Gehörknöchelchen, welche, in ihrer Verbindung gelockert, exfoliirt werden. Noch ausgedehnter sind die Zerstörungen des Trommelfells bei den tuberculösen Mittelohreiterungen, bei welchen auch der Annulus tendinosus des Trommelfells und gleichzeitig grössere Strecken der Trommelhöhlenschleimhaut und die Bänder der Gehörknöchelchen destruirt werden. Die Untersuchung am Lebenden durch sorgfältige Sondirung zeigt in solchen Fällen die freiliegende, blassgelbe Promontorialwand von Schleimhaut entblösst, glatt oder rauh, wie angenagt, und die Gehörknöchelchen in ihren Verbindungen so gelockert, dass schon ein mässiger Druck hinreicht, sie aus ihrer Lage zu bringen (Fig. 27). (Vgl. den Sectionsbefund einer tuberculösen Phthise der Mittelohrschleimhaut in meinem Lehrbuch d. Ohrenhk. 1. Auflage, S. 467.)

In der Mehrzahl der Fälle jedoch persistirt bei ausgedehnten Zerstörungen des Trommelfells der Annulus tendinosus mit einem Theile der peripheren Circulärfasern in Form eines schmalen, sichelförmigen Saumes, der sich als weissgrauer, halbmondförmiger, vorspringender Streifen von der gerötheten oder graugelblichen, inneren Trommel-

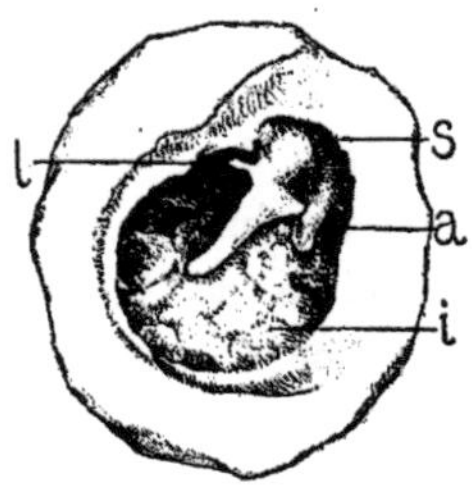

Fig. 27.

Tuberculöse Mittelohreiterung. Totale Zerstörung des Trommelfells. — *i* = freiliegende, von Schleimhaut entblösste, innere Trommelhöhlenwand. — *l* = der von Trommelfellsubstanz und Periost entblösste Hammer, nur locker mit der Fissura Glaseri zusammenhängend, vom Amboss getrennt. — *a* = Ambossstapesverbindung gelöst. — *s* = Knochendefect oberhalb der zerstörten Membrana Shrapnelli. — Von einem an Phthisis pulmonum Verstorbenen Mädchen.

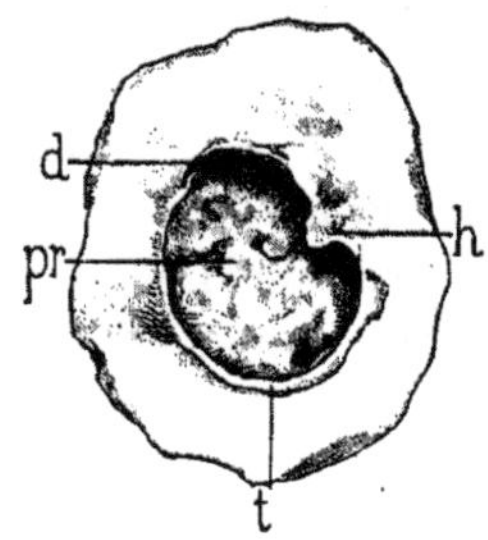

Fig. 28.

Ausgedehnte Zerstörung des Trommelfells. — *t* = sichelförmiger Rest des Trommelfells. — *pr* = aufgelockerte, drusige Schleimhaut der inneren Trommelhöhlenwand. — *h* = Stumpf des cariösen Hammergriffs mit dem vorderen, oberen Reste des Trommelfells. — *d* = ausgenagter Knochendefect im hinteren, oberen Abschnitte des Trommelfellrahmens. — Von einem 73jährigen Manne, bei dem ein Cholesteatom in der Trommelhöhle einerseits bis in das Antrum mastoideum, andererseits bis zum Ostium tympanicum tubae reicht.

höhlenwand scharf abhebt (Fig. 28). Ausserdem bleibt bei ausgedehnten Trommelfelldefecten der den oberen Abschnitt des Hammergriffs begrenzende Theil des Trommelfells zurück.

Die Form der Perforationsöffnung ist entweder kreisrund (VI, 17, 18, 19, 23; VII, 18, 19) oder oval, elliptisch (VI, 24, 25; VII, 10, 12, 14, 20), seltener eckig (VI, 21, 22) oder halbmondförmig. Centrale, unterhalb des Umbo gelegene Substanzverluste erhalten durch das Hineinragen des unteren Hammergriffendes in die Perforationslücke eine Nieren- oder Herzform (Fig. 29) (VI, 20, 26, 27, 28; VII, 1—6).

In der grossen Mehrzahl der Fälle findet man eine Perforationslücke im Trommelfell, doch beobachtet man zuweilen auch doppelte

Perforationen (Fig. 30, 31, 32, 33, 34), (VIII, 17—26), seltener drei (Fig. 35, 36), vier (VIII, 27) (Bing) oder auch mehrere Perforationslücken. Die häufigste Form der doppelten Perforation kommt dadurch zu Stande, dass vom unteren Hammergriffende ein strangförmiger Trommelfellrest zur hinteren, unteren Trommelfellperipherie hinzieht, durch den eine grössere Trommelfelllücke in eine vordere und hintere Perforationsöffnung getheilt wird (VIII, 20, 21, 23; 25, 26). Seltener sind die Fälle, wo zwei Trommelfelllücken durch eine breite Trommelfellzone getrennt sind (VIII, 18, 19, 22, 24). Bei der ersteren Form ist die vom unteren Hammergriffende zum hinteren, unteren Trommelfellreste hinziehende, bandartige Brücke meist mit der inneren Trommelhöhlenwand

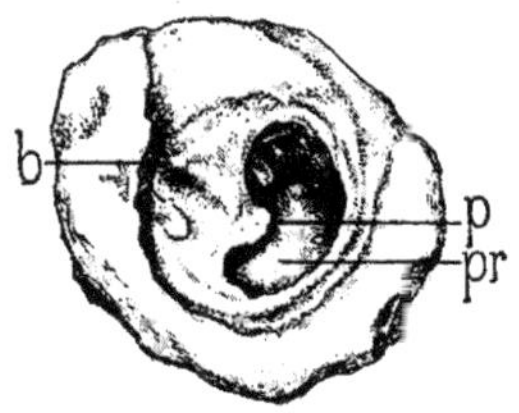

Fig. 29.

Nierenförmige Perforation unterhalb des Hammergriffs, Trommelfellrest verdickt und theilweise verkalkt, eiteriges Exsudat in der Trommelhöhle. Antrum mastoid. von Bindegewebsneubildung erfüllt. — *b* = Processus brevis mallei. — *p* = nierenförmige Perforation unterhalb des Umbo. — *pr* = Promontorium. — Von einer an Otitis media suppurativa chronica leidenden 51jährigen Frau. (Nach einem Präparate meiner Sammlung.)

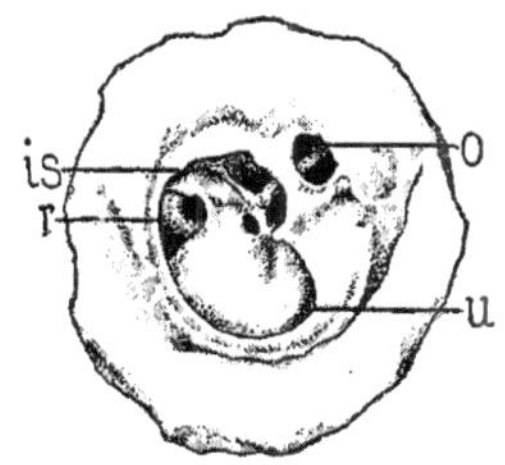

Fig. 30.

Nierenförmige Perforation des Trommelfells mit Freilegung des Promontoriums, der Fenestra rotunda (*r*) und des Ambossstapesgelenks (*is*). Im hinteren, oberen Quadranten eine zweite kleine Perforation (*o*), durch welche hindurch der lange Ambossschenkel sichtbar ist. (Nach einem Präparate meiner Sammlung.)

verwachsen. Ist gleichzeitig auch der Hammergriff an die innere Trommelhöhlenwand angelöthet, so wird dadurch die Trommelhöhle in einen vorderen und hinteren Abschnitt getheilt, in deren einem die eiterige Absonderung früher aufhören kann, als in dem anderen. 3—4 Perforationen beobachtet man zuweilen bei tuberculösen Individuen. Fig. 35 mit 3 Perforationslücken im Trommelfelle ist dem anatomischen Präparat eines an Tuberculose verstorbenen Mannes entnommen. Fig. 36 gibt das vergrösserte, rechtsseitige Trommelfellbild eines tuberculösen, 12jährigen Mädchens, das seit 3 Monaten an Otorrhöe litt und bei dem das Trommelfell an 3 Stellen perforirt war. Tafel VIII, Fig. 27 ist einem von Dr. Bing beobachteten Falle entnommen, bei dem sich links vier stecknadelkopfgrosse, runde Perforationslücken um das untere Hammergriffende gruppirten. Bei einer späteren Untersuchung fand man (VIII, 28) die untersten zwei Lücken in eine ovale, nierenförmige Oeffnung verschmolzen, während die zwei oberen Oeffnungen geschlossen waren. Siebförmige Durchlöcherung des Trommelfells mit zahlreichen kleinen Lücken wurden mehreremals von Bonnafont und Schwartze bei

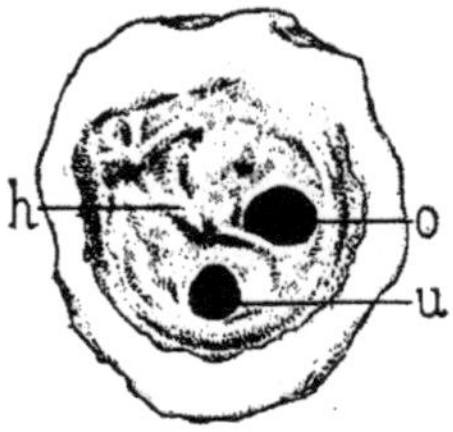

Fig. 31.

Doppelte Perforation des linken Trommelfells von einer 80jährigen, hochgradig schwerhörigen Frau. — *h* = Manubrium mallei. — *o* = obere Perforationsöffnung. — *u* = untere Perforationsöffnung. (Nach einem Präparate meiner Sammlung.)

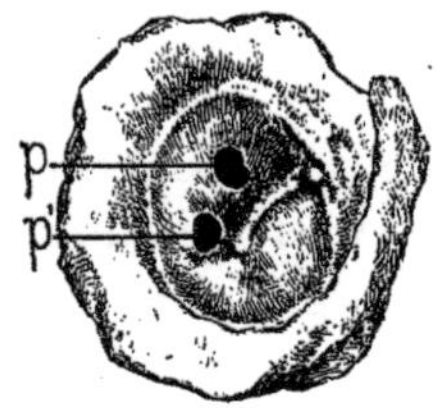

Fig. 32.

Doppelte Perforationsöffnung hinter dem Hammergriff bei Otitis media suppurativa chronica. — *p* = obere Perforationsöffnung. — *p'* = untere Perforationsöffnung. (Nach einem Präparate meiner Sammlung.)

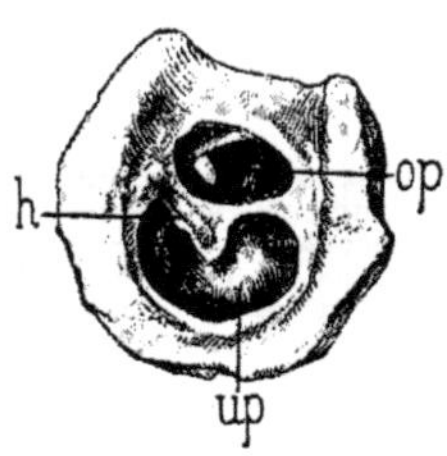

Fig. 33.

Doppelte Perforation des Trommelfells bei chronischer Mittelohreiterung. — *op* = über dem Hammergriff gelegene Perforationslücke, in welcher das Ambossstapesgelenk sichtbar ist. — *up* = unterhalb des Hammergriffs gelegene, nierenförmige Perforation. — *h* = Hammergriff, von dessen hinterem Rande eine Brücke zum hinteren Trommelfellreste hinzieht. (Nach einem Präparate meiner Sammlung.)

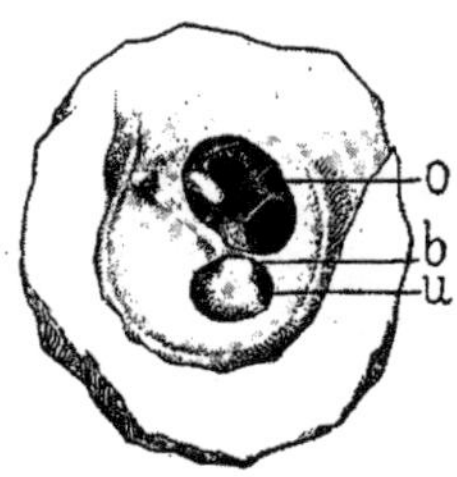

Fig. 34.

Grosse Perforationsöffnung im Trommelfelle, durch eine vom unteren Ende des Hammergriffs zur hinteren Peripherie des Trommelfellrestes hinziehende, schmale Brücke in zwei Theile getheilt. — *b* = Brücke zwischen Hammer und Trommelfellrest. — *o* = obere Perforationsöffnung. — *u* = untere Perforationsöffnung. — Von einem 69jährigen Manne. (Nach einem Präparate meiner Sammlung.)

diphtheritischen und tuberculösen Mittelohrprocessen beobachtet. Ob multiple Trommelfelllücken bei Tuberculösen immer durch den Zerfall von Tuberkelknoten in der Membran zu Stande kommen, lässt sich dermalen nicht entscheiden.

Die während der Mittelohreiterung zu Tage tretenden Veränderungen am Trommelfellreste sind nach dem Grade der

Schwellung und Massenzunahme der Cutis und nach der Mächtigkeit der sie bedeckenden Epidermis- und Exsudatschichte sehr variabel. Demnach erscheint der Trommelfellrest weissgrau, gelbgrünlich oder grauroth, und hebt sich selbst bei gleichmässiger Röthung von dem dunkleren Roth der freiliegenden Schleimhaut der inneren Trommelhöhlenwand deutlich ab. Während aber häufig der graue oder graurothe Trommelfellrest von der dunkelrothen Perforationsöffnung scharf absticht, sieht man wieder in anderen Fällen den Trommelfellrest dunkelroth gefärbt und in starkem Contraste mit dem durch Exsudatauflagerung bedingten, gelblichgrauen Aussehen der Schleimhaut der inneren Trommelhöhlenwand. Auch ist die Veränderung am Trommelfellreste nur selten

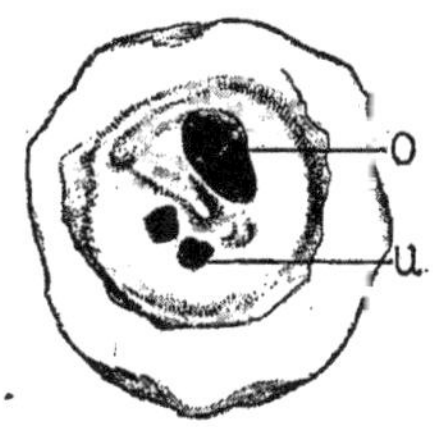

Fig. 35.

Drei Perforationslücken im Trommelfelle. — o = obere Perforationsöffnung hinter und über dem Hammergriff. — u = zwei kleinere Perforationsöffnungen vor und unter dem Hammergriff. — In der über dem Hammergriff gelegenen, grösseren Perforationsöffnung ist das Ambossstapesgelenk sichtbar. (Nach einem Präparate meiner Sammlung.)

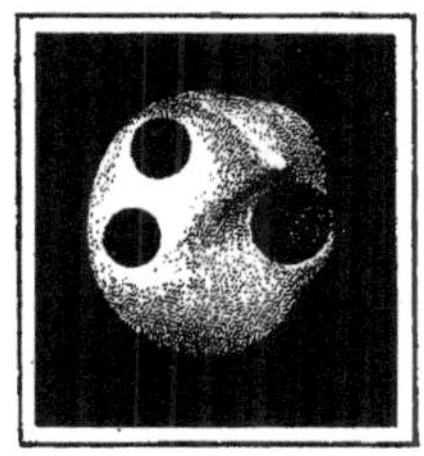

Fig. 36.

Trommelfellbefund bei einem 12jährigen, tuberculösen Mädchen, bei dem 3 Monate nach Beginn der Otorrhoe zwei Perforationen beobachtet wurden. 14 Tage später war noch eine dritte Perforation hinzugetreten.

eine gleichmässige. So kann ein Theil der Membran mit grauer Epidermis bedeckt sein, während andere Stellen, von Epidermis entblösst, die rothe Farbe der blossliegenden Cutisschichte hervortreten lassen. Der Perforationsrand, meist glatt, selten zackig, ist entweder von einer hellrothen Linie umsäumt oder mit weissgelbem Secrete bedeckt.

Die Oberfläche des Trommelfellrestes ist entweder glatt oder durch ungleichmässige Infiltration der Cutis oder durch partielle Wucherung der Epidermisschichte uneben und höckerig. Zuweilen schiessen, wie bei der Myringitis villosa, an einer umschriebenen Stelle (IX, 10) oder am ganzen Trommelfellreste papilläre Wucherungen in Form stecknadelkopf- oder hirsekorngrosser Wärzchen auf, die mit kleinen Lichtreflexen bedeckt, der Oberfläche des die Perforationsöffnung umgebenden Trommelfellrestes ein himbeerartiges Aussehen verleihen (IX, 7, 8). Am häufigsten, bei sonst glattem Trommelfellreste, entwickeln sich am Perforationsrande selbst kleine Wärzchen, die entweder nur einen Theil des Randes oder die ganze Circumferenz der Perforationsöffnung einnehmen (IX, 9).

Wichtig für den Verlauf des Heilungsprocesses ist das Verhalten des Perforationsrandes zur inneren Trommelhöhlenwand. Bei kleinen, 1—1½ mm grossen Perforationsöffnungen steht der Perforationsrand meist frei von der inneren Trommelhöhlenwand ab. Selten sind die Ränder oder ein Theil derselben mit der Promontorialwand in unmittelbarer Berührung (IX, 2, 3); dies gilt namentlich von den mehr central oder unmittelbar hinter dem Umbo gelegenen Perforationen, die in der Nähe der höchsten Stelle des Promontoriums gelagert sind. Je grösser die Trommelfelllücke, desto leichter kommen einzelne Partien des Perforationsrandes mit der inneren Trommelhöhlenwand in Contact und können mit ihr verwachsen, so dass man die Grenzen zwischen Trommelfellrest und innerer Trommelhöhlenwand nicht zu unterscheiden vermag (IX, 1). Häufiger ist es der hintere Theil des Perforationsrandes, der sich an die innere Trommelhöhlenwand anlegt, während die vordere Peripherie des Randes von ihr absteht (IX, 2) und die tieferliegende, innere Trommelhöhlenwand beschattet. Umgekehrt findet man bei grösseren Substanzverlusten im hinteren Abschnitt des Trommelfells den Rand des vorderen Trommelfellrestes der inneren Trommelhöhlenwand anliegend (IX, 1). Ein selteneres Vorkommniss ist ein vom freistehenden, peripheren Trommelfellreste zur inneren Trommelhöhlenwand hinziehender und mit ihm verwachsener, weisslicher oder rother, strangförmiger Rest des Trommelfells (IX, 6). In meiner Sammlung befindet sich ein interessantes, hiehergehöriges Präparat, an welchem bei ausgedehntem Trommelfelldefecte vom unteren, peripheren Rest des Trommelfells ein zungenförmiger Rest zur höchsten Stelle des Promontoriums hinzieht und mit diesem verwachsen ist. (Vgl. die betreffende Abbildung, Lehrbuch der Ohrenhk., 3. Auflage, S. 309, Fig. 173.)

Eine besondere Beachtung verdienen die Verwachsungen des Perforationsrandes oder des Trommelfellrestes mit der inneren Trommelhöhlenwand. Sie unterhalten nicht nur häufig die Eiterung, indem sie aus einzelnen, theilweise oder ganz abgeschlossenen Gebieten der Trommelhöhle den Secretabfluss behindern, sondern sie machen auch eine Reihe wirksamer therapeutischer Eingriffe unausführbar. So findet man zuweilen bei Zerstörung des hinteren Trommelfellsegmentes den Perforationsrand des vorderen, unteren Trommelfellrestes mit der Promontorialwand in solcher Ausdehnung verwachsen, dass der vordere Trommelhöhlenraum vom hinteren vollständig abgetrennt ist, wodurch die Wirkung der Luftdouche auf den hinteren Trommelhöhlenabschnitt aufgehoben wird. In der That erweisen sich die Mittelohreiterungen bei den hiehergehörigen Fällen, auf die wir noch später bei den Adhäsivprocessen nach chronischen Mittelohreiterungen zurückkommen werden, viel hartnäckiger als diejenigen, bei welchen der durch den Tubencanal eintretende Luftstrom die Trommelhöhle ganz bestreichen kann. Ebenso hartnäckig sind jene Mittelohreiterungen mit Perforation im hinteren, oberen Quadranten des Trommelfells, bei denen der untere Perforationsrand mit der inneren Trommelhöhlenwand verwächst. Dadurch wird der obere Trommelhöhlenraum und das Antrum mastoid. vom unteren und mittleren Abschnitt der Trommelhöhle abgetrennt. Während nun in dem mit dem Tubencanal zusammenhängenden Theil der Trommelhöhle die Eiterung erlischt, dauert sie im oberen Trommelhöhlenraume ununterbrochen fort, wobei durch die Fistelöffnung im hinteren, oberen Trommelfellabschnitte ein übelriechendes, krümliges Secret abfiesst (VII, 23). In gleicher Weise kann bei grossen Trommelfelldefecten der Eiterabfluss aus dem Attic und Antrum durch eine neugebildete Membran behindert werden, die vom oberen Perforationsrande zum oberen Theile des Promontoriums hinzieht (Fig. 37) und den Abfluss des Secretes aus dem oberen Trommelhöhlenraume nur durch eine kleine Perforationslücke (*o*) gestattet.

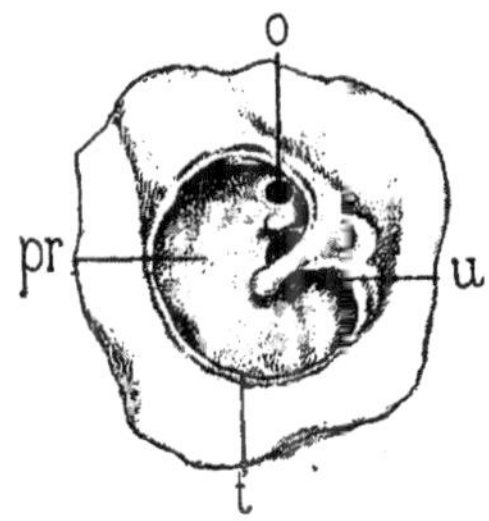

Fig. 37.

Grosser Trommelfelldefect. — *t* = peripherer, sichelförmiger Rest der Membran. — *u* = dreieckiger Rest des Trommelfells am oberen Theile des Hammergriffs. — *pr* = innere Trommelhöhlenwand, von einer dicken Epidermislage überzogen. — *o* = Fistelöffnung in einer vom oberen Trommelfellreste zur inneren Trommelhöhlenwand hinziehenden, neugebildeten Membran, die den Attic vom unteren Abschnitte der Trommelhöhle abschliesst. Durch die rundliche Oeffnung gelangt man in den Attic und in das Antrum mastoideum. — Von einer 78jährigen, an Marasmus verstorbenen Pfründnerin.

Die Veränderungen am Hammergriffe während der Dauer der Eiterung sind von dem Grade der Infiltration und Aufwulstung des Trommelfellrestes, sowie von der Grösse der Perforationsöffnung abhängig. Bei kleinen Perforationen ist die Lage des Hammergriffs bisweilen durch die stärkere Injection der Hammergriffgefässe oder durch das gelbröthliche Durchschimmern seines Knochens erkennbar. Meist ist er in Folge der starken Aufwulstung der ihn bedeckenden Cutisschichte unsichtbar und höchstens die Lage des kurzen Fortsatzes durch sein knotiges Vorspringen am vorderen, oberen Pole des Trommelfells kenntlich.

Bei mittelgrossen, nieren- oder herzförmigen Perforationen ragt das untere Ende des gewöhnlich nach hinten und innen gezogenen Hammergriffs in die Perforationsöffnung hinein, bildet somit den

Hilus des nierenförmigen Umrisses der Trommelfelllücke (VII, 2—6). Bei ausgedehnten Perforationen, bei denen das Trommelfellgewebe in der Umgebung des Hammergriffs zum grossen Theile zerstört wird, ragt dieser entweder in seiner ursprünglichen Stellung freistehend in die Perforationslücke hinein (VII, 25, 26; VIII, 3, 6, 7) oder er erscheint bald mehr, bald weniger stark nach innen und hinten gezogen, perspectivisch verkürzt (VII, 27; VIII, 2, 5, 8, 13), kurzer Fortsatz und hintere Falte stark vorspringend. Die Dimensionen des Hammergriffs sind hiebei entweder unverändert, oder er ist durch Aufwulstung seines Periosts oder des ihn noch bekleidenden Trommelfellrestes um das Mehrfache seines Durchmessers verdickt (VIII, 10). Er ragt dann als weisslicher oder röthlicher, einem Polypen nicht unähnlicher Wulst in die Perforationsöffnung hinein, der nur bei der Berührung mit der Sonde den resistenten Hammergriff erkennen lässt.

Langwierige, insbesondere nach Infectionskrankheiten entstandene Mittelohreiterungen führen häufig zur cariösen Einschmelzung des Hammergriffs. Ist nur seine untere Hälfte zerstört, so ragt der obere Rest in Form eines dreieckigen Zwickels (VIII, 4, 9) oder eines rostigen Drahtstiftes (VII, 27) in die Perforationsöffnung hinein. Greift die Zerstörung bis nahe zum kurzen Fortsatze, so bleibt am vorderen, oberen Pole des Trommelfells nur ein kurzer, meist verdickter, weissgelber oder röthlicher Stumpf zurück (VII, 28; VIII, 1, 15); endlich kann der ganze Hammergriff bis zum Hammerhalse so vollständig zerstört werden, dass keine Spur von ihm bei der Inspection zu entdecken ist.

Besondere Beachtung verdienen die Veränderungen an der inneren Trommelhöhlenwand. Sie treten nur dann klar zu Tage, wenn die Trommelfelllücke gross genug ist, um die Promontorialwand genügend zu beleuchten. Kleine Perforationsöffnungen mit freistehenden Rändern erscheinen nach Beseitigung des Secrets als schwarze oder dunkelrothe Löcher. Je mehr sich der Perforationsrand der inneren Trommelhöhlenwand nähert, desto deutlicher erscheint die rothe oder rothgelbe Farbe der Trommelhöhlenschleimhaut innerhalb der Perforationsöffnung. Bei grösseren Defecten treten die Details an der inneren Trommelhöhlenwand klarer zu Tage. Die freiliegende Schleimhaut der Promontorialwand findet sich in verschiedenen Nuancen hell- oder dunkelroth, glatt oder chagrinirt (Rohrer), uneben, stellenweise von gelben oder weissen Epidermis- und Exsudatplaques bedeckt, mit einzelnen oder zahlreichen, unregelmässigen Lichtreflexen übersäet. Ist die Schleimhaut nur wenig aufgewulstet, so können die anatomischen Details der inneren Trommelhöhlenwand deutlich unterschieden werden. Ist sie hingegen durch massenhafte Zelleninfiltration um das Mehrfache ihres normalen Durchmessers verdickt und infiltrirt, und die Vertiefungen der Promontorialwand ausgeglichen, so erscheint sie als ebene oder drusige, rothe Fläche, an der keine Details mehr unterschieden werden können. Perforationen vor dem Hammergriff, die bis nahe zur vorderen Trommelfellperipherie reichen, lassen ausser dem vorderen Abschnitte der inneren Trommelhöhlenwand auch die dunkle Vertiefung des Ost. tymp. tubae erkennen (VII, 9, 10, 13). Ist die hintere Trommelfellhälfte defect, so können je nach der Ausdehnung der Perforationsöffnung das vorspringende Promontorium, über diesem die Ambossstapesverbindung (VII, 21) und unterhalb des Promontoriums und etwas nach hinten von ihm die dunkle Nische des runden Fensters unterschieden werden (VII, 24, 27).

Im Verlaufe chronischer Mittelohreiterungen schiessen nicht selten an der inneren Trommelhöhlenwand Granulationen und polypöse Wucherungen auf, die entweder in einzelnen, kleinen Gruppen zusammenstehen oder über die ganze sichtbare Fläche der Trommelhöhlenschleimhaut ausgebreitet sind. In diesen Fällen ist die Wärzchenbildung auf grössere Strecken des Mittelohres verbreitet; bei mehreren Sectionen konnte ich sogar papilläre Excrescenzen auf der Auskleidung der Warzenzellen nachweisen. Die in Gruppen aufschiessenden Granulationen sitzen am häufigsten am Promontorium hinter und unter dem Hammergriffende (X, 1, 2), seltener vorne und unten in der Nähe des Ost. tymp. tubae (IX, 11). Bei diffuser, über die ganze Promontorialwand ausgebreiteter Granulationsbildung zeigt die innerhalb der Perforationsöffnung blossliegende Partie der Mittelohrschleimhaut dichtgedrängte, hirsekorngrosse, mit punktförmigen Lichtreflexen besäete Wärzchenbildung, die viel Aehnlichkeit mit der Oberfläche einer Erdbeere darbietet (IX, 12, 13, 15). Diese Form der Mittelohreiterung wird zum Unterschiede von jener Form, bei welcher der geröthete und geschwellte Promontorialüberzug glatt bleibt, als Otitis med. suppurat. granulosa bezeichnet. Sie ist insoferne von praktischer Bedeutung, als die Heilung der Mittelohreiterung nur nach Beseitigung der Granulationen gelingt.

Ist die Trommelhöhle von massenhaften Granulationen oder polypösen Wucherungen erfüllt, so proliferiren diese durch die Perforationsöffnung über das Niveau des Trommelfellrestes gegen den äusseren Gehörgang. Die Trommelfellbilder variiren nach der Grösse der Perforationsöffnung und nach der Menge und Grösse der Granulationswucherungen. Bei kleinen, 1—2 mm grossen Perforationen drängen sich öfter eine oder mehrere Granulationen so weit durch die Trommelfelllücke hindurch, dass diese vollständig verlegt wird. Die über das Niveau des Trommellfells prominirenden Wucherungen werden zuweilen durch den

Perforationsrand fest umschnürt, und täuschen dadurch am Trommelfelle selbst aufsitzende Granulationen vor (IX, 22). Erst wenn beim Valsalva'schen Versuch oder bei einer Lufteintreibung in die Trommelhöhle in unmittelbarer Nähe der Granulationen Luft oder Secret hervortritt und wenn nach Abtragung der Wucherungen die Perforationsränder im Trommelfelle sichtbar werden, kann man die Diagnose der aus der Trommelhöhle kommenden Granulationen feststellen.

Geringeren Schwierigkeiten begegnet die Diagnose, selbst bei kleineren Perforationen, falls nur ein Theil des Perforationsrandes die Granulation oder den Polyp überschneidet oder wenn zwischen der Wucherung und dem Perforationsrande ein Spalt besteht, durch den der tieferliegende Theil der Wucherung beschattet wird. Tafel IX, Bild 26 zeigt uns das linke Trommelfell eines 16jährigen, seit einem Jahre an Ohrenfluss leidenden Mädchens, bei dem ein kleiner, zweilappiger Polyp durch eine im hinteren, oberen Quadranten befindliche Perforation hervorwuchert. Zwischen dem oberen Lappen der Wucherung und dem oberen Perforationsrande ist ein schmaler, dunkler Spalt sichtbar, durch den man eine kleine Strecke weit die Wucherung bis in die Trommelhöhle verfolgen kann.

Hat die Perforationsöffnung einen grösseren Umfang erreicht, so treten auch die in der Trommelhöhle entspringenden Granulationen und Polypen umso deutlicher zu Tage, je schärfer sich der Perforationsrand markirt. Vereinzelte, bis über hanfkorngrosse, runde und glatte Wucherungen sitzen zumeist am Promontorium (IX, 20), an der hinteren Trommelhöhlenwand, seltener in der Nische des runden Fensters (IX, 21) oder am Ost. tymp. tubae. Bisweilen fand ich bei grösseren Perforationen 2—3 glatte, rothe Wucherungen an der inneren und hinteren Trommelhöhlenwand aufsitzen (IX, 14, 16, 17, 28). Einzelne oder multiple polypöse Wucherungen im hinteren, oberen Quadranten haben nicht selten ihren Ursprung im Attic der Trommelhöhle (Cavum epitymp.) oder im Antrum mastoid. (IX, 25, 27). Mehreremale sah ich kleine, bis hirsekorngrosse Granulationen am unteren Ende des Hammergriffs (IX, 19), am Proc. brevis und am Stapesambossgelenk aufsitzen. Runde oder längliche polypöse Wucherungen im vorderen, oberen Pole des Sehfeldes entspringen oft im äusseren Attic, von wo sie durch die perforirte Membrana Shrapnelli hervortreten. Oefter jedoch ist es der von Granulationsgewebe eingehüllte Hammergriff oder dessen cariöser Stumpf, der einen Polyp in dieser Gegend vortäuscht (IX, 18). Ergibt die Betastung mit der Sonde eine resistente, wenig bewegliche Geschwulst, so kann mit grosser Wahrscheinlichkeit die Diagnose auf den in Granulationsgewebe eingehüllten Hammergriff gestellt werden.

Massenhafte, den Trommelhöhlenraum ausfüllende Granulationen bauchen den Trommelfellrest in verschiedenem Grade nach aussen und drängen sich durch die Trommelfelllücke als rothe, unebene und drusige Masse hervor, welche von dem meist weissgrauen Trommelfellreste scharf absticht (IX, 23). Ist das Trommelfell gänzlich oder bis auf einen kleinen, peripheren, sichelförmigen Rest zerstört, so nimmt die aus der Trommelhöhle hervorwuchernde Masse das ganze Sehfeld so vollständig ein, dass der Trommelfellrest nicht mehr sichtbar ist und man durch die blosse Inspection nicht zu entscheiden vermag, ob man die wuchernde innere Trommelhöhlenwand oder das mit Granulationen bedeckte Trommelfell vor sich hat. Die Stellung der Differentialdiagnose ist manchmal sehr leicht, manchmal wieder sehr schwierig. Sieht man während einer Lufteintreibung in die Trommelhöhle die granulirende Fläche sich nach aussen wölben und bei Prüfung mit dem Siegle'schen Trichter eine merkliche Bewegung ausführen, so kann mit Bestimmtheit angenommen werden, dass man ein granulirendes Trommelfell vor sich hat. Wölbt sich hingegen während der Luftdouche kein Theil der granulirenden Partie hervor und sieht man bei Anwendung des pneumatischen Trichters keine oder nur eine geringfügige Bewegung an der granulirenden Fläche, so kann die Diagnose auf Granulationswucherung in der Trommelhöhle gestellt werden. Es bedarf aber noch der Untersuchung mit der Sonde, um volle Klarheit über den vorliegenden Befund zu erlangen. Stösst man bei vorsichtigem Betasten mit der Sonde auf eine resistente, harte Unterlage der Granulationen, so ist dies nur auf die Promontorialwand zu beziehen; zeigt sich hingegen die granulirende Fläche allenthalben nachgiebig, so ist die Annahme, dass ein granulirendes Trommelfell vorliege, gerechtfertigt. Doch muss hervorgehoben werden, dass immerhin Fälle vorkommen, in welchen selbst der geübteste Fachmann bei der ersten Untersuchung nicht in der Lage ist, mit Bestimmtheit die Differentialdiagnose zu stellen, die sich erst durch die Veränderungen im weiteren Verlaufe ergibt. So sah ich eine den tieferen Abschnitt des Gehörgangs ausfüllende, mächtige Granulationswucherung, die weder während der Luftdouche noch bei der Prüfung mit dem pneumatischen Trichter eine Bewegung zeigte, und deshalb für eine aus der Trommelhöhle stammende Wucherung gehalten wurde. Nach mehrmaliger Touchirung mit Eisenchlorid waren die Wucherungen zerstört und die äussere Fläche des Trommelfells mit dem Hammergriff und einer kleinen Perforation unterhalb des Umbo kam zum Vorschein. Ebenso schwierig wird die Diagnose, wenn das mit Granulationen bedeckte Trommelfell in grösserer Ausdehnung mit der inneren Trommelhöhlenwand verwächst, in welchem Falle weder die Luftdouche, noch die Sondirung ein positives Resultat liefert und die Diagnose erst nach Beseitigung der Granulationen und nach dem Sichtbarwerden des Hammergriffs möglich ist.

Diagnose der Trommelfellperforation während der Dauer der Mittelohreiterung. Die Diagnose der Trommelfellperforation durch die Ocularinspection unterliegt keinen Schwierigkeiten, wenn nach Entfernung des Secrets aus dem äusseren Gehörgange der Trommelfellrest mit den Perforationsrändern sich scharf von der freiliegenden, inneren Trommelhöhlenwand differenzirt. Nicht selten jedoch ist die Perforationsstelle durch die Inspection nicht aufzufinden, wenn die Trommelfelllücke durch die nach hinten gewölbte, vordere, untere Gehörgangswand oder durch eine allseitige Verengerung des Gehörgangs maskirt wird, oder wenn sie durch Granulationen und Epidermismassen verlegt ist. Hier muss zur Diagnosenstellung die Auscultation, eventuell der pneumatische Trichter herangezogen werden.

Was die Auscultation anbelangt, so gelingt es wohl häufig mittelst des Valsalva'schen Versuchs, die Luft mit einem frei hörbaren Zischen durch das Mittelohr durchzupressen. Oefter jedoch erweist sich dieser Versuch als unzureichend, während durch eine Lufteintreibung nach meinem Verfahren oder mittelst des Katheters die Luft mit lautem Zischen aus dem Ohre entweicht. Je reichlicher die Secretion in der Trommelhöhle, mit desto stärkerem Rasselgeräusch strömt die Luft durch die Perforationsöffnung hindurch. Besichtigt man das Trommelfell, während Luft in das Mittelohr gepresst wird, so kann man, wenn vorher die Perforationsöffnung nicht sichtbar war, durch einen an einer Stelle sich vorwölbenden Eitertropfen oder durch das Hervortreten von mit Luftblasen vermengtem Secrete die Stelle der Perforationsöffnung eruiren. Ebenso gelingt es mitunter in zweifelhaften Fällen, in denen die Inspection und die Luftdouche kein positives Ergebniss lieferten, durch Aspiration der Luft im äusseren Gehörgange die Perforationsstelle durch das Hervortreten eines Eitertropfens aufzufinden. In anderen Fällen wieder wird eine früher nicht eruirbare Perforationsöffnung sichtbar, wenn mittelst des Siegle'schen Trichters die Luft im äusseren Gehörgange verdichtet wird, wobei die Perforationsränder während des Lufteintrittes in die Trommelhöhle merklich auseinanderweichen.

Die Compression der Luft im äusseren Gehörgange kann nach einer von mir in die Praxis eingeführten Methode [1]) in folgender Weise für die Diagnose der Trommelfellperforation verwerthet werden: Während der Luftverdichtung im Gehörgange wird das eine Ende eines Auscultationsschlauches in den Nasen-

[1]) Lehrbuch der Ohrenheilkunde. 3. Aufl., S. 105.

eingang eingeführt, wobei man das Geräusch der durch die Ohrtrompete in den Rachenraum entweichenden Luft auscultatorisch wahrnimmt. Bei Vorhandensein von Secret in der Ohrtrompete entweicht die Luft mit starken Rasselgeräuschen, nach abgelaufenen Mittelohreiterungen mit persistenter Perforation, mit einem trockenen Knattern. Zur Vermeidung der störenden Respirationsgeräusche während des Versuchs wird dem Kranken bedeutet, ruhig durch den Mund zu athmen.

Von anderen Versuchen zur Constatirung der Trommelfellperforation wären noch zu erwähnen: 1. Ein einfaches Experiment, welches darin besteht, dass bei seitlich geneigtem Kopfe der äussere Gehörgang mit warmem Wasser gefüllt und mittelst des Valsalva'schen Versuchs oder nach meinem Verfahren Luft in das Mittelohr gepresst wird, wobei grössere Luftblasen durch den äusseren Gehörgang entweichen. 2. Der Kugel'sche Versuch, durch welchen die Trommelfellperforation auf eine einfache Weise einem grösseren Auditorium demonstrirt werden kann. Er besteht darin, dass man einen mit einem olivenförmigen Ansatz montirten Gummischlauch luftdicht in die äussere Ohröffnung einfügt, und sein freies Ende in ein mit Wasser gefülltes Glas einsenkt. Während des Valsalvaschen Versuchs oder einer Lufteintreibung nach meinem Verfahren sieht man die aus der freien Mündung des Schlauches entweichenden Luftblasen im Wasserglase aufsteigen. 3. Das luftdichte Einfügen eines Pfeifchens in die äussere Ohröffnung, welches durch das Entweichen der Luft aus dem äusseren Gehörgange zum Tönen gebracht wird (E. Pins'scher Versuch). 4. Das Einblasen einer geringen Quantität fein pulverisirter Borsäure in den äusseren Gehörgang, wobei ein Theil durch eine Lufteintreibung per tubam aus dem äusseren Gehörgange herausgeblasen wird (E. Pins). 5. Das längstbekannte Durchpressen von Tabakrauch, der während des Valsalva'schen Versuchs durch die äussere Ohröffnung entweicht.

Bei grossen Perforationen lässt sich der Siegle'sche Trichter mit Vortheil für die Diagnose der Localität der Eiterung verwerthen, wenn diese in den der Inspection nicht zugänglichen Theilen der Trommelhöhle ihren Sitz hat.

Es kommen nämlich nicht selten Fälle von chronischen Mittelohreiterungen mit grossen Defecten am Trommelfelle vor, in welchen die eiterige Secretion in einem grossen Theile der Trommelhöhle aufgehört hat und nur noch an umschriebenen Stellen des Mittelohrs fortdauert. So kann die Eiterung im hinteren und unteren Trommelhöhlenraum ablaufen, während sie noch im Attic oder im Antrum mastoid. fortbesteht, ohne dass man deren Quelle durch die einfache Otoscopie nachzuweisen im Stande wäre. Wird nun in diesen Fällen die Luft im äusseren Gehörgange mittelst des Siegle'schen Trichters aspirirt, so sieht man hinter dem Trommelfellrest des hinteren, oberen Quadranten einen Eitertropfen hervortreten, der sich bei fortgesetzter Aspiration vergrössert und längs der inneren Trommelhöhlenwand herabfliesst. Ist der Attic der Sitz der Eiterung, so wird durch den Siegle'schen Trichter nur wenig Secret aspirirt; das Hervortreten einer grösseren Eitermenge aus der Region des hinteren, oberen Quadranten lässt mit grosser Wahrscheinlichkeit auf eine Eiterung im Antrum mastoid. schliessen.

Die Trommelfellbefunde bei den chronischen Mittelohreiterungen zeigen bei längerer Beobachtungsdauer mannigfache Veränderungen. Bei einer nicht unbeträchtlichen Anzahl von Fällen, die man Jahre hindurch wiederholt zu untersuchen Gelegenheit hat, findet man das Trommelfellbild in Bezug auf Grösse und Form der Perforation und der Beschaffenheit des Trommelfellrestes unverändert. Häufig jedoch lässt sich nach längerer oder kürzerer Zeit eine auffällige Veränderung im Befunde constatiren, besonders dann, wenn bei einer mit mässiger Absonderung verlaufenden, chronischen Mittelohreiterung eine acute, von profuser Secretion begleitete Entzündung intercurrirt. Am auffälligsten ist die Veränderung im Trommelfellbilde, wenn die intercurrirende Entzündung als Begleitsymptom einer Infectionskrankheit auftritt.

Demnach sehen wir nach einem längeren oder kürzeren Zeitraume die Perforationsöffnung sich vergrössern oder die Form ihres Umrisses verändern, bisweilen sogar ihren früheren Standort wechseln. Minder häufig beobachtet man eine Verkleinerung der Perforationslücke, und zwar meistens bei kleinen, bis linsengrossen Perforationen, seltener bei ausgedehnten Trommelfelldefecten.

Auch der Trommelfellrest bietet bei längerer Beobachtung merkliche Veränderungen dar in Folge von Abstossung oder Auflagerung von Epidermis an seiner Oberfläche, von Aufschiessen von Granulationen, von Zu- oder Abnahme der Schwellung seiner Cutisschichte.

Mit der Abschwellung der Schleimhaut, der Vergrösserung oder Ortsveränderung der Perforationsöffnung wird auch der Befund an der inneren Trommelhöhlenwand verändert, insoferne, als grössere und früher nicht sichtbare Theile derselben zum Vorschein kommen. So zeigt sich statt der früher stark aufgewulsteten, dunkelrothen, jedes Detail verdeckenden Mittelohrschleimhaut, die innere Trommelhöhlenwand in Folge spontaner oder durch die Localbehandlung erzielter Rückbildung der entzündlichen Infiltration blassroth oder gelblichroth, wobei Form und Umriss des Promontoriums und die Vertiefungen der Fensternischen markirt hervortreten. Manchmal findet man nach längerer Beobachtungsdauer die früher geröthete Schleimhaut der Promontorialwand in der ganzen Ausdehnung weisslichgrau epidermisirt oder mit einzelnen, festhaftenden Epidermisinseln bedeckt, welche sich durch ihre weisse oder lichtgraue Farbe von der gerötheten Schleimhaut scharf abheben. Die Epidermisirung der inneren Trommelhöhlenwand erfolgt meistens bei grossen Trommelfelldefecten, welche der Invasion der Gehörgangsepidermis in die Trommelhöhle nur einen geringen Widerstand entgegensetzen. Wächst die Epidermis von allen Seiten gleichmässig in die Trommelhöhle hinein, so erscheint oft das ganze Sehfeld, Trommelfellrest und Hammer inbegriffen, von der weissgrauen, feuchten Epidermis überzogen (VIII, 16). Mehrfache Beobachtungen zeigen indess, dass in manchen Fällen entweder die ganze Mittelohrschleimhaut oder nur einzelne ihrer Partien während der Dauer der Mittelohreiterung der Epidermisirung widerstehen. Zu diesen zählen die bei Epidermisirung der inneren Trommelhöhlenwand isolirt stehenden, runden oder ovalen Schleimhautinseln, welche sich durch ihre rothe Farbe von der epidermisirten, weissgrauen Umgebung scharf abgrenzen (VIII, 12).

Wir kommen nun zur Schilderung der Trommelfellbefunde nach dem Aufhören der eiterigen Secretion im Mittelohre. Doch muss hervorgehoben werden, dass, obschon in der Regel die eiterige Absonderung gleichmässig an der ganzen Mittelohrschleimhaut verschwindet, doch mitunter Fälle vorkommen, bei denen die Eiterung an einzelnen Partien der Trommelhöhle schon vollständig aufgehört hat, während sie an anderen fortdauert. So kann bei gleichzeitiger eiteriger Absonderung an der inneren Trommelhöhlenwand der Trommelfellrest ganz trocken erscheinen, oder es können grössere Partien der inneren Trommelhöhlenwand schon trocken und epidermisirt sein, während andere geröthete und aufgewulstete Stellen mit eiterigem Secrete bedeckt sind. Die partiellen Eiterungen in abgesackten oder durch Adhäsion getrennten Abschnitten der Trommelhöhle sollen später besprochen werden.

b) Trommelfellbefunde bei der Otitis media suppurat. chronica nach dem Aufhören der Mittelohreiterung.

(Tafel X, 7—28; Tafel XI, 1—16.)

Mit dem Aufhören der eiterigen Absonderung in der Trommelhöhle ist der Trommelfellbefund in Folge der Abschwellung am Trommelfelle und an der Trommelhöhlenschleimhaut auffällig verändert, indem der Trommelfellrest mit dem Perforationsrande, sowie die Erhabenheiten und Vertiefungen der inneren Trommelhöhlenwand schärfer ausgeprägt hervortreten. Die Trommelfellbilder wechseln, je nachdem der vorhergegangene Eiterungsprocess ohne auffällige Gewebsneubildung abgelaufen ist oder bindegewebige Verdickungen, Kalkablagerungen im Trommelfelle und an der Mittelohrschleimhaut hinterlassen hat.

Die Perforationsöffnung behält nach der Sistirung der Eitersecretion nur selten ihre frühere Grösse und Form. Sie erscheint meist beträchtlich grösser und in der Form ihres Umrisses verändert; seltener bleibt die Oeffnung so gross wie während der Eiterabsonderung oder sie verkleinert sich bis zu einem gewissen Grade oder endlich sie wird durch neugebildetes Narbengewebe vollständig verschlossen.

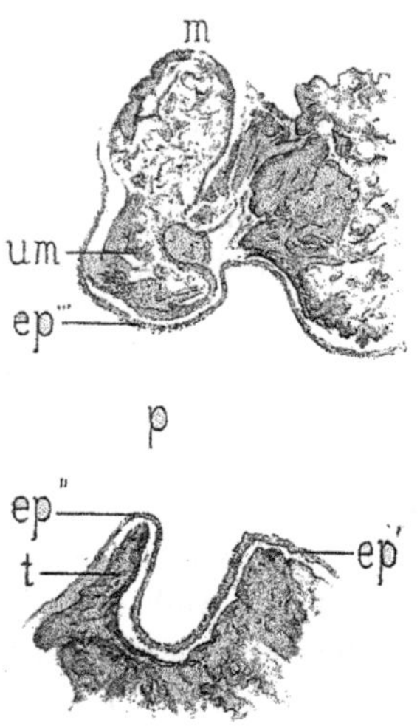

Fig. 38.

Frontalschnitt durch Gehörgang und Trommelfell nach abgelaufener Mittelohreiterung mit persistenter Trommelfellperforation. — *m* = Hammerkopf. — *um* = Stumpf des Hammerhalses. — *t* = unterer Trommelfellrest. — *p* = Perforationslücke im Trommelfell. — *ep'* = Epidermis des knöchernen Gehörgangs. — *ep''*, *ep'''* = über den Perforationsrand in die Trommelhöhle einwandernde, äussere Epidermis.

Bei länger dauernden Mittelohreiterungen überwiegt die Zahl der Fälle, bei denen nach dem Aufhören der Eiterung die Perforationsöffnung persistent offen bleibt. Dies gilt namentlich von den ausgedehnteren Defecten, bei welchen mehr als die Hälfte oder zwei Dritttheile des Areales der Membran zerstört, daher die Bedingungen für die Regeneration des grossen Substanzverlustes möglichst ungünstig sind. Indess bleiben nicht selten auch kleinere, linsen- bis hanfkorngrosse Perforationsöffnungen persistent offen, wenn durch Epidermisirung des Perforationsrandes die Bildung einer die Perforationsöffnung verschliessenden Narbe verhindert wird. Als anatomische Grundlage dieser Epidermisirung des Perforationsrandes und der Persistenz der Trommelfelllücke ist nach meinen Untersuchungen das Hinüberkriechen der äusseren Trommelfellepidermis über den Perforationsrand auf die innere Schleimhautfläche der Membran anzusehen, wodurch das Auswachsen des Narbengewebes von den Perforationsrändern verhindert wird (Fig 38).

1. Befunde bei persistenten Trommelfellperforationen.

Die Trommelfellbilder bei persistenten, trockenen Perforationen wechseln nach der Beschaffenheit des Trommelfellrestes, der Stellung des Hammergriffs und nach der Oertlichkeit und Ausdehnung der Perforationsöffnung. Der Trommelfellrest ist meistens ungleichmässig grauweiss oder gelblichgrau, getrübt, undurchsichtig, öfters partiell, oder nahezu vollständig durch Bindegewebswucherung oder Kalkablagerung verdickt, daneben stellenweise verdünnt und narbenförmig eingesunken (X, 13). Bei ausgedehnten Trommelfelldefecten bleibt in der Regel ein schmaler, peripherer, scharfrandiger Trommelfellrest zurück, der sich durch seinen Schatten von der tieferliegenden, inneren Trommelhöhlenwand scharf abhebt.

Die Kalkeinlagerungen im Trommelfellreste erscheinen zwischen Peripherie und Hammergriff als gelblich- oder kreideweisse, unregelmässige Flecke, welche durch ihre scharfe Begrenzung sich von der sie umgebenden, trüben oder durchscheinenden Trommelfellpartie differenziren. Ihre Grösse variirt von der eines Stecknadelkopfes bis zur vollständigen Verkalkung des Trommelfellrestes (Fig. 39). Selbst bei ausgedehnten Verkalkungen bleibt, wie mehrere Präparate meiner Sammlung zeigen, der periphere Theil des Trommelfells unverkalkt und bei durchfallendem Lichte durchscheinend. Die Kalkmasse ist nur selten so dünn in die Trommelfellsubstanz eingelagert, wie bei den nicht perforativen Mittelohrcatarrhen (S. 72). Man findet vielmehr, namentlich bei ausgedehnten Verkalkungen, nach abgelaufenen Mittelohreiterungen nicht nur sämmtliche Schichten des Trommelfells von der Kalkmasse durchsetzt, sondern diese auf die Innenfläche des Trommelfells förmlich aufgelagert und die Membran dadurch um das Mehrfache verdickt, hart und unbiegsam. Die ausgedehntesten Verkalkungen betreffen das vordere und untere Trommelfellsegment bei gleichzeitiger persistenter Perforation im hinteren, oberen Quadranten der Membran. Sie erstrecken sich meist bis zum Perforationsrand und hüllen zuweilen den Hammergriff so vollständig ein, dass seine Contouren in der Kalkmasse nicht mehr aufzufinden sind; nur der kurze Fortsatz ist als hervorragender Knoten an seiner anatomisch fixirten Stelle zu erkennen.

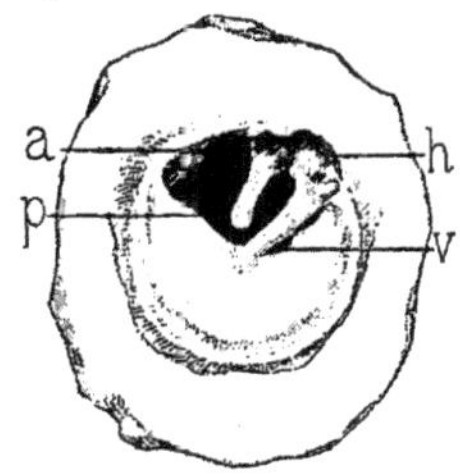

Fig. 39.

Perforation im hinteren, oberen Quadranten der Membran. Trommelfellrest bis auf einen schmalen, peripheren Theil verkalkt. — h = Hammerhals. — v = Hammergriff. — a = Amboss. — p = Perforationslücke. (Nach einem Präparate meiner Sammlung.)

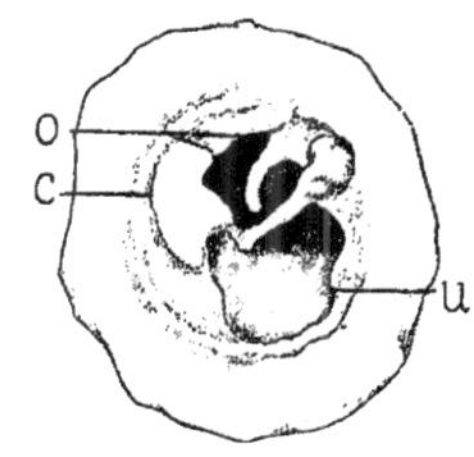

Fig. 40.

Grosser Trommelfelldefect mit Freilegung des Hammergriffs und des langen Ambossschenkels. Im Reste des hinteren Trommelfellsegmentes eine unregelmässige, mit dem unteren Hammergriffende zusammenhängende Kalkablagerung. — c = Kalkablagerung. — o = Amboss. — u = innere Trommelhöhlenwand. (Nach einem Präparate meiner Sammlung.)

Intermediäre, nicht ausgedehnte Verkalkungen (Fig. 40, 41, 42) zeigen bei kleinen Perforationen gewöhnlich einen halbmondförmigen Umriss, der seine Concavität gegen den Hammergriff kehrt (XI, 3, 6, 9), bei grösseren Defecten unterhalb des Hammergriffs hingegen eine dreieckige, rhomboedrische, unregelmässige Form; im letzteren Falle sitzt die Verkalkung in der oberen Trommelfellhälfte vor oder hinter dem Hammergriff (XI, 1, 2, 4, 5, 7, 8, 11, 12, 14—16). Sie sind entweder scharf linear gerändert (XI. 15. 16) oder unregelmässig zackig (XI, 2, 14), selten verwaschen (XI, 13). Bald sind sie vereinzelt (XI, 1—3, 7—11, 15), bald doppelt, eine vor, die andere hinter dem Hammergriff (XI, 4—6, 12. 16), selten als drei oder vier von einander getrennte Kalkflecke am Trommelfelle zu finden.

Bei persistenten Trommelfellperforationen wird ferner auch der Hammergriff in Bezug auf Form und Stellung vielfach alterirt. Bei kleineren Perforationen, bei welchen der Trommelfellrest nur wenig getrübt und verdickt ist, kann der Hammergriff ein nahezu normales Aussehen zeigen (X, 11, 14). Bisweilen jedoch werden bei starken Trübungen, Verdickungen und Verkalkungen des Trommelfellrestes die Contouren des Hammergriffs so verwaschen, dass man seinen Verlauf nur durch die differente, gelbliche Farbe oder durch sein injicirtes Gefässbündel zu erkennen vermag (X, 12; XI, 3, 6). Selbst bei vollständiger Einbettung des Hammergriffs in das bindegewebig oder kalkig verdickte Trommelfell springt der kurze Fortsatz am vorderen Pole des Trommelfells knotig hervor. Bei nieren- oder herzförmigen Perforationen wird der Hammergriff in der Regel nach innen und hinten gezogen, perspectivisch verkürzt, während gleichzeitig der kurze Fortsatz und die hintere Trommelfellfalte stark nach aussen vorspringen (X, 7, 14, 21; XI, 9, 10, 15). Bei noch grösseren Defecten endlich, bei welchen der Hammergriff zum grossen Theile vom Trommelfellgewebe entblösst ist, erscheint dieser entweder so stark nach hinten gerückt, dass er die hintere, obere Peripherie des Trommelfellrahmens nahezu berührt (X, 18, 19), oder so stark gerade nach innen geneigt, dass man den ganzen Hammergriff scheinbar auf 1—$1^1/_2$ mm verkürzt sieht, wobei nicht selten das untere Griffende die innere Trommelhöhlenwand berührt und mit ihr verwächst. Ist bei ausgedehnten Defecten der mit dem Trommelfellreste noch zusammenhängende Hammergriff stark retrahirt, so erscheint häufig

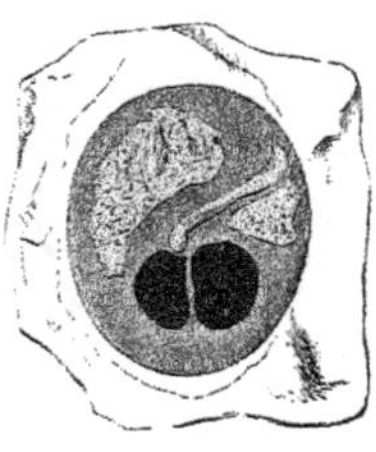

Fig. 41.

Aeussere Fläche des Trommelfellpräparates eines 70jährigen Mannes. Vor und hinter dem Hammergriff zwei scharf begrenzte Kalkablagerungen; unterhalb des Umbo eine doppelte Perforation.

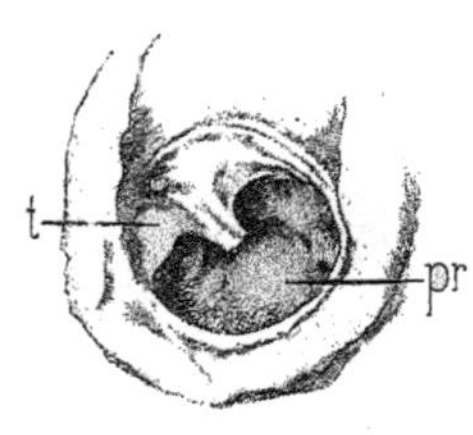

Fig. 42.

Abgelaufene Mittelohreiterung. — Die untere Hälfte des Trommelfells bis auf einen sichelförmigen, peripheren Rest zerstört. Im oberen Trommelfellrest vor und hinter dem Hammergriff zwei Kalkablagerungen. — *t* = oberer Trommelfellrest. — *pr* = Promontorium. Von einem 80jährigen Pfründner. (Nach einem Präparate meiner Sammlung.)

nur sein unteres Ende als weissliche, in die Perforationsöffnung hineinragende, rundliche Scheibe (X, 7, 21, XI, 10), während der zwischen dieser und dem kurzen Hammerfortsatz liegende Theil des Griffs sich nicht mehr vom Trommelfellgewebe differenzirt. Es kommen demnach bei dieser Gruppe nicht selten Trommelfellbilder zur Beobachtung, bei denen unmittelbar unter dem kurzen Hammerfortsatze eine zweite, weissliche Prominenz sichtbar ist, die von dem spatelförmigen Ende des Hammergriffs herrührt. Wurde der Hammergriff während der Eiterung theilweise oder ganz zerstört, so ragt sein Rest in Form eines weisslichen oder gelblichen Stachels oder als kurzer, unregelmässiger Stumpf in den vorderen, oberen Theil der Perforationsöffnung hinein (X, 17, 23).

Seinen Gesammtcharakter erhält der Trommelfellbefund bei den persistenten Perforationen durch die sichtbaren D e t a i l s a n d e r i n n e r e n T r o m m e l h ö h l e n w a n d. Die Trommelfellbilder wechseln hier wie im Stadium der Secretion nach der Localität und Ausdehnung der Perforation mit dem Unterschiede, dass bei diesen in Folge der Abschwellung der Trommelhöhlenschleimhaut die Formen und Umrisse des anatomischen Details schärfer hervortreten.

Was die Farbe der Schleimhaut der inneren Trommelhöhlenwand betrifft, so wechselt sie nach dem Umfange der Perforationsöffnung und nach dem grösseren oder geringeren Blutgehalte der Gefässe der Mittelohrschleimhaut. Je kleiner die Oeffnung, desto dunkler ist der Farbenton des sichtbaren Theiles der Promontorialwand. Diese erscheint demnach bald rosenroth (X, 7, 9, 22. 23; XI, 12, 16), bald gelblichroth (X, 17—20), bald wieder knochengelb wie die normale Trommelhöhlenschleimhaut (X, 10, 12, 21; XI, 4, 13), mit einem oder mehreren feuchtglänzenden Lichtreflexen. Je blässer die Schleimhaut, desto deutlicher differenziren sich einzelne Gefässramificationen am Promontorium. Am constantesten ist ein am Promontorium nahezu senkrecht verlaufendes, den N. Jacobsoni begleitendes Gefässbündel, von welchem nach vorn und hinten kleine Gefässreiserchen sich verzweigen (X, 9, 19, 23; XI, 4, 13, 15, 16). Häufig finden sich einzelne oder mehrere geschlängelte Gefässästchen am Promontorium von unregelmässiger Anordnung oder von einem Knotenpunkte radienförmig auslaufend. Nicht selten fehlt jede Spur von Gefässentwicklung an der Trommelhöhlenschleimhaut, doch kann in solchen Fällen durch mechanische Reizung eine diffuse Röthung oder die Injection einzelner Gefässreiserchen hervorgerufen werden.

Hat die vorhergehende Mittelohreiterung b i n d e g e w e b i g e V e r d i c k u n g e n an der Mittelohrschleimhaut hinterlassen, so erscheint diese uneben, sehniggrau, stellenweise gelbgrau und trocken, die Vertiefungen der Fensternischen mehr oder weniger stark ausgeglichen. Ein ähnliches Aussehen zeigt die von einer trockenen, verhornten Epidermis überzogene innere Trommelhöhlenwand. Umschriebene Epidermisauflagerungen können leicht mit Kalkincrustationen an der Promontoriumschleimhaut verwechselt werden.[1] Letztere erscheinen im Ganzen selten als halbmondförmige (X, 25) oder unregelmässige, kreideweisse Plaques (X, 26) am Promontorium und lassen sich durch die Sonde nicht verschieben, während die Epidermisauflagerungen von der Unterlage bald mehr, bald weniger leicht abzuheben sind.

In einzelnen, seltenen Fällen kommt es zu fibrösen, knorpelharten Wucherungen oder hyperostotischen Auflagerungen an der inneren Trommelhöhlenwand, welche als rundliche oder ovale (X, 27) Knoten oder als dünne, strahlenförmige, feste Protuberanzen erscheinen.

Wie im Stadium der Secretion werden auch nach Ablauf der Mittelohreiterung je nach dem Sitze und der Ausdehnung des Substanzverlustes am Trommelfelle die einzelnen Regionen der inneren Trommelhöhlenwand der Besichtigung zugänglich. So sieht man bei Perforationen im vorderen, unteren Segmente des Trommelfells oder bei grossen Defecten, die bis zur vorderen, unteren Peripherie sich erstrecken, im vorderen Abschnitte des Sehfeldes eine nach vorne und innen gegen das Ost. tymp. tubae hinziehende, dunkle Vertiefung (X, 7, 8, 22), und über dieser in der beiläufigen Höhe des kurzen Hammerfortsatzes den gelblich vorspringenden Wulst des Canalis pro tensore tymp. (VIII, 14). Ist das Trommelfell bis nahe an die untere Peripherie zerstört, so tritt häufig auch ein Theil der unteren Trommelhöhlenwand mit ihren riffigen Erhabenheiten und dunkeln Vertiefungen zu Tage (X, 20). Betrifft der Substanzverlust die hintere Hälfte der Membran, so sieht man über dem hügelförmig vorspringenden Promontorium die freiliegende Ambossstapesverbindung (X, 14, 19, 22—24) oder, wenn der untere Theil des langen Ambossschenkels zerstört wurde, die beiden Schenkel des Steigbügels mit dessen dellenförmig vertieftem Köpfchen (XI, 13, 14), die kurze Sehne des Musc. stapedius (XI, 14) und unterhalb des Stapes an der hinteren Grenze des Promontoriums die rundliche oder zackige Nische des runden Fensters (X, 12, 14, 15, 18—20, 22, 23; XI, 15, 16). Trotz der häufig vorkommenden, bis nahe an die Peripherie reichenden Defecte im hinteren, oberen Quadranten des Trommelfells wird nur

[1]) Circumscripte Kalkincrustationen in der Promontoriumschleimhaut fand ich wiederholt neben grösseren Kalkablagerungen im Trommelfelle; einmal neben gleichzeitiger, ausgedehnter Verkalkung der Auskleidung des Antrum mastoid.

selten die zwischen dem langen Ambossschenkel und dem Hammergriff von hinten nach vorne und unten verlaufende Chorda tymp. als ein weisslicher, linearer Strang freigelegt (VIII. 14). Ihre Berührung mit der Sondenspitze löst eine deutliche Geschmacksempfindung in der betreffenden Zungenhälfte aus. (Moos.)

Die Trommelfellbefunde bei persistenten Trommelfellperforationen können Jahre hindurch unverändert bleiben, nicht selten jedoch entwickeln sich bald nach kürzeren, bald nach längeren Intervallen, nicht nur nach Recidiven der Mittelohreiterung, sondern auch ohne diese so auffällige Veränderungen im Aussehen des Trommelfells, dass das Trommelfellbild keinerlei Aehnlichkeit mit den früheren Befunden zeigt. Die geringsten Veränderungen während einer langen Beobachtungsdauer findet man bei grossen Trommelfelldefecten, bei denen nur ein schmaler, sichelförmiger, peripherer Trommelfellrest stehen blieb. Hingegen ändern mittelgrosse und kleinere Perforationen, besonders in den ersten Monaten nach der Sistirung der Mittelohreiterung, ihre Form und Grösse, indem sie häufiger an Umfang zunehmen, seltener sich auffällig verkleinern. Wiederholt sah ich die Perforationsöffnung ihren Ort wechseln, in der Weise, dass sie vom vorderen, unteren Segmente oder vom Centrum nach hinten und oben wanderte. Ebenso können nach einem längeren Zeitintervalle am Trommelfellreste Kalkflecke oder atrophische, narbenähnliche Einsenkungen sich entwickeln, von denen bei einer früheren Beobachtung keine Spur zu sehen war.

Die hier geschilderten Befunde bezogen sich auf jene Fälle, bei denen der Trommelfellrest allseitig von der inneren Trommelhöhlenwand absteht. Es geschieht aber nicht selten, dass der Trommelfellrest entweder in seinem ganzen Umfange oder nur theilweise mit der inneren Trommelhöhlenwand in Contact kommt und mit ihr verwächst, wobei ein Theil des Trommelfellrestes von der inneren Trommelhöhlenwand frei absteht. Diese Befunde sollen bei den später zu schildernden Adhäsivprocessen näher gewürdigt werden, und wollen wir zunächst die Ausgänge der chronischen Mittelohreiterung in Vernarbung der Perforationsöffnung besprechen.

2. Trommelfellbefunde bei Verschluss der Perforationsöffnung durch Narbengewebe.

Der Verschluss der Perforationslücke durch Narbengewebe erfolgt nach chronischen Mittelohreiterungen weit seltener, als nach acuten Processen. Der Grund hievon liegt darin, dass bei den chronischen Mittelohreiterungen die Epidermislage der Cutisschichte sich häufiger über den Perforationsrand hinüberschiebt, als bei den acuten, eiterigen Mittelohrentzündungen. Je grösser die Trommelfelllücke, desto ungünstiger gestalten sich die Bedingungen für die Bildung einer die Lücke verschliessenden Narbe. Am häufigsten kommen kleinere, bis 4 mm grosse Lücken zum Verschluss, doch kommen hie und da Fälle zur Beobachtung, bei denen die Hälfte oder zwei Dritttheile der ganzen Membran durch Narbengewebe ersetzt werden. Meist tritt die Vernarbung kurze Zeit nach der Sistirung der Eiterung ein, doch sah ich Fälle, bei denen nach mehrjähriger Dauer einer trockenen Perforation diese durch Narbengewebe sich schloss.

An der vom Perforationsrande auswachsenden Narbe sind nicht sämmtliche Schichten des Trommelfells gleichmässig betheiligt. Nach Rumler[1]) erfolgt die Vernarbung nach Ausschneidung eines Trommelfellstückes beim Kaninchen unter vorwaltender Betheiligung der äusseren Epitheliallage. Diesem Versuche am Thiere kann jedoch für den Vernarbungsprocess am pathologisch veränderten Trommelfelle eine allgemeine Giltigkeit nicht zugestanden werden. Allerdings fand ich bei mehreren Sectionen von Individuen, bei denen während des Lebens der Befund einer dünnen, durchscheinenden und eingesunkenen Narbe entsprach, diese aus einer einfachen Epidermisplatte bestehend, die sich von der Epitheliallage der Cutisschichte über die Perforationsöffnung hinüberschob und eine Narbe vortäuschte. An mehreren Präparaten jedoch konnte ich an mikroskopischen Durchschnitten die Neubildung der Narbe von der Schleimhautschichte des Trommelfells ohne Betheiligung der Substantia propria und der Cutisschichte nachweisen (Fig. 43). Das Auswachsen der Narbe geschieht entweder gleichmässig von allen Stellen des Perforationsrandes oder vorzugsweise von einem Abschnitte desselben (XI, 17).

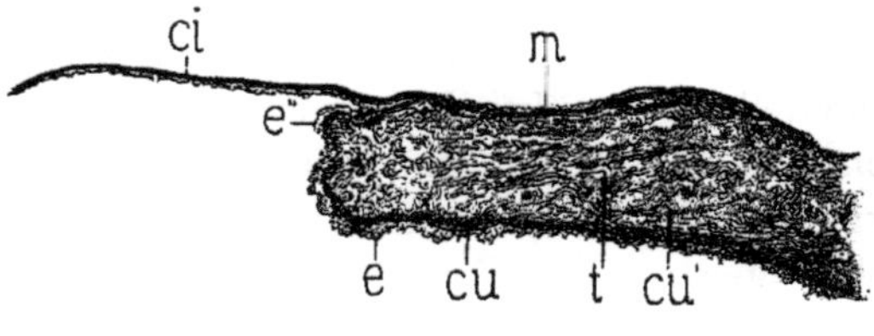

Fig. 43.

Durchschnitt einer Trommelfellnarbe und des angrenzenden Theiles des Trommelfells. — *cu*, *cu'* = Cutisschichte. — *e* = Epithellage der Cutisschichte. — *e''* = auf den früheren Perforationsrand und auf die Narbe sich fortsetzende, äussere Epithelschichte. *t* = durch Bindegewebswucherung verdicktes Trommelfellgewebe. — *m* = Mucosa des Trommelfells. — *ci* = Trommelfellnarbe. — Von einer 78jährigen Pfründnerin.

Das neugebildete Narbengewebe nicht adhärenter Narben besteht entweder aus faserigem Bindegewebe oder aus einer nahezu structurlosen Membran, die von aussen und innen von einem aus grossen Plattenzellen

[1]) Archiv für Ohrenhk. Bd. XXX.

gebildeten Epithel überzogen ist. Die elastischen Fasern der Substantia propria fehlen in der Regel im Narbengewebe, mitunter jedoch ziehen einzelne Faserzüge durch die Narbe hindurch. Eine vollständige Regeneration der Substantia propria in der Narbe, von Gomperz in einem Falle beobachtet,[1]) dürfte zu den grossen Seltenheiten gehören. Bisweilen findet man an der äusseren Fläche der Narbe, weniger häufig an der Innenseite neugebildete Gefässe mit geschlängeltem Verlauf.

Die Trommelfellnarben sind bald freistehend ohne Berührung mit den Gebilden der inneren Trommelhöhlenwand (Fig. 44), bald in geringerer oder grösserer Ausdehnung der Promontorialwand anliegend; endlich kann die Narbe theilweise oder vollständig mit der inneren Trommelhöhlenwand oder mit der Ambossstapesverbindung verwachsen

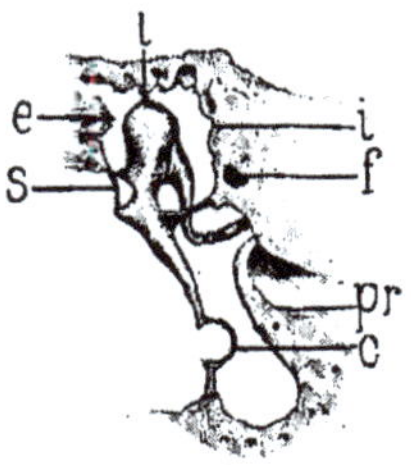

Fig. 44.

Schematischer Durchschnitt durch das Trommelfell und die Trommelhöhle bei freistehender Narbe. — l = Ligamentum mallei superius. — e = Attic externus. — i = Attic internus. — s = Membrana Shrapnelli. — f = Nervus facialis. — pr = Promontorium. — c = eingesunkene, freistehende Narbe.

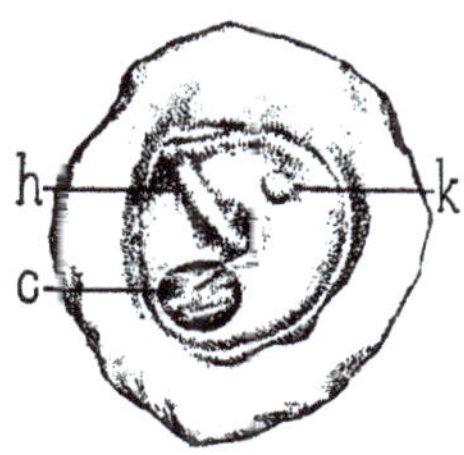

Fig. 45.

Freistehende Narbe im vorderen, unteren Quadranten des verdickten Trommelfells. — h = Hammergriff. — c = Narbe. — k = Verwachsung des hinteren, oberen Quadranten des Trommelfells mit dem Stapesköpfchen. — Von einer 70jährigen Pfründnerin. (Nach einem Präparate meiner Sammlung.)

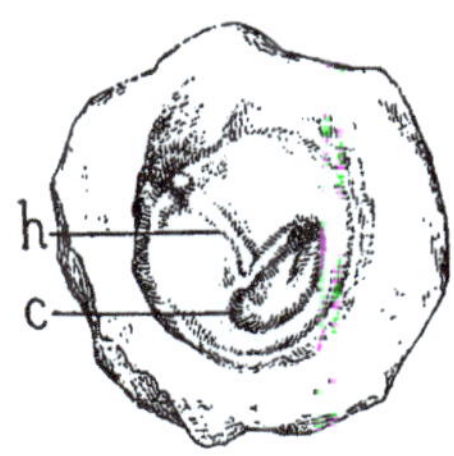

Fig. 46.

Freistehende, nierenförmige Narbe unterhalb des Hammergriffs. — h = Hammergriff. — c = Narbe. — Von einem 74jährigen Pfründner. (Nach einem Präparate meiner Sammlung.)

a) Freistehende Narben.

(Tafel XI, 17—24, 27, 28; Tafel XII, 1—4, 7—17, 21.)

Die freistehenden Narben erscheinen als stecknadelkopf- bis erbsengrosse, scharf begrenzte Einsenkungen am Trommelfelle, welche sich durch ihren dunkelgrauen Farbenton von den sie umgebenden Trommelfellpartien scharf abheben. Ihre Form ist rund (XI, 21, 22; XII, 7, 10) (Fig. 45), oval (XI, 18, 23, 24; XII, 8, 13), nieren- oder herzförmig (Fig. 46) (XI, 20, 27; XII, 14, 15), unregelmässig, mit zackigen oder abgerundeten

---

[1]) Weichselbaum's Lehrbuch der pathologischen Histologie.

Rändern. In den meisten Fällen ist an der tiefsten Stelle der narbigen Einsenkung ein unregelmässiger Lichtreflex sichtbar. Gewöhnlich besteht nur eine Narbe am Trommelfelle, doch sind Befunde mit doppelten (XI, 28; XII. 1—3) und mehrfachen Narben (XII. 4) nicht selten. Dennoch ist man nicht berechtigt, alle narbenähnlichen Einsenkungen am Trommelfelle nach abgelaufenen Mittelohreiterungen als ebensoviele Narben geheilter Perforationen anzusehen. Die klinische Beobachtung lehrt nämlich, dass längere Zeit nach der Vernarbung einer Perforationslücke an anderen Stellen des Trommelfells der wirklichen Narbe ähnliche, umschriebene Einsenkungen entstehen, welche auf eine nach dem Ablauf der Mittelohreiterung sich entwickelnde partielle Atrophie der Membran zurückzuführen sind. Die die Narbe umgebenden Partien des Trommelfells sind entweder verdickt, grau getrübt und undurchsichtig (XI, 18—24) oder verdünnt, atrophisch oder endlich in verschiedener Ausdehnung von Kalkeinlagerungen durchsetzt (XII, 7—13, 15—17). Kalkablagerungen neben Narben am Trommelfelle gehören zu den häufigen Trommelfellbefunden. Form, Ausdehnung und Anordnung der Kalkflecke variiren mannigfach. Bei kleineren Narben findet man oft zwei Kalkflecke, einen vor, einen hinter dem Hammergriff (XII, 7, 9, 13); grössere Narben hinter dem Hammergriff sind öfter mit ausgedehnter Verkalkung des vorderen, unteren Trommelfellsegmentes combinirt (XII, 8, 18). Bisweilen ist das ganze Trommelfell mit Ausschluss der Narbe verkalkt (Fig. 47) (XII, 12, 16). Ausser der durch die Narbe selbst bedingten Wölbungsanomalie findet man häufig die übrigen Partien des Trommelfells in verschiedenem Grade eingezogen, den Hammergriff perspectivisch verkürzt, den kurzen Fortsatz und die hintere Trommelfellfalte stark hervortretend, und die Shrapnell'sche Membran bis zur Berührung mit dem Hammerhalse eingesunken.

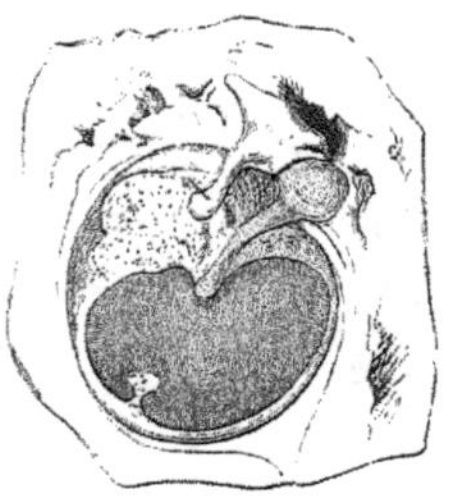

Fig. 47.

Innere Fläche des Trommelfells eines 35jährigen Mannes. Verkalkung der oberen Hälfte des Trommelfells; nierenförmige Narbe unterhalb des Hammers.

Die freistehenden Narben sind mit nur seltenen Ausnahmen stark durchscheinend. Bei grösserer Ausdehnung der Narbe beleuchtet deshalb das durchfallende Licht die innere Trommelhöhlenwand stärker und ihre Details sind deutlicher durchschimmernd als bei normalem Trommelfellbefunde. Man wird demnach bei grösseren freistehenden Narben im hinteren, oberen Trommelfellsegmente die Amboss-Stapesverbindung, das Promontorium mit seinen injicirten Blutgefässen und die Nische der Fenestra rotunda durchschimmern sehen (XII, 8, 11, 12).

Bei normal wegsamem oder etwas erweitertem Tubencanal zeigen freistehende Narben bei ruhiger Respiration durch die Nase eine den Luftdruckschwankungen in der Trommelhöhle entsprechende Bewegung, die mit der Ex- und Inspiration zusammenfällt (Pneumatische Narbe nach Blake). Auch während eines Schlingactes, besonders bei geschlossenen Nasenöffnungen, sieht man häufig eine ausgiebige Bewegung der Narbe, wobei sie im ersten Momente etwas nach aussen rückt, um am Schlusse des Schlingactes eine starke Excursion nach innen auszuführen. In einzelnen, seltenen Fällen wurden pulsatorische Bewegungen an der Narbe beobachtet.

Die Diagnose freistehender Narben unterliegt insoferne keinen Schwierigkeiten, als der auf der dünnen Narbe entworfene Lichtreflex eine Verwechslung mit einer Trommelfellperforation ausschliesst. Nur stark durchscheinende, reflexlose oder kleine, dunkle Narben, an denen der Lichtreflex fehlt, können dem minder Geübten als Perforationen imponiren. Hier gibt die Untersuchung mit dem pneumatischen Trichter sicheren Aufschluss, indem die bei den Luftdruckschwankungen im äusseren Gehörgange sichtbare Bewegung der Narbe die Diagnose entscheidet. Ebenso können die sichtbaren Bewegungserscheinungen an der Narbe beim Valsava'schen Versuch, bei den Respirationsbewegungen und während des Schlingactes bei geschlossenen Nasenöffnungen diagnostisch verwerthet werden.

b) Anliegende Narben.

(Tafel XI, 25, 26; XII, 5, 6, 18—20, 22—27.)

Kleinere Narben vor und unter dem Hammergriff kommen nur selten mit der inneren Trommelhöhlenwand in Berührung. Hingegen gelangen hinter dem Umbo gelegene Narben selbst von geringerem Umfange umso häufiger mit der inneren Trommelhöhlenwand in Contact, als an dieser Stelle der Tiefendurchmesser der Trommelhöhle gering ist (siehe S. 18). Vorzugsweise aber sind es ausgedehnte Narben mit geringer Resistenzfähigkeit, die sich bald in geringem, bald in grösserem Umfange an die innere Trommelhöhlenwand anlegen.

Der Trommelfellbefund variirt nach der Grösse und der Oertlichkeit der anliegenden Narbe. Fälle von anliegenden Narben vor dem Hammergriff sind selten. Umso häufiger begegnet man kleineren oder grösseren, meist ovalen Narben hinter dem Hammergriffe, die sich dem Stapesambossgelenk, dem Promontorium und der Nische des runden Fensters anlagern und deren Contouren deutlich hervortreten lassen (XII, 18, 22, 24). (Fig. 48.)

Der Trommelfellbefund bei anliegenden Narben kann unter Umständen selbst dem Geübten eine Trommelfellperforation vortäuschen, da die den Erhabenheiten und Vertiefungen sich innig anschmiegende Narbe kaum von der Promontoriumschleimhaut zu unterscheiden ist. Einen wichtigen Anhaltspunkt für die Diagnose der Narbe bieten die l i n e a r e n oder u n r e g e l m ä s s i g e n L i c h t r e f l e x e, die auf dem faltigen Theile der Narbe entworfen werden, der vom früheren Perforationsrande längs der unteren oder hinteren Trommelhöhlenwand nach innen zieht (XI, 25, 26). Schwieriger wird die Diagnose, wenn der periphere Theil der blindsackähnlichen Narbe durch den früheren Perforationsrand des Trommelfells so maskirt ist, dass er sich bei der Spiegeluntersuchung der Besichtigung vollkommen entzieht (Fig. 49).

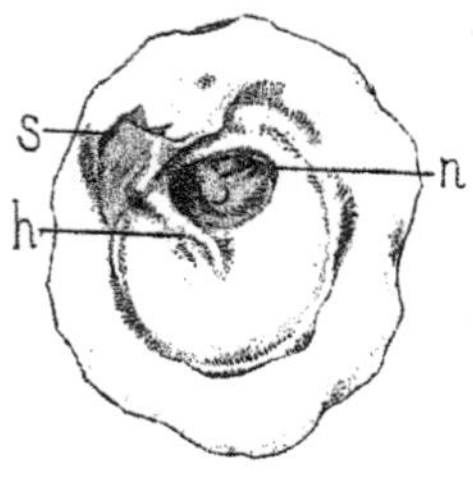

Fig. 48.

Ovale Narbe im hinteren, oberen Quadranten des Trommelfells, dem Ambossstapesgelenk anliegend. — h = Hammergriff. — s = Membrana Shrapnelli. — n = Narbe. (Nach einem Präparate meiner Sammlung.)

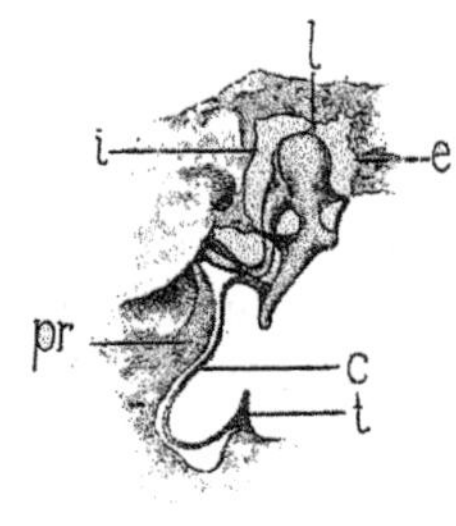

Fig. 49.

Schematischer Durchschnitt durch das Trommelfell und die Trommelhöhle bei anliegender Narbe. — l = Ligamentum mallei superius. — e = Attic extern. — i = Attic intern. — pr = Promontorium. — t = untere Peripherie des Trommelfellrestes. — c = blindsackförmig eingesunkene, dem Promontorium anliegende Narbe.

Besonders wichtig für die Differentialdiagnose zwischen Perforation und anliegender Narbe sind die T r o m m e l f e l l b e f u n d e n a c h e i n e r L u f t e i n t r e i b u n g in die Trommelhöhle. Man sieht nämlich im Momente des Lufteintrittes die Narbe plötzlich in Form einer straffgespannten Blase sich nach aussen wölben, wobei die Details der früher sichtbaren inneren Trommelhöhlenwand und die Ambossstapesverbindung verschwinden. Gleichzeitig wird durch die sich blasenförmig nach aussen wölbende Narbe das untere Ende des Hammergriffes oder ein grosser Theil desselben gänzlich verdeckt. Diese Befunde werden durch mehrere Trommelfellbilder auf Tafel XII illustrirt. So sehen wir im Bilde 24 hinter dem Hammergriff eine ovale, durchscheinende, dem Ambossstapesgelenk und dem Promontorium anliegende Narbe und im Bilde 25 den Befund am selben Trommelfelle nach einer Luftdouche, wobei die Narbe in Form einer im oberen Dritttheile etwas eingeschnürten, den unteren Theil des Hammergriffs verdeckenden Blase vorgebaucht ist. Bild 27 zeigt die starke Vorwölbung der Narbe (im Bilde 26), die den unteren und hinteren Trommelfellabschnitt einnimmt und die innere Trommelhöhlenwand berührt.

Die Vorbauchung der Trommelfellnarbe nach einer Lufteintreibung in die Trommelhöhle ist gewöhnlich nur von kurzer Dauer, da in Folge der bald eintretenden Luftverdünnung in der Trommelhöhle die faltig werdende Narbe nach innen sinkt und das Trommelfellbild wieder das frühere Aussehen erhält. Manchmal geschieht dies so rasch, dass unmittelbar nach der Luftdouche die vorgewölbte Narbe sich sofort wieder an die Promontorialwand anlegt.

Abgelaufenen Mittelohreiterungen mit Bildung einer die Perforationsöffnung verschliessenden Narbe folgen zuweilen seröse oder schleimige Catarrhe in der Trommelhöhle, bei denen das angesammelte Secret durch die dünne Narbe gesättigt gelb durchschimmert. Enthält die Trommelhöhle nur eine geringe, durch die Inspection kaum nachweisbare Secretmenge, wie Tafel XII, Trommelfellbild 19, so sieht man nach der Luftdouche (Tafel XII, Trommelfellbild 20) im unteren Abschnitte der nach aussen vorgebauchten Narbe gelbliches Secret angesammelt, das sich vom oberen, lufthältigen Raume der Vorbauchung durch eine deutliche Niveaulinie abgrenzt. Bei copiöser Secretansammlung in der Trommelhöhle wird ein grosser Theil des Secretes durch die Luftdouche in die ausgebauchte Narbe gepresst, wodurch diese das Aussehen einer gelben, mit seröser Flüssigkeit gefüllten Blase erhält, die viel Aehnlichkeit mit den Blasen bei Myringitis bullosa zeigt. Ein Beispiel hiefür liefert das Trommelfellbild 22 auf Tafel XII mit Anlagerung einer den unteren und hinteren Trommelfellabschnitt einnehmenden Narbe an die innere Trommelhöhlenwand, die sich, wie im Bild 23 ersichtlich, nach der Luftdouche in Form einer gelben Blase vorbaucht.

Das Verhalten anliegender Narben bei Prüfung mit dem pneumatischen Trichter ist verschieden, je nachdem sich die Narbe mehr oder minder der Promontorialwand anschmiegt. Bei schwacher Adhäsion genügt schon eine mässige Luftverdünnung im äusseren Gehörgange, um die Narbe von der inneren Trommelhöhlenwand abzuheben, während bei stärkerer Adhäsion dies erst nach einer vorherigen Lufteintreibung gelingt.

Freistehende wie anliegende Narben können Jahre hindurch oder für immer ihre Grösse und Form behalten; oft jedoch nehmen sie an Grösse zu oder verändern, wie auf Tafel XI, Bild 27 und 28, die Form des Umrisses oder sie wandern von der ursprünglichen Stelle gegen einen anderen Abschnitt des Trommelfells; endlich können sie mit und ohne Recidive der Mittelohreiterung theilweise oder gänzlich zerfallen.

c) Adhärente Narben.

(Tafel XII, 28; Tafel XIII, 1—10, 12, 14—21.)

Wo während des Wachsthums der Narbe ihre Innenfläche sich mit einer widerstandsfähigen Epithelschicht überzieht, kommt es selbst nach jahrelangem Contact zwischen Narbe und innerer Trommelhöhlenwand zu keiner Verwachsung. Hingegen erfolgen überall, wo epithellose oder ihres Epithels verlustig gewordene Flächen der Narbe mit der inneren Trommelhöhlenwand in Berührung treten, bald kleinere, bald ausgedehntere Verlöthungen zwischen der Trommelfellnarbe und den Wänden der Trommelhöhle. Nicht selten kommen solche Adhärenzen durch Granulationswucherungen zu Stande, welche den Contact zwischen der Narbe, den Gehörknöchelchen und den Trommelhöhlenwänden vermitteln. Dieselben Vorgänge sind es, die im Verlaufe chronischer Mittelohreiterungen zur Verlöthung des nicht narbig veränderten Trommelfells mit der Innenwand der Trommelhöhle führen. Die Verwachsung vollzieht sich häufig schon während der Mittelohreiterung, selten nach deren Ablauf.

Während bei den freistehenden Narben die Grenze zwischen Trommelfell und Narbe scharf markirt ist, fehlt bei den adhärenten Narben sehr häufig eine anatomisch und histologisch nachweisbare Grenze zwischen Membran und Narbengewebe.

Die Trommelfellbefunde dieser Gruppe sind so mannigfach, dass wir uns auf die Schilderung der am häufigsten vorkommenden, typischen Trommelfellbilder beschränken müssen. Hier insbesondere bedarf es zur Deutung der Trommelfellbefunde einer genauen Kenntniss der anatomischen Einzelheiten des Mittelohres und der topographischen Verhältnisse des Trommelfells zur inneren Trommelhöhlenwand. Der klareren Uebersicht halber sollen die hieher gehörigen Befunde in gesonderten Gruppen geschildert werden.

Befunde bei adhärenten Narben von geringerem Umfange.

Kleinere Trommelfellnarben verwachsen nur selten mit der inneren Trommelhöhlenwand. Am häufigsten kommt es zu Verlöthungen zwischen circumscripten Narben im hinteren, oberen Quadranten des Trommelfells mit den tiefer liegenden Gebilden der Trommelhöhle. Hier finden sich verschiedene Abstufungen der Adhärenzen. Bald erfolgt diese nur mit der Ambossstapesverbindung, bald, wenn der lange Ambossschenkel durch die vorhergehende Eiterung verloren ging, mit dem Stapesköpfchen und einem Theile der Stapesschenkel (Fig. 50). Im ersteren Falle ist in der eingesunkenen Narbe das bereits früher geschilderte, weisslichgelbe Dreieck sichtbar, dessen verticale Seite durch den langen Ambossschenkel, die horizontale durch den hinteren Stapesschenkel gebildet wird. Wo der Ambossschenkel fehlt, dort springt das mit der Narbe verwachsene Stapesköpfchen als weisser, rundlicher, zuweilen mit einer Delle versehener Knoten über das Niveau der Narbe hervor, desgleichen der hintere Stapesschenkel und die fadenförmige, weissgraue Sehne des Musc. stapedii, die bisweilen den hinteren Stapesschenkel maskirt. Manchmal sind beide Stapesschenkel an der mit ihnen verwachsenen Narbe zu sehen.

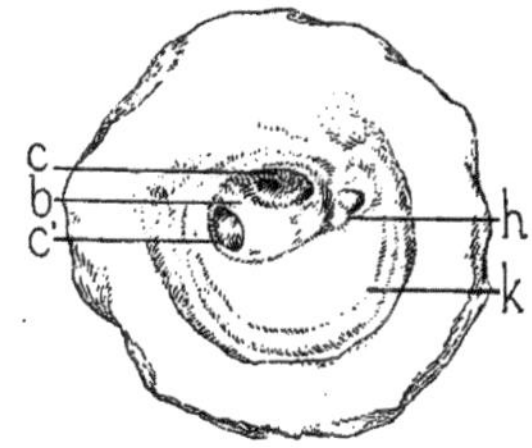

Fig. 50.

Zarte, mit dem Steigbügelköpfchen verwachsene Narbe im hinteren, oberen Trommelfellquadranten. Trommelfellrest bis auf den peripheren Saum verkalkt. Succulente Bindegewebswucherung vom Ambosskörper bis in das Antrum mastoideum sich erstreckend. — c = mit dem Stapesschenkel verwachsene Partie der Narbe. — c' = freistehender Theil der Narbe. — b = dichtere Gewebsbrücke in der Narbe. — h = Hammer. — k = Kalkablagerung. — Von einer 81jährigen Frau. (Nach einem Präparate meiner Sammlung.)

Die Diagnose der Verwachsung der Trommelfellnarbe mit der Stapesambossverbindung wird durch den Befund nach einer Lufteintreibung in die Trommelhöhle und durch die Prüfung mit dem pneumatischen Trichter gestellt. Während sich anliegende Narben nach der Luftdouche blasenförmig vorbauchen und die Umrisse der Stapesambossverbindung verschwinden, bleiben bei Adhärenz der Narbe die Umrisse des Ambossstapesgelenkes unverändert, trotzdem sich seitlich von diesem die Narbe nach aussen vorwölbt. In gleicher Weise sieht man bei Prüfung mit dem pneumatischen Trichter die Narbenpartien in der Umgebung der Ambossstapesverbindung sich lebhaft bewegen, diese selbst jedoch sich nicht verändern (XII, 28).

Verwächst die Narbe auch mit der inneren Trommelhöhlenwand, so treten die Umrisse des Amboss und Stapes noch weit stärker über das Niveau der Narbe hervor. Zuweilen erstreckt sich die Adhärenz der Narbe auch auf die Nische des ovalen Fensters, in welchem Falle es gelingt, einen Theil der mit der Narbe verwachsenen Steigbügelplatte zu übersehen. Hier wird weder nach der Luftdouche noch bei der Aspiration mit dem Siegle'schen Trichter eine Wölbungsänderung an der Narbe bemerkbar, und nur an den Stellen, wo die Narbe in das nicht adhärente Trommelfell übergeht, eine geringe Locomotion an der Peripherie der Narbe wahrnehmbar.

Das Vorkommen kleiner, adhärenter Narben im vorderen, unteren Trommelfellabschnitte ist viel seltener (XIII, 1—3). Die scharfbegrenzte, runde oder ovale Narbe zieht in Form eines spitzen Trichters oder eines abgerundeten Sackes (Fig. 51) zur inneren Trommelhöhlenwand. Kleinere, bis 1 mm grosse, adhärente Narben erscheinen schwarz wie eine Perforation, etwas grössere zeigen einen röthlichen (XIII, 2), rothgrauen (XIII, 3), oder sehniggrauen (XIII, 1) Boden mit einem oder mehreren Lichtreflexen. Während der Luftdouche bleibt die Narbe unverändert, desgleichen bei der Aspiration mit dem Siegle'schen Trichter; doch sieht man hier nicht selten kleine Locomotionen der seitlichen Theile der Narbe. In zweifelhaften Fällen wird die Differentialdiagnose zwischen Narbe und Perforation durch den Mangel eines Perforationsgeräusches während der Luftdouche entschieden.

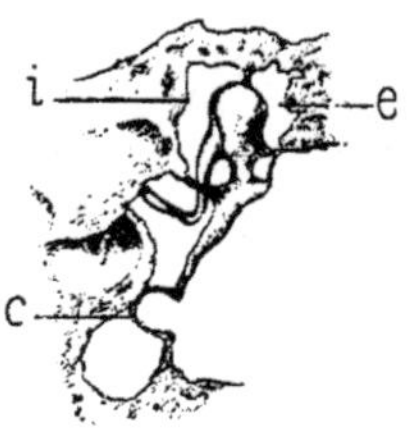

Fig. 51.

Schematischer Durchschnitt durch das Trommelfell und die Trommelhöhle bei Adhärenz einer kleinen, umschriebenen Narbe an der Promontorialwand. — e = Attic externus. — i = Attic internus. — c = Narbe.

Befunde bei umfangreicheren Verlöthungen der Trommelfellnarben mit der inneren Trommelhöhlenwand.

Partielle, umfangreichere Verlöthungen betreffen zumeist die die hintere Hälfte des Trommelfells einnehmenden Narben. Die Verwachsung beschränkt sich indess selten auf das Areale der Narbe, sondern es wird gleichzeitig eine kleinere oder grössere Partie des Trommelfellrestes mit dem Hammergriff in die Verwachsung einbezogen. — Das Charakteristische der hieher gehörigen Trommelfellbilder (XIII, 18) ist die scharfe Abgrenzung des vorderen, getrübten oder verkalkten Trommelfellrestes von der adhärenten Narbe durch einen vom Hammergriffende nach unten ziehenden, weisslichen, linearen Grat, der vor der Narbenbildung den nach hinten concaven Perforationsrand bildete. Im Bereiche der Adhäsion treten die Umrisse des grau glänzenden Promontoriums, die Nische des runden Fensters, über diesem das Dreieck des Ambossstapesgelenkes oder das Stapesköpfchen allein besonders markirt hervor (XIII, 18). Nach einer Lufteintreibung bleibt die adhärente Narbe unbeweglich, während sich der vordere, nicht adhärente Trommelfellrest etwas nach aussen bewegt. Wiederholt sah ich jedoch auch im Bereiche der Narbe sowohl während der Luftdouche, als auch bei der Prüfung mit dem Siegle-schen Trichter einzelne Stellen sich bewegen, andere unbeweglich bleiben.

Hieraus ergibt sich, dass bei ausgedehnten Verwachungen von Narben oder des narbig veränderten Trommelfells nicht das ganze Areale gleichmässig verwächst, sondern dass umschriebene Partien theils gar nicht adhäriren, theils nur durch lockeres, dehnbares Bindegewebe oder durch dehnbare Bindegewebsbrücken mit der Innenwand der Trommelhöhle zusammenhängen.

Bei ausgedehnten, nahezu das ganze Areale des Trommelfells einnehmenden, an die Promontorialwand angelötheten Narben wechseln die Trommelfellbilder nach den während des Eiterungsprocesses sich entwickelnden Veränderungen in der Trommelhöhle. Wo während der Dauer der Eiterung in Folge übermässiger Rundzellenwucherung in der Mittelohrschleimhaut die Erhabenheiten und Vertiefungen der inneren Trommelhöhlenwand verstrichen sind, dort findet man die Oberfläche der mittelst Bindegewebsneubildung mit der inneren Trommelhöhlenwand verwachsenen, eingezogenen Narbe glatt, pergamentgelb, sehniggrau oder röthlichgrau. Bei der Luftdouche und bei Prüfung mit dem Siegle'schen Trichter erweist sich die adhärente Narbe als unbeweglich und bei der Sondirung wenig nachgiebig. Häufig findet man gleichzeitig den Hammergriff nach innen gezogen, seine Contouren noch deutlich erkennbar (XIII, 4) oder durch Einbettung in das neugebildete Bindegewebe unsichtbar, die Grenze des Trommelfellareales gegen den Gehörgang zu verwaschen. In anderen Fällen zeigt die Oberfläche der verwachsenen Narbe innerhalb des scharf abgeknickten, peripheren Trommelfellrestes eine Anzahl von Vertiefungen und Erhabenheiten, die theils von der ungleichmässigen Schrumpfung des neugebildeten Bindegewebes, theils von den vorspringenden Partien des Promontoriums oder der Ambossstapesverbindung herrühren (Fig. 52) Noch in anderen Fällen wird die Oberfläche des narbig veränderten,

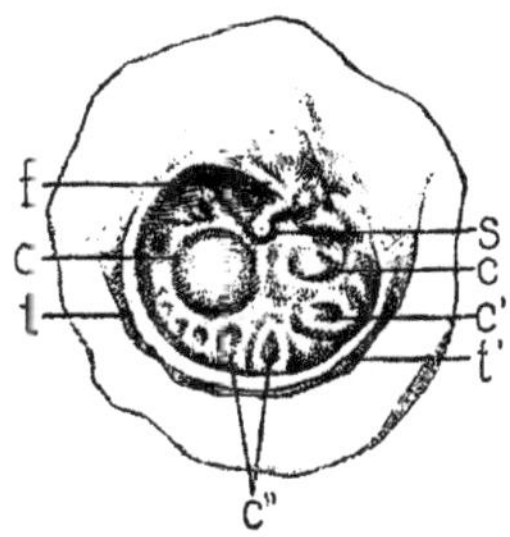

Fig. 52.

Verwachsung einer grossen Narbe mit der inneren Trommelhöhlenwand nach einer in der Kindheit bestandenen Otorrhoe. — tt = peripherer Trommelfellrest. — s = Adhäsionsstelle des perspectivisch verkürzten Hammergriffs. — f = narbige Einziehung an der Fenestra ovalis. — o = vorspringender Theil des Promontoriums. — $c\ c'\ c''$ = grubige Einziehungen an der Narbenoberfläche. — Von einer 47jährigen Pfründnerin. (Nach einem Präparate meiner Sammlung.)

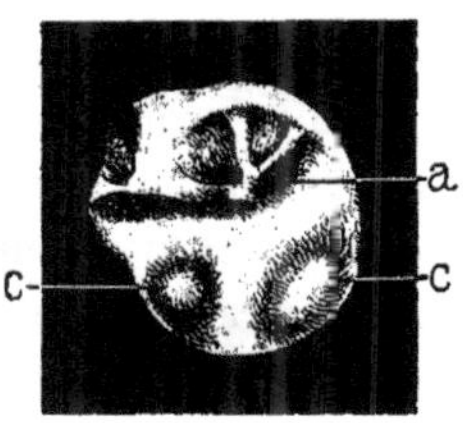

Fig. 53.

Ausgedehnte Verwachsung des narbig Veränderten Trommelfells mit der Promontorialwand nach abgelaufener Mittelohreiterung. — a = Stelle der Adhärenz zwischen Hammergriffende und der Ambossstapesverbindung. — cc' = grubige Einziehungen an der unteren Partie des Sehfeldes.

adhärenten Trommelfells von einer Anzahl strangförmiger, weisslichgrauer Leisten durchzogen, die rundliche oder unregelmässige, dunklere Vertiefungen zwischen sich fassen (XIII, 15, 21). Durch diese Strangbildungen, welche dem Sehfelde ein trabeculäres Aussehen verleihen, wird der Hammergriff nach hinten und innen gezogen, öfter an das Promontorium fixirt und manchmal so weit nach hinten und oben verrückt, dass er mit der Ambossstapesverbindung oder mit dem isolirten Stapes verwächst. (Fig. 53.) Die richtige Deutung eines solchen Befundes ist insoferne wichtig, als durch eine operative Trennung des Narbengewebes zwischen Hammer und Stapes die Schwingbarkeit des letzteren erhöht wird.

Besteht vor der Verwachsung grosser Trommelfellnarben keine starke Bindegewebswucherung an der inneren Trommelhöhlenwand, so treten an der Oberfläche der adhärenten Narbe die Vertiefungen und Erhabenheiten der Promontorialwand deutlich ausgeprägt hervor. Die hiehergehörigen, typischen Trommelfellbefunde werden auf Tafel XIII durch die Trommelfellbilder 6, 7, 8, 9, 10 und 12 illustrirt. Besonders markant springt im hinteren Abschnitte des Sehfeldes das hügelig vorgewölbte, sehniggraue und glänzende Promontorium ins Auge, das an dem hinteren Rande des Sehfeldes von der Nische des runden Fensters begrenzt wird. Der nach innen gezogene, perspectivisch verkürzte Hammergriff ist mit seinem unteren Ende entweder oberhalb des Promontoriums angewachsen und wird dann von der oberen Contour des Promontoriumhügels überschnitten (XIII, 7, 10) oder er verwächst mit dem das Promontorium überziehenden Narbengewebe so vollständig, dass sein unteres Ende ohne erkennbare Begrenzung in das Promontorium übergeht (XIII, 6, 8). Gleichzeitig sieht man hinter und über dem Hammergriff das mit der Narbe verwachsene Stapesambossgelenk (XIII, 6) oder das Stapesköpfchen (XIII, 7, 10), in seltenen Fällen die über das Niveau der Narbe vorspringende Chorda tymp. (XIII, 17). Bei Bindegewebswucherung in der Nische der Fenestra ovalis können die Details der Stapesambossverbindung vollständig fehlen (XIII, 8, 9).

Das Verhalten dieser Trommelfellbefunde während der Luftdouche und bei der Prüfung mit dem pneumatischen Trichter zeigt vielfache Verschiedenheiten nach der Ausdehnung der Adhärenz und nach der Straffheit der Verlöthung. Demgemäss bleiben einzelne Stellen unbeweglich während andere eine grössere oder geringere Beweglichkeit zeigen. Am häufigsten sah ich einen gewissen Grad von Beweglichkeit am vorderen, unteren Abschnitte des Sehfeldes, also in der Nähe der Tympanalmündung der Ohrtrompete (XIII, 6, 7, 10); doch bleibt oft genug auch diese Partie des Sehfeldes bei Verschluss des Ost. tymp. tubae unbeweglich.

Septumbildung im vorderen Abschnitte der Trommelhöhle zwischen Ost. tymp. tubae und der Trommelhöhle.

(Tafel XIII, 22—28.)

Zu den wenig beachteten, keineswegs jedoch seltenen Befunden nach abgelaufenen Mittelohreiterungen zählt die Bildung einer membranösen Scheidewand vor dem Ost. tymp. tubae, durch die der Tubencanal von der Trommelhöhle getrennt wird. Ihre Diagnose unterliegt keiner Schwierigkeit, wenn die Perforationsöffnung bis nahe zur vorderen Insertion des Trommelfells reicht. Man sieht dann im vorderen, unteren Abschnitte des Sehfeldes innerhalb des Perforationsrandes eine 2—3 mm grosse, rundliche oder unregelmässige Membran von aussen nach innen ausgespannt, die sich durch ihre dunklere Farbe von der gelbgrauen inneren Trommelhöhlenwand scharf abgrenzt (XIII, 25, 26). In anderen Fällen wird dieses Septum durch eine vom vorderen, unteren Perforationsrande zur inneren Trommelhöhlenwand hinziehende, bläuliche oder graue Membran gebildet, die sich an ihrer inneren Insertion durch eine nach hinten wellige (Fig. 54) oder concave Linie von der Promontorialwand abgrenzt (XIII, 27, 28). Diese membranösen Scheidewände zwischen Ohrtrompete und Trommelhöhle wölben sich beim Valsalva'schen Versuch und bei einer Lufteintreibung in die Trommelhöhle ohne Perforationsgeräusch etwas nach aussen vor und lassen bei Prüfung mit dem Siegle'schen Trichter eine deutliche Beweglichkeit erkennen, die sich jedoch nicht über die Grenzen ihrer Insertion an der inneren Trommelhöhlenwand erstreckt.

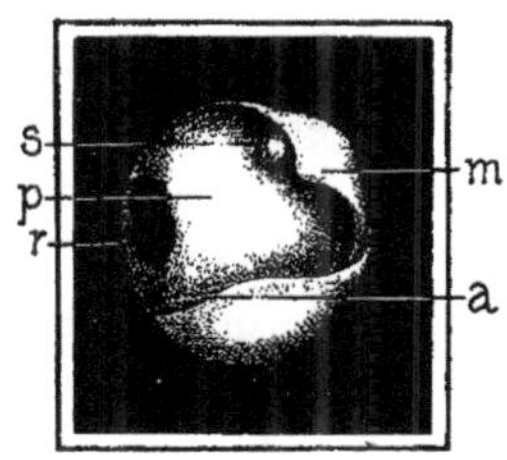

Fig. 54.

Septumbildung im vorderen, unteren Abschnitte der Trommelhöhle, das Ostium tympanicum tubae Verschliessend. — *m* = Hammerstumpf mit dem Processus brevis mallei. — *s* = Stapesköpfchen. — *p* = Promontorium. — *r* = Nische der Fenestra rotunda. — *a* = bewegliches Septum zwischen äusserer und innerer Trommelhöhlenwand ausgespannt, die Tuba Eustachii von der Trommelhöhle abtrennend. — Von einem 19jährigen Mädchen, bei dem die in der Kindheit bestandene Mittelohreiterung seit 11 Jahren sistirte. Hörweite für Conversationssprache 2 m; nach der Synechotomie der Stapesschenkel 8 m.

Diese Septa werden zuweilen an einer oder mehreren Stellen durchbrochen. An einem, in meiner Sammlung befindlichen Präparate ist das Trommelfell bis auf einen schmalen, peripheren, sichelförmigen Rest zerstört. Vor dem Ost. tymp. tubae ist eine gegen die Trommelhöhle zu concave, an drei Stellen durchlöcherte Membran ausgespannt, die lateralwärts mit dem Trommelfellreste, medianwärts ohne scharfe Abgrenzung mit der Promontorialwand zusammenhängt.

Die Diagnose perforirter Septa ist nur dann mit Sicherheit zu stellen, wenn die Perforationsstelle in den Bereich des vorderen, unteren

Abschnitts des Sehfeldes fällt. Man sieht dann innerhalb des vorderen, unteren Randes der Trommelfellperforation eine nadelstich- (XIII, 22) bis stecknadelkopfgrosse Oeffnung (XIII, 23), durch welche beim Valsalvaschen Versuch oder bei meinem Verfahren Luft- oder Schleimblasen hervortreten. In einem Falle von ausgedehntem Trommelfelldefect mit starker Verdickung des Hammergriffs fand ich das vor dem Ost. tymp. tubae ausgespannte Septum an zwei Stellen perforirt (XIII, 24).

Narbige Verwachsung des Trommelfellrestes mit der inneren Trommelhöhlenwand.

Bei der Schilderung der Trommelfellbefunde während der Dauer der Mittelohreiterung wurde hervorgehoben (S. 49), dass der Trommelfellrest in verschiedener Ausdehnung mit der inneren Trommelhöhlenwand verwachsen kann, wobei er entweder ohne sichtbare Begrenzung mit der inneren Trommelhöhlenwand verschmilzt oder von ihr scharf abgesetzt ist. Die letztgenannten Verlöthungen ergeben nach der Grösse des Trommelfelldefectes und nach der Ausdehnung der Adhärenz verschiedene Trommelfellbilder. Betrifft die Verwachsung nur den Perforationsrand, so unterscheidet sich der Trommelfellbefund (XIII, 11, 14) öfter nur dadurch von dem gewöhnlichen Bilde der Trommelfellperforation, dass der Perforationsrand der inneren Trommelhöhlenwand innig anliegt, und dass bei der Untersuchung mit dem pneumatischen Trichter die Bewegung des Trommelfellrestes sich von der Peripherie bis zum Perforationsrand erstreckt. Besonders interessant sind die bicher gehörigen Trommelfellbefunde bei Defecten der hinteren Trommelfellhälfte, wo der Perforationsrand des vorderen Trommelfellsegmentes mit der inneren Trommelhöhlenwand verwächst und die Stelle der Verwachsung durch eine nahezu verticale oder S-förmig geschweifte, weisse Linie (Fig. 55) angedeutet ist.

Bei Anwendung des Siegle'schen Trichters bildet diese weissliche Linie die scharfe Grenze der Beweglichkeit des vorderen Trommelfellrestes, während hinter und über dieser Linie keinerlei Bewegung sichtbar ist.

Durch die hier geschilderten Adhäsionen wird der vordere Abschnitt der Trommelhöhle und der Tubencanal vom hinteren und oberen Trommelhöhlenraum vollständig abgetrennt. Die durch den Tubencanal eingepresste Luft wölbt das vordere Trommelfellsegment nach aussen vor, ohne durch den äusseren Gehörgang zu entweichen.

Eine andere Form der Adhärenz zwischen Perforationsrand und innerer Trommelhöhlenwand bei ausgedehntem Defect der unteren

Trommelfellhälfte ist die Verwachsung des unteren Perforationsrandes der oberen Trommelfellhälfte und des Hammergriffs mit der inneren Trommelhöhlenwand (Fig. 56). Dadurch wird der obere und mittlere Trommelhöhlenraum vom unteren Abschnitte der Trommelhöhle und von der Tuba Eustachii abgetrennt. Diese Form unterscheidet sich von der vorher geschilderten dadurch, dass der in den Tubencanal eindringende Luftstrom durch die unterhalb der Adhäsion befindliche Perforationsöffnung frei durch den Gehörgang entweicht, ohne den mittleren und oberen Trommelhöhlenraum zu bestreichen. In dem durch die Adhäsion des Perforationsrandes abgeschlossenen oberen und mittleren Trommelhöhlenraume wird nach abgelaufener Eiterung bisweilen viscides, braungelbes Secret ausgeschieden, welches den oberen Trommelfellrest in Form einer braunen, straff gespannten Geschwulst nach aussen und unten vorwölbt. In gleicher Weise kann die Trommelhöhle nach abgelaufenen Mittelohreiterungen durch neugebildete Membranen und Bindegewebsbrücken in mehrere, zusammenhängende oder nicht communicirende Räume getrennt werden. In meiner Sammlung pathologisch-anatomischer Präparate findet sich eine Anzahl hieher gehöriger Befunde, welche die grosse Mannigfaltigkeit der die Trommelhöhle durchsetzenden, pathologischen Bindegewebsbrücken illustriren. Dass manche dieser Brücken und Stränge aus den im Normalen öfters vorkommenden Schleimhautfalten und Fäden in der Trommelhöhle hervorgehen, unterliegt keinem Zweifel. Die Trennung des Trommelhöhlenraumes kann entweder durch eine horizontale, in der Höhe der Tensorsehne ausgespannte Bindegewebsbrücke bewirkt werden, durch die der Attic vom unteren Trommelhöhlenraume abgesperrt wird, oder durch eine verticale Bindegewebsmembran, in welche häufig der Hammergriff, der lange Ambossschenkel und der Stapes eingewachsen sind, und durch die der

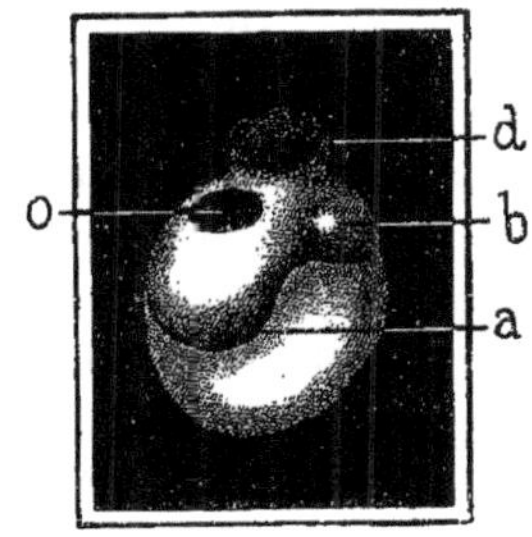

Fig. 55.

Defect der hinteren Trommelfellhälfte. Verwachsung des Perforationsrandes des Vorderen Trommelfellsegmentes mit der inneren Trommelhöhlenwand. — *b* = Processus brevis. — *o* = Nische der Fenestra ovalis. Stapesschenkel fehlend. — *d* = Knochendefect an der oberen Gehörgangswand. — *a* = Anlöthungsstelle des Perforationsrandes an die innere Trommelhöhlenwand.

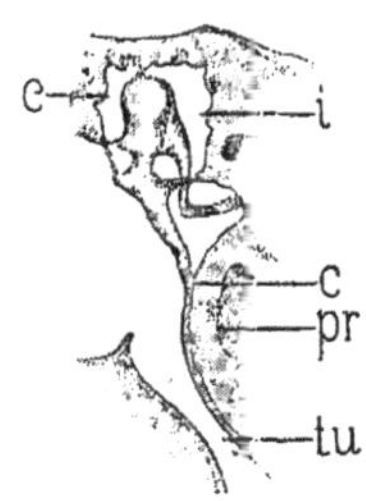

Fig. 56.

Schematischer Durchschnitt durch die Trommelhöhle bei Verwachsung des Hammers und des oberen Trommelfellrestes mit der inneren Trommelhöhlenwand, wodurch der obere und mittlere Trommelhöhlenraum vom unteren Theile der Trommelhöhle und der Tuba Eustachii abgetrennt wird. — *pr* = Promontorium. — *c* = Stelle der Adhärenz des Hammergriffendes mit dem Promontorium. — *e* = äusserer Attic. — *i* = innerer Attic. — *tu* = Tuba Eustachii.

vordere Trommelhöhlenraum und, die Ohrtrompete vom hinteren Trommelhöhlenraume abgetrennt werden. Nebstdem können sich aber auch durch multiple Bindegewebsbrücken im Mittelohre mehrere ungleich grosse Loculamente bilden, von denen eines oder das andere mit dem Tubencanal oder mit dem Antrum mastoid. in Verbindung steht, die jedoch untereinander nicht communiciren.

In den durch den Adhäsivprocess entstandenen, abgeschlossenen Räumen kommt es entweder zur Epithelialwucherung mit Bildung von kleinen Cholesteatomen oder zur Ausscheidung eines visciden, braunen Schleimes oder zu umschriebenen Eiterungen, deren Sitz gewöhnlich der obere Trommelhöhlenraum oder das Antrum mastoid. ist. Diese Veränderungen in der Trommelhöhle sind sehr oft durch characteristische Merkmale im Trommelfellbefunde zu diagnosticiren. Circumscripte Epithelialansammlungen sind als weissliche, teigig sich anfühlende Tumoren kenntlich. Bei Ausscheidung einer visciden, durchscheinenden oder braunen Flüssigkeit in einem abgesackten Raume, deren Sitz gewöhnlich die Gegend hinter dem Hammergriffe ist, findet man in dieser Region eine gelbe, dunkelbraune (X, 6) oder livide, kugelige Vorwölbung, die nach einer Lufteintreibung in die Trommelhöhle unverändert bleibt, bei der Incision eine lichtgelbe, braune oder mit Blut untermengte, schwärzliche, syrupartige Flüssigkeit entleert und bei Verwachsung der Schnittöffnung sich wieder mit Flüssigkeit füllt. Solche Absackungen in der Trommelhöhle fand ich auch bei gleichzeitiger Perforation des Trommelfells oder einer Trommelfellnarbe. Tafel X, Bild 5 ist der Trommelfellbefund eines 24jährigen Mädchens, das in der Kindheit an einer diphtheritischen Mittelohreiterung erkrankte. Die Untersuchung ergab eine stecknadelkopfgrosse Perforation des Trommelfells unterhalb des Hammergriffs, der hintere Quadrant der Membran ist an die innere Trommelhöhlenwand adhärent, und über dieser adhärenten Stelle wölbt sich eine lichtgelbe, glänzende, blasenartige Geschwulst hervor, die nach der Incision eine syrupartige, lichte Flüssigkeit entleert und mit dem Attic communicirt, vom vorderen, unteren Trommelhöhlenraume jedoch getrennt ist. Auch bei ausgedehnten Perforationen beobachtet man in einzelnen, seltenen Fällen hinter dem oberen Perforationsrande sich vorbauchende, geschlossene, braune oder blaugraue, secrethältige Säcke (XIV, 20), welche mit einem abgesackten Raume im Attic communiciren.

Hier wäre noch ein Trommelfellbefund zu erwähnen, der bei theilweiser Loslösung des Hammergriffs vom Trommelfelle beobachtet wird. Die Entstehung dieser Anomalie lässt sich auf zwei Momente zurückführen. In einer Reihe von Fällen dürfte sie dadurch zu Stande kommen, dass bei Vernarbung grosser Trommelfelllücken das untere, freistehende, stark nach innen geneigte Ende des Hammergriffs nicht in die Narbe einheilt. In anderen Fällen wieder dürfte die Loslösung des Hammers von dem entzündlich erweichten Trommelfelle durch den Zug des M. tensor tymp. bewirkt werden. Meine Sammlung enthält mehrere Präparate dieser Art. Bei einigen findet man den unteren Theil des Hammergriffs frei in die Trommelhöhle hineinragend, in anderen besteht zwischen Hammergriff und Trommelfell noch eine breite Schleimhautbrücke (Fig. 57) oder mehrere bandförmige Stränge. Die unterhalb des losgelösten Hammergriffs befindliche Trommelfellpartie ist entweder perforirt oder vernarbt. Aeusserst selten wird die Loslösung des Hammergriffs vom Trommelfelle bei nicht eiterigen Mittelohrcatarrhen beobachtet. Seltenere, hiehergehörige pathologische Vorkommnisse sind die Loslösung des oberen Theiles des Hammergriffs und des kurzen Fortsatzes vom Trommelfelle, während das untere Hammergriffende mit dem Umbo fest zusammenhängt.

Der Trommelfellbefund bei Loslösung des Hammergriffs bietet manchmal characteristische Merkmale für die Diagnose. Man findet nämlich, je nach der Ausdehnung der Ablösung, den Hammergriff entweder in seiner Mitte oder weiter nach oben unterhalb des kurzen Fortsatzes mehr oder weniger scharf abgesetzt und den Umbo des Trommelfells stark abgeflacht (IV, 28). Die Diagnose kann jedoch erst dann mit Sicherheit gestellt werden, wenn die dem losgelösten Hammergriff entsprechenden Partien des Trommelfells bei Sondenberührung sich nachgiebig erweisen, und wenn gleichzeitig bei Prüfung mit dem Siegle'schen Trichter der abgeflachte Umbo eine starke Beweglichkeit zeigt, die sich bis zur Grenze des sichtbaren Theiles des Hammergriffs erstreckt. In einem von mir beobachteten Falle ragte der losgelöste Hammergriff in das Lumen des äusseren Gehörganges hinein, während das narbige, nicht adhärente Trommelfell nach innen von ihm zu liegen kam.

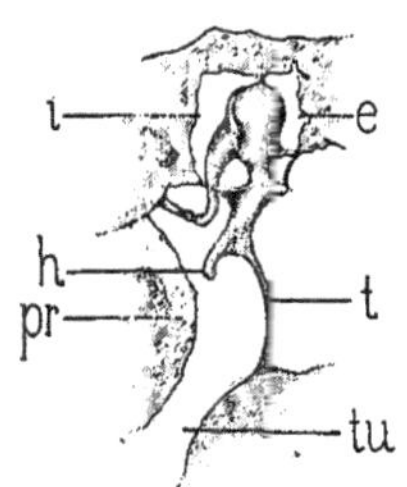

Fig. 57.

Schematischer Durchschnitt durch Trommelfell und Trommelhöhle bei Loslösung des Hammergriffs vom Trommelfell. — *t* = Trommelfell. — *pr* = Promontorium. — *h* = unteres Ende des losgelösten Hammergriffs. — *i* = innerer Attic. — *e* = äusserer Attic. — *tu* = Tuba Eustachii.

Trommelfellbefunde bei Adhäsivprocessen im Mittelohre mit Verödung der Trommelhöhle durch neugebildetes Bindegewebe.

Bekanntlich kommt es im Verlaufe chronischer Mittelohreiterungen durch Rundzellenwucherung in der Schleimhaut zur Bindegewebsneubildung in den Mittelohrräumen. Der häufigste Sitz solcher bald succulenten, bald fibrösen, den Hammerambosskörper, zuweilen auch den Stapes einhüllenden Bindegewebsmassen ist der Attic, das Antrum mastoid. und die Nischen der beiden Labyrinthfenster. Nicht selten wird auch das Ost. tymp. tubae durch Granulationsgewebe verschlossen.

Zu den für die Hörfunction folgenschwersten Veränderungen nach abgelaufenen Mittelohreiterungen gehört die vollständige Verödung der Trommelhöhle durch Ausfüllung ihrer Räume mit neugebildetem

Bindegewebe.[1]) Die Bindegewebsneubildung kann entweder persistiren oder, wie Präparate meiner Sammlung zeigen, durch Ablagerung von Kalksalzen verknöchern, wodurch die Gehörknöchelchen ankylotisch fixirt werden.

Die Trommelfellbefunde sind sehr verschieden. Wo während der Mittelohreiterung nur der mittlere, unterhalb des Umbo gelegene Theil des Trommelfells zerstört wurde und die später sich bildende Narbe mit dem die Trommelhöhle ausfüllenden Bindegewebe verwächst, dort unterscheidet sich das Trommelfellbild nur wenig von einer persistenten Trommelfellperforation nach abgelaufener Mittelohreiterung. Dadurch nämlich, dass der vom Perforationsrande zur inneren Trommelhöhlenwand hinziehende Theil der Narbe, wie in der beistehenden Abbildung (Fig. 58) ersichtlich, vom Trommelfellreste maskirt wird, ist nur der mit der inneren Trommelhöhlenwand verwachsene Abschnitt der Narbe sichtbar, der sich aber von der verdickten Promontoriumschleimhaut nicht unterscheiden lässt.

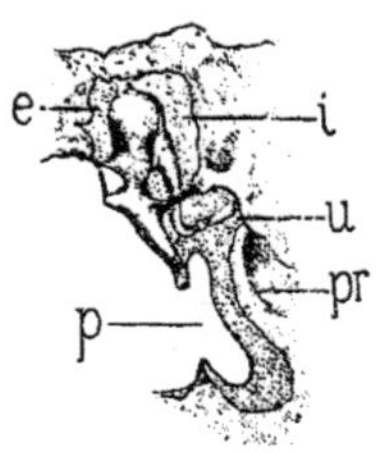

Fig. 58.

Schematischer Durchschnitt durch die Trommelhöhle bei blindsackartiger Verwachsung einer Trommelfellnarbe mit dem den Trommelhöhlenraum ausfüllenden, neugebildeten Bindegewebe. — p = adhärente Narbe. – pr = Promontorium. — e = äusserer Attic. — i = innerer Attic, durch Bindegewebe ausgefüllt. — u = Nische der Fenestra ovalis.

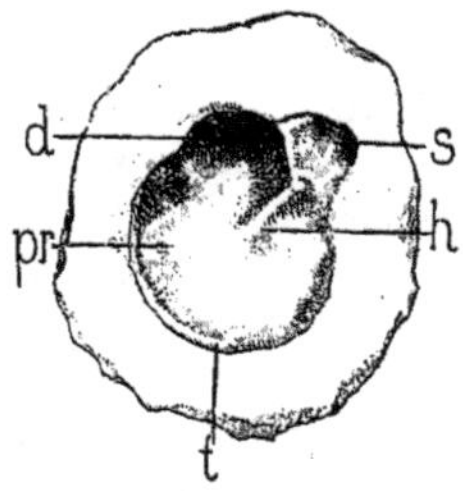

Fig. 59.

Verwachsung einer ausgedehnten Trommelfellnarbe und des Hammergriffs mit der inneren Trommelhöhlenwand. Labyrinthfenster durch neugebildetes Bindegewebe ausgefüllt, desgleichen das Antrum mastoideum und der Attic, den Hammerambosskörper einhüllend. — pr = mit dem Promontorium verwachsene Narbe. — h = adhärenter Hammergriff. — s = adhärente Membrana Shrapnelli. — d = Knochendefect an der oberen Gehörgangswand. — t = peripherer Trommelfellrest. — Von einem 55jährigen Pfründner. (Nach einem Präparate meiner Sammlung.)

Dessenungeachtet gelingt es in solchen Fällen, mit Hilfe der Auscultation und des Siegle'schen Trichters den Befund richtig zu deuten. Zunächst fehlen bei jeder Art von Lufteintreibung in die Trommelhöhle per tubam die Auscultationsgeräusche, die das Einströmen der Luft in die Trommelhöhle andeuten, und ebensowenig kann bei Compression der Luft im äusseren Gehörgange auscultatorisch ein Entweichen derselben durch die Ohrtrompete constatirt werden (siehe S. 108). Desgleichen vermisst man bei Prüfung mit dem Siegle'schen Trichter jene Beweglichkeit einzelner Partien des Trommelfells oder der Narbe, die man an nicht adhärenten Theilen constatirt. Eine wich-

[1]) v. Tröltsch, Virchow's Archiv. Bd. XVII. — A. Politzer, Archiv für Ohrenheilkunde. Bd. V. — Habermann, Pathologische Anatomie in Schwartze's Handbuch der Ohrenheilkunde.

tige Stütze findet die Diagnose solcher die Trommelhöhle ausfüllender Bindegewebsmassen in der diese Adhäsivprocesse begleitenden, hochgradigen Hörstörung.

Analoge Befunde in der Trommelhöhle nach abgelaufenen Mittelohreiterungen mit vollständiger Verödung des Trommelhöhlenraumes fand ich bei totaler Verwachsung des verdickten oder verkalkten Trommelfells mit der inneren Trommelhöhlenwand und bei Verwachsung ausgedehnter Trommelfellnarben mit der Promontorialwand (Fig. 59). Im ersteren Falle erscheint das pergamentgelbe oder grauweisse Trommelfell stark nach innen gezogen, der Hammergriff ist im verdickten Trommelfellgewebe kaum mehr unterscheidbar, und nur der kurze Fortsatz als vorspringender Knoten am vorderen, oberen Pole des Sehfeldes sichtbar. Die Grenze zwischen Gehörgang und Trommelfell ist verschwommen und bei der Inspection fast nicht mehr zu unterscheiden. Die Sondenuntersuchung ergibt allenthalben geringe Nachgiebigkeit der betasteten Trommelfellpartien und starke Resistenz ihrer Unterlage.

Der Trommelfellbefund bei Verödung der Trommelhöhle und Verwachsung ausgedehnter Trommelfellnarben mit dem die innere Trommelhöhlenwand überziehenden, neugebildeten Bindegewebe unterscheidet sich von der eben geschilderten Verlöthung des Trommelfells dadurch, dass die Oberfläche der adhärenten Narbe uneben und höckerig ist, dass die Umrisse des Promontoriums stärker hervortreten, und dass der mit der Innenwand verwachsene Hammergriff als vorspringende Leiste aus der Ebene des Sehfeldes heraustritt. Auch hier findet man öfter die Grenzen zwischen Gehörgang und Trommelfell verstrichen, doch kann noch manchmal der periphere Trommelfellrest, der mit der adhärenten Narbe eine gratförmig vorspringende Knickung bildet, deutlich unterschieden werden (Fig. 59). Characteristisch für alle diese Fälle ist die Unbeweglichkeit des ganzen Sehfeldes nach der Luftdouche und bei Prüfung mit dem Siegle'schen Trichter, das Fehlen eines Auscultationsgeräusches beim Catheterismus der Ohrtrompete und die hochgradige Hörstörung.

Die Diagnose pathologischer Veränderungen im Attic der Trommelhöhle unterliegt dermalen noch grossen Schwierigkeiten, da uns bis jetzt nur ungenügende Behelfe zu Gebote stehen, um die pathologischen Details des oberen Trommelhöhlenraumes im hellen Spiegelbilde zur Anschauung zu bringen. Nur in vereinzelten Fällen von ausgedehnten Trommelfelldefecten, wo der Trommelfellrest von der inneren Trommelhöhlenwand weit absteht, gelingt es durch die intratympanale Otoscopie, Gewebsmassen im Attic, Reste des Hammer- und Ambosskörpers, eingetrocknete Krusten und Cholesteatommassen zu diagnosticiren. doch bedarf es langer Uebung, um im gegebenen Falle den Befund richtig zu deuten (S. 39).

Die Adhäsivprocesse im Mittelohre während und nach dem Ablauf chronischer Mittelohreiterungen bilden den schwierigsten Abschnitt der otoscopischen Diagnostik. Bei einer Reihe von Fällen mit typischen Trommelfellbefunden unterliegt allerdings die Diagnose keiner Schwierigkeit. Doch kommen nicht selten so complicirte Befunde zur Beobachtung, dass selbst dem erfahrenen Fachmanne die Deutung des Beleuchtungsbildes erschwert wird. Dies gilt namentlich von den Adhäsivprocessen, wo noch eiterige Secretion besteht und in Folge der Schwellung der entzündeten Partien die Details des Trommelfellbildes undeutlich und verschwommen werden. In solchen Fällen kann die Diagnose oft erst durch die während der Krankenbeobachtung eintretenden Veränderungen im Trommelfellbefunde richtiggestellt werden. Hier namentlich tritt die Wichtigkeit der genauen Kenntniss der topographischen Anatomie des Gehörorgans und des eingehenden Studiums der in Frage stehenden pathologisch-anatomischen Befunde für den Kliniker zu Tage. Der praktische Wert einer richtigen Diagnose bei den Adhäsivprocessen ergibt sich aber auch aus der Thatsache, dass man gerade bei den die Verlöthungsprocesse begleitenden Hörstörungen durch wenig eingreifende, intratympanale Operationen nicht selten eine eclatante Hörverbesserung erzielt, wo andere Behandlungsmethoden erfolglos zur Anwendung kamen.

XII.

Trommelfellbefunde bei Erkrankungen des Attic der Trommelhöhle und bei Cholesteatombildung im Mittelohre.

A. Acute Entzündung des äusseren Attic.

(Tafel V, 12, 13, 14, 28.)

Bei den exsudativen Mittelohrerkrankungen participirt fast immer der äussere Attic am Entzündungsprocesse. Man findet nämlich bei Ohrsectionen von Individuen, die an serös-schleimigem Mittelohrcatarrh litten, in den durch Schleimhautfalten gebildeten Räumen des äusseren Attic fast immer seröse oder schleimige Flüssigkeit angesammelt. Ebenso konnte ich bei acuten Mittelohrentzündungen zu wiederholtenmalen den Erguss eines starren, schleimig-eiterigen Exsudats im Prussak'schen Raume und in den Maschen des äusseren Attic nachweisen (Fig. 60).

Im anatomischen Theile (S. 9 und 10) habe ich auf die Sonderstellung hingewiesen, die der zwischen Hammerambosskörper und äusserer Trommelhöhlenwand gelegene, von mir als äusserer Attic bezeichnete Raum in der Pathologie der Mittelohraffectionen einnimmt. Es ist nämlich durch die klinische Erfahrung zur Evidenz nachgewiesen, dass nicht selten acute und chronische Entzündungen auf diesen Abschnitt der Trommelhöhle localisirt bleiben, ohne dass die anderen Partien der Trommelhöhle am Entzündungsprocesse participiren, eine Thatsache, die auch von Morpurgo[1]), C. J. Blake[2]) und Randall[3]) bestätigt wird.

Der anatomische Nachweis selbstständiger, auf den äusseren Attic begrenzter Entzündungen ist dermalen noch ausständig, nach der klinischen Erfahrung jedoch kann über ihr Vorkommen kein

---

[1]) Archiv für Ohrenheilkunde. Bd. XIX, S. 264.

[2]) Transact. American otol. soc. 1874, Vol. I, pag. 546.

[3]) The Medical News. September 27, 1890, Philadelphia.

Zweifel bestehen. Immerhin müssen sie im Vergleiche zu den acuten, diffusen Entzündungen des Mittelohrs als selten bezeichnet werden. Ihr häufiges Auftreten bei Influenza wird von Kosegarten[1]) hervorgehoben; Randall hat sie häufiger bei Kindern als bei Erwachsenen beobachtet.

Ueber die Genese der acuten Entzündungen des äusseren Attic sind die Ansichten der Autoren noch vielfach auseinandergehend. Während ihre Entstehung von Manchen auf eine vom Nasenrachenraume durch den Tubencanal erfolgte Infection zurückgeführt wird, vertritt Walb[2]) die Ansicht, dass die Infection des Attic vom äusseren Gehörgange ausgeht, indem entweder die Entzündungserreger durch das inconstante Foramen Rivini unmittelbar in den Prussak'schen Raum gelangen oder primäre Entzündungen der Gehörgangswand auf den Margo tympanicus und von hier auf den Attic übergreifen. Auch soll nach demselben Autor eine primäre, eiterige Ostitis des Margo tymp. die häufige Ursache der Perforation der Membrana Shrapnelli sein, eine Annahme, für die der anatomische und klinische Nachweis fehlt. — Nach meinen zahlreichen Beobachtungen ist die Infection durch den Tubencanal bei weitem überwiegend. Es ergibt sich dies schon aus dem Umstande, dass die acute Entzündung des äusseren Attic am häufigsten bei gleichzeitigen, acuten Nasenrachencatarrhen und bei den die Influenza begleitenden, catarrhalischen Entzündungen der Luftwege beobachtet wird. Die Infection des Attic vom äusseren Gehörgange aus, z. B. beim Baden (Knapp), ist jedoch nicht von der Hand zu weisen, wenn es auch nur selten gelingen dürfte, den objectiven Nachweis der directen Fortpflanzung entzündlicher Vorgänge im äusseren Gehörgange auf den Prussak'schen Raum und den äusseren Attic bei intacter Membrana Shrapnelli zu erbringen.

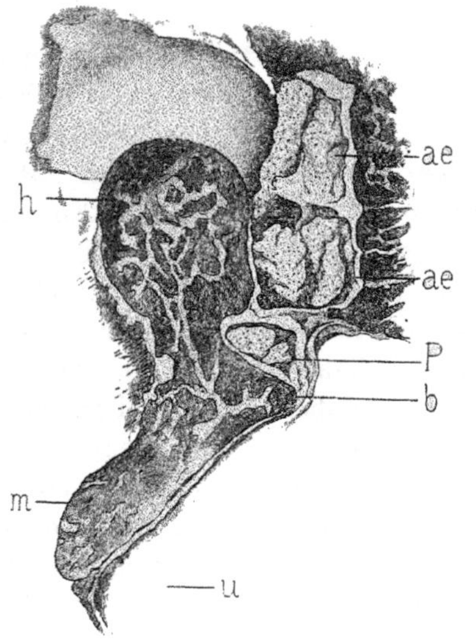

Fig. 60.

Frontalschnitt durch den Hammer und den äusseren Attic des linken Ohres einer 91jährigen, in den letzten Lebenstagen an eiteriger Mittelohrentzündung erkrankten Frau. — *h* = Caput mallei. — *m* = Manubrium mallei. — *b* = Processus brevis. — *u* = Umbo. — *P* = Exsudatplaque im Prussak'schen Raume. — *ae*, *ae'* = Exsudatplaques im Attic extern. (Nach einem Präparate meiner Sammlung.)

[1]) Zeitschrift für Ohrenheilkunde. Bd. XXIII.

[2]) Archiv für Ohrenheilkunde. Bd. XXVI.

Wir haben im anatomischen Theile (S. 11) auf die inconstanten Communicationsöffnungen zwischen dem äusseren Attic und den übrigen Räumen der Trommelhöhle hingewiesen. Die Begrenzung acuter Entzündungen auf den Attic, ohne gleichzeitige Betheiligung des mittleren und unteren Abschnittes der Trommelhöhle am Entzündungsprocesse, kann nur dadurch erklärt werden, dass die im Beginne der Entzündung auftretende Schwellung der Bänder und Falten des Attic einen Verschluss der bestehenden Communicationsöffnungen herbeiführt, wodurch, wie Morpurgo (l. c.) treffend bemerkt, die Ausdehnung der Entzündung auf den übrigen Trommelhöhlenraum verhindert wird. Eine bleibende Abtrennung des Attic von der eigentlichen Trommelhöhle durch neugebildetes Bindegewebe findet man bisweilen nach abgelaufenen Catarrhen und Mittelohreiterungen, bei denen wiederholt das Auftreten isolirter, acuter Entzündungen im Attic beobachtet wurde (Hessler[1]), Brieger[2]).

Die isolirte Infection des äusseren Attic auf dem Wege durch den Tubencanal, ohne gleichzeitige Entzündung der eigentlichen Trommelhöhle, findet eine Analogie in den Fällen von isolirter Abscessbildung in den Warzenzellen, bei denen keine Spur einer gleichzeitigen Entzündung der Trommelhöhle beobachtet wird, trotzdem über die Einwanderung der Entzündungserreger durch den Tubencanal und die Trommelhöhle kein Zweifel sein kann.

Die Trommelfellbefunde bei der acuten Entzündung des äusseren Attic wechseln nach der Intensität des Entzündungsprocesses und nach dem Stadium, in dem sie zur Beobachtung kommen. Leichtere Grade der Entzündungen, die mit mässigen Schmerzen und ohne merkliche Hörstörung rasch ablaufen, kennzeichnen sich durch starke Injection am oberen Pole des Trommelfells, die sich von der leicht geschwellten Membrana Shrapnelli auf die Umgebung des kurzen Fortsatzes und den Hammergriff einerseits und gegen die obere Gehörgangswand andererseits erstrecken. Bei höheren Graden wird die Shrapnell'sche Membran entweder in Form einer perlartig glänzenden Blase oder eines dunkelrothen, den Hammergriff bedeckenden Wulstes vorgebaucht, dessen unteres Ende bis unterhalb des Umbo des Trommelfells reicht (V, 12). Bei Abscess im Prussak'schen Raume wird die Membrana flaccida als gelblichgrüner, über den Processus brevis herabhängender Eitersack (V, 14) oder als gelbgrünliche, hirsekorngrosse, runde Blase (V, 28) vorgewölbt. Leichtere Grade mit Schwellung oder blasenförmiger Vorwölbung der Shrapnell'schen Membran bilden sich binnen wenigen Tagen rasch zurück. Einen protrahirteren Verlauf zeigen die unter

---

[1]) Archiv für Ohrenheilkunde. Bd. XX.

[2]) Klinische Beiträge zur Ohrenheilkunde. Wiesbaden 1896.

heftigen Reactionserscheinungen sich entwickelnden, wulstförmigen Ausbauchungen der Shrapnell'schen Membran. Ein solcher Befund ist auf Tafel V, Bild 12 einem 18jährigen jungen Manne am achten Tage der Erkrankung entnommen. Am folgenden Tage trat nach Perforation des Wulstes an seiner Spitze Otorrhoe ein, die nach sechs Tagen sistirte. Tafel V, Bild 13 zeigt uns bei demselben Individuum den Befund am siebzehnten Tage der Erkrankung nach der Sistirung der Otorrhoe. Der vorhängende Exsudatsack hatte sich bis auf eine kleine Vorbauchung an der Shrapnell'schen Membran zurückgebildet, vierzehn Tage später war das Trommelfell normal. Abscesse im Prussak'schen Raume mit Vorbauchung der Shrapnell'schen Membran als eitergrüne Blase oder als herabhängender Eitersack führen zur Perforation der Membrana Shrapnelli, die sich gewöhnlich nach kurzer Dauer der Eiterung schliesst, seltener zur chronischen Eiterung des äusseren Attic mit bleibender Fistelöffnung in der Shrapnell'schen Membran führt. Recidiven acuter Entzündungen des äusseren Attic habe ich wiederholt beobachtet. Die Perforation der Membrana flaccida bei acuten Entzündungen dieses Mittelohrabschnittes ist indess so selten Gegenstand klinischer Beobachtung, dass ihr Vorkommen von erfahrenen Klinikern in Abrede gestellt wird.

B. Befunde bei den chronischen Eiterungen im äusseren Attic mit Perforation der Membrana Shrapnelli.

(Tafel XIV, 1—19.)

Dieser Form der Trommelfellperforation ist in den letzten Jahren besondere Aufmerksamkeit von Seite der Otologen zugewendet worden, und es bedarf nur des Hinweises auf die einschlägigen Arbeiten von Moos, Blake, Morpurgo, Hinton, Bezold, Schwartze, Hartmann, Burnett, Orne-Green, Randall, Miller, Kretschmann, Walb, Sexton, Gruber, Gomperz und dem Verfasser, durch die uns das klinische Bild der mit Perforation der Membrana Shrapnelli einhergehenden Mittelohreiterungen in erschöpfender Darstellung übermittelt wurde.

Die Perforation der Shrapnell'schen Membran kann entweder durch eine auf den Prussak'schen Raum oder auf den äusseren Attic localisirte Eiterung bedingt sein oder sie ist die Folge einer über alle Räume der Trommelhöhle ausgebreiteten Mittelohreiterung. Im letzteren Falle ist sie in der Regel mit einer Perforation der Pars tensa des Trommelfells combinirt.

Die Genese der auf den äusseren Attic und den Prussak'schen Raum begrenzten, mit einer Fistelöffnung in der Membrana flaccida verlaufenden, chronischen Eiterung ist noch keineswegs aufgeklärt. Ihre Entwicklung aus einer vorhergehenden, acuten Entzündung dieses Raumes ist nur in einzelnen Fällen klinisch beobachtet worden. Ob sie von vorneherein, ohne vorausgegangene reactive Entzündung, als schleichende, zur Schmelzung der Membrana flaccida führende Eiterung im äusseren Gehörgange oder im Mittelohre auftritt, ist bisher nicht erwiesen. Für letzteres würde der Umstand sprechen, dass man in einer beträchtlichen Anzahl von Fällen bei der ersten Untersuchung eine Perforation der Membrana Shrapnelli mit septischer Eiterung constatirt, wo weder Symptome einer reactiven Entzündung, noch eine merkliche Hörstörung vorhergingen. Es kann aber für eine Reihe hiehergehöriger Fälle auf Grundlage klinischer Beobachtungen als feststehend angenommen werden, dass die selbstständige chronische Eiterung des äusseren Attic als Residuum einer früheren Mittelohreiterung zurückblieb, bei welcher der Eiterungsprocess im übrigen Trommelhöhlenraume ablief.

Die Trommelfellbefunde bei den auf den äusseren Attic localisirten Eiterungen variiren nach der Grösse der Perforationsöffnung in der Shrapnell'schen Membran und nach dem Grade der Schwellung der Auskleidung des Prussak'schen Raumes. Bei bestehender Eiterung sieht man nach Beseitigung des meist krümligen, septischen Secretes und etwaiger, den oberen Theil des Trommelfells bedeckender, macerirter Epidermisplatten, oberhalb des kurzen Fortsatzes, seltener hinter diesem (Randall) die runde oder ovale, von aufgewulsteten Rändern begrenzte, dunkle, rothe oder von gelblichen Secretmassen erfüllte Oeffnung in der Shrapnell'schen Membran (XIV, 1). Ihre Lage ist meist central, seltener im vorderen oder hinteren Abschnitte der Membrana flaccida. Die Gefässe in der Umgebung des Processus brevis und längs des Hammergriffs sind injicirt, das Trommelfell grau getrübt. undurchsichtig, zuweilen eingezogen. Der Prussak'sche Raum ist mit dünnflüssigem oder krümligem Eiter erfüllt, nach dessen Beseitigung die Höhle entweder von gerötheter Schleimhaut überzogen oder mit festhaftenden Epidermisplatten ausgekleidet erscheint.

Nach ausgeheilter Eiterung im äusseren Attic findet man die von epidermisirten Rändern scharf begrenzte Oeffnung schwärzlich oder dunkelgrau, mit einem punktförmigen Lichtfleck in der Tiefe, der von dem mit einer zarten Narbe überzogenen Hammerhalse reflectirt wird (XIV, 2, 9).

Sowohl im Stadium der Eiterung als auch nach deren Sistirung ergibt die Hörprüfung bei dieser Form der Mittelohraffection nur eine geringfügige Hörstörung, ein Moment, das für die Diagnose der isolirten Entzündung des äusseren Attic von grosser Wichtigkeit ist. Auch wird, wie Morpurgo (l. c.) hervorhebt, in der Mehrzahl der Fälle während einer Lufteintreibung in die Trommelhöhle kein Perforationsgeräusch wahrgenommen, weil die Communicationen des äusseren Attic mit der Trommelhöhle meist unterbrochen sind. Ob sich im speciellen Falle die Eiterung nur auf den Prussak-schen Raum begrenzt oder ob sie über den ganzen äusseren Attic verbreitet ist, ist schwer zu entscheiden. Wo die Eiterung durch die antiseptische Behandlung rasch beseitigt wird, dort kann mit Wahrscheinlichkeit angenommen werden, dass nur eine isolirte Eiterung im Prussak-schen Raume vorlag; hartnäckige, der Therapie Widerstand leistende Eiterungen hingegen lassen auf eine grössere Ausbreitung des Eiterherdes im äusseren Attic schliessen.

Perforationen der Shrapnell'schen Membran, mit gleichzeitigen Defecten der Pars tensa combinirt, sind viel häufiger als allgemein angenommen wird. Sie entgehen deshalb so häufig der Beobachtung, weil selbst nach gründlicher Ausspülung des äusseren Gehörgangs die oft nur kleine Lücke in der Membrana Shrapnelli durch festhaftende Epidermis verlegt wird. So fand ich wiederholt bei Sectionen von Individuen mit chronischer Mittelohreiterung neben Perforation des Trommelfells eine Oeffnung in der Pars flaccida, wo während des Lebens keine Anzeichen einer solchen bestanden. Nach meinen Beobachtungen gelingt es in einer Reihe von Fällen nur durch die sorgfältige Sondirung, die Durchlöcherung der Membrana Shrapnelli festzustellen. Einigemale gelang es bei der Aspiration mit dem Siegle'schen Trichter, durch das Hervortreten eines Eitertröpfchens oberhalb des Processus brevis die Perforation der Membrana flaccida zu diagnosticiren.

Die Trommelfellbefunde sind nach der Grösse und Lage der Perforationsöffnung in der Pars tensa verschieden. Am häufigsten findet sich neben Perforation der Shrapnell'schen Membran eine runde oder ovale Perforationsöffnung hinter dem Hammergriff. Tafel XIV, Bild 3 zeigt uns einen solchen Befund bei fortdauernder Eiterung in der Trommelhöhle und im Attic; Bild 4 einen analogen Befund nach abgelaufener Mittelohreiterung, und Bild 5 eine abgelaufene Trommelhöhleneiterung mit ausgedehntem Defect der Pars tensa, während durch die perforirte Membrana Shrapnelli eiteriges Secret aus dem äusseren Attic abfliesst.

Die Angabe Hartmann's, dass bei den mit Perforation in der Membrana Shrapnelli complicirten Mittelohreiterungen öfter Verwachsungen zwischen Trommelfell und innerer Trommelhöhlenwand bestehen, kann ich nach eigenen Beobachtungen bestätigen. Ein Beispiel hiefür liefert das Präparat eines 13jährigen, an acuter, eiteriger Pleuritis in meiner Klinik verstorbenen Mädchens, bei dem ausser der totalen Zerstörung der Membrana Shrapnelli. vor und hinter dem Hammergriff ein grösserer Trommelfelldefect bestand, durch den die verdickte Schleimhaut der inneren Trommelhöhlenwand sichtbar war. Der mit dem Hammergriff zusammenhängende, nach unten brückenartig hinziehende Rest des Trommelfells war mit der inneren Trommelhöhlenwand verwachsen. Frontalschnitte durch das decalcinirte Präparat (Fig. 61) zeigen die Membrana Shrapnelli zerstört, den äusseren Attic erweitert, den Hammerkopf mit der oberen Atticwand knöchern verwachsen und den mittleren Theil des Trommelfells an die Promontorialwand angelöthet.

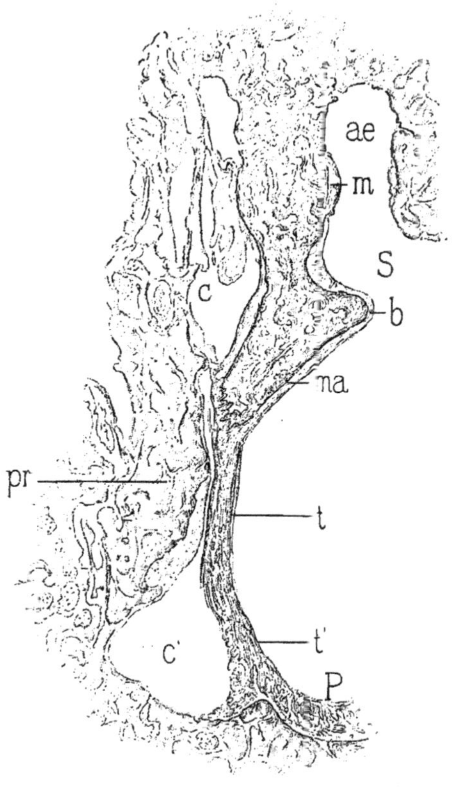

Fig. 61.

Adhärenz des centralen Theils des Trommelfells mit dem Hammergriff an die innere Trommelhöhlenwand. — *P* = Papillen der Auskleidung des äusseren Gehörgangs. — *t* = centraler, adhärenter Theil des Trommelfells. — *t'* = unterer, freistehender Theil des Trommelfells. — *ma* = adhärenter Hammergriff. — *b* = Processus breVis mallei. — *pr* = Promontorium. — *m* = mit der oberen Trommelhöhlenwand Verwachsener Hammerkopf. — *c* = Adhärenzen zwischen Hammerkopf und innerer Atticwand.. — *c'* = unterer Trommelhöhlenraum. — *S* = perforirte Membrana Shrapnelli. — *ae* = Attic extern. Von einem 13jährigen, an eiteriger Pleuritis Verstorbenen Mädchen. (Nach einem Präparate meiner Sammlung.)

Sowohl bei den auf den äusseren Attic localisirten Eiterungen, als auch bei den mit Defecten in der Pars tensa combinirten Perforationen der Membrana Shrapnelli, entwickeln sich zuweilen im äusseren Attic Granulationen und polypöse Wucherungen. Kleine Granulationen wölben sich als hanfkorngrosse, runde, intensiv geröthete Wärzchen durch die perforirte Membrana Shrapnelli hervor (XIV, 12); grössere durch die Oeffnung hervorwuchernde Massen erscheinen als runde, drusige oder gelappte Polypen, die das obere Trommelfellsegment sowie den kurzen Hammerfortsatz und Hammergriff verdecken (XIV, 11), ja einen grossen Theil des Gehörgangs ausfüllen können (Voltolini, Morpurgo). Je grösser die polypöse Wucherung, desto schwieriger ist die Differentialdiagnose zwischen Polypen des äusseren Attic und Gehörgangspolypen. Oft gelingt es erst nach der operativen Abtragung der Wucherung durch die mit der Inspection verbundene Sondirung, die Localität der Ursprungsstelle des Polypen zu bestimmen. Kleine, im Prussak'schen Raume vom Hammerhalse entspringende Wärzchen (XIV. 12) recidiviren fast nie nach ihrer operativen Entfernung oder nach der galvanokaustischen Zerstörung. Hingegen zeigen die aus dem oberen Theile des äusseren Attic oder vom Hammerambosskörper entspringenden Polypen eine grosse Tendenz zum Nachwuchern, desgleichen die mit Knochendefecten der äusseren Atticwand einhergehenden Eiterungen mit exuberirender Granulationsbildung im oberen Trommelhöhlenraume.

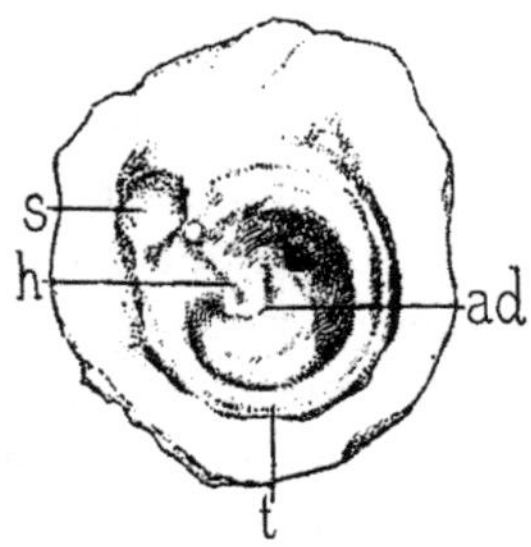

Fig. 62.

Abgelaufene Mittelohreiterung. — s = Membrana Shrapnelli zerstört. Zackiger Knochendefect oberhalb des Processus brevis. Aeusserer Attic frei von Secret. — *h* = Hammer. — *ad* = centrale, nierenförmige Narbe, mit der inneren Trommelhöhlenwand verwachsen. — *t* = peripherer, verdickter Theil des Trommelfells. — Von einer 78jährigen, schwerhörigen Frau. (Nach einem Präparate meiner Sammlung.)

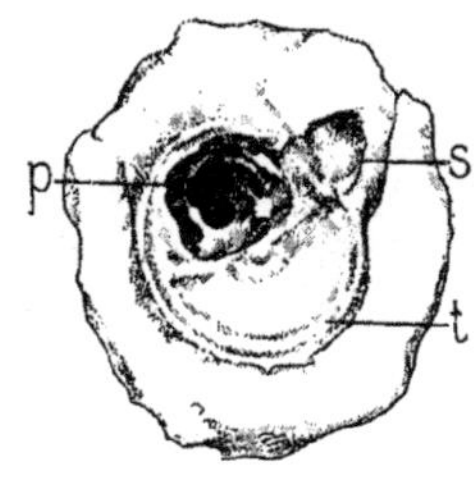

Fig. 63.

Abgelaufene Mittelohreiterung. — *s* = Rhomboidaler Knochendefect, oberhalb des Rivini-schen Ausschnittes, von einer die Membrana Shrapnelli ersetzenden, an den Hammerhals adhärenten Narbe ausgefüllt. — *p* = unregelmässiger Trommelfelldefect hinter dem Hammergriff. Vom Trommelfellrest zieht zur inneren Trommelhöhlenwand und zum Stapesköpfchen eine zackige, gefensterte Membran. Vordere Hälfte des Trommelfells bis nahe zur Peripherie verkalkt. — *t* = periphere Knickung des Trommelfells. — Von einer 66jährigen, mässig schwerhörigen Frau. (Nach einem Präparate meiner Sammlung.)

Die Perforation der Membrana Shrapnelli kann Jahre hindurch fortbestehen, ohne an Umfang zuzunehmen. Nicht selten jedoch kommt es bei länger dauernden Eiterungen im äusseren Attic zur cariösen Einschmelzung des den Rivini'schen Ausschnitt bildenden Theiles des Margo tymp., wodurch in der äusseren Atticwand kleinere oder sehr umfangreiche Lücken entstehen, die einen Einblick in den oberen Trommelhöhlenraum gestatten. Man hat diese nach der totalen Zerstörung der Membrana Shrapnelli entstehenden Lückenbildungen im Attic durch die Entblössung des Knochens von seiner ernährenden Periostlage zu erklären versucht. Dies könnte allenfalls für den unteren, zugeschärften, dünnen Knochenrand des Margo tymp. angenommen werden, keineswegs aber für die höher gelegene, dicke Atticwand, die von den Knochengefässen der oberen Gehörgangswand versorgt wird. Ich bin vielmehr der Ansicht, dass nach Blosslegung des

Randes der Incisura Rivini, bei der septischen Eiterung, die hier die Regel ist, die Entzündungserreger und Fäulnisscoccen in die Knochenräume eindringen und zum Zerfall des Knochengewebes führen. Je länger die Eiterung dauert, in desto grösserem Umfange schmilzt der Knochen ein. Die Ausheilung des Eiterungsprocesses kann daher einmal mit einem kleinen (Fig. 62, 63), ein anderesmal mit einem kolossalen Knochendefecte im Attic abschliessen. (Fig. 65, 66.)

Nach dem Sistiren der Eiterung und der Abgrenzung der cariösen Einschmelzung erfolgt eine Ueberhäutung der Ränder des Knochendefectes, wobei die hinter der Oeffnung liegende Höhle von einer graurötblichen (XIV, 6) oder von einer sehniggrauen, glänzenden (XIV, 7, 8) Narbe ausgekleidet wird (Fig. 63). Nicht selten ist am Grunde solcher Defecte kleineren Umfanges der von Narbengewebe überzogene Hammerhals und ein Theil des Hammerkopfes sichtbar. Bei grösserer Lückenbildung im äusseren Attic wird die äussere Seite des Hammerambossgelenkes so vollständig freigelegt, dass dessen Configuration genau der des anatomischen Präparates entspricht (XIV, 18).

Auch ohne Perforation der Membrana Shrapnelli kommt es nicht selten zu cariöser Einschmelzung der hinteren, oberen Peripherie des Trommelfellrahmens, wodurch hinter dem Hammergriff eine rundliche oder zackige Ausweitung in der hinteren, oberen Gehörgangswand entsteht, deren Kuppe weit über das Niveau des kurzen Hammerfortsatzes und der Membrana Shrapnelli hinaufreicht. Auch diese Defecte sind auf Eiterungen zwischen Hammerambosskörper und äusserer Atticwand zurückzuführen (Fig. 64).

Wie oft bei den Eiterungen im Attic der Amboss durch cariöse Einschmelzung verloren geht, beweisen die oft beobachteten Fälle, bei denen durch die Lücke in der äusseren Atticwand nur der freiliegende Hammerkopf, jedoch keine Spur vom Ambosskörper zu sehen ist (Gruber[1]), Gomperz[2]) (XIV, 13, 14, 15, 16, 17). Nur in einem Falle (XIV, 19) konnte ich in der Knochenlücke die anatomischen Umrisse des Ambosskörpers und des langen Ambossschenkels feststellen, während der Hammer vollständig fehlte. Ziemlich häufig findet man bei ausgedehnten Knochendefecten des äusseren Attic Hammerkopf und Amboss fehlend und den Hammergriff am oberen, freistehenden Rande des Trommelfells zwischen Processus brevis und Hammerhals abgesetzt. Dadurch wird ein freier Einblick in den oberen Trommelhöhlenraum gewonnen, wobei die Details des

[1]) Ueber Ektasien des knöchernen Gehörganges. Wiener allgemeine medicinische Zeitung. 1891. 1 und 2.

[2]) Ueber die Entwicklung und den gegenwärtigen Stand der Frage von der Excision des Trommelfells und der Gehörknöchelchen. Monatsschrift für Ohrenheilkunde. 1892—93.

oberen Abschnittes der inneren Trommelhöhlenwand, die Nische des ovalen Fensters, der über ihm verlaufende Canalis Fallopiae und nach hinten der Wulst des horizontalen Bogengangs zu Tage treten. In anderen Fällen ist der Knochendefect und der Attic mit Cholesteatommassen oder polypösen Wucherungen erfüllt oder von verästigten Bindegewebsmembranen durchsetzt (Fig. 65). Bisweilen, namentlich bei Cholesteatomen. erstrecken sich die Knochendefecte weit über die Grenzen des äusseren Attic nach oben, hinten und unten, wodurch das Antrum mastoideum und pathologische Höhlenbildungen im Warzenfortsatze und an der

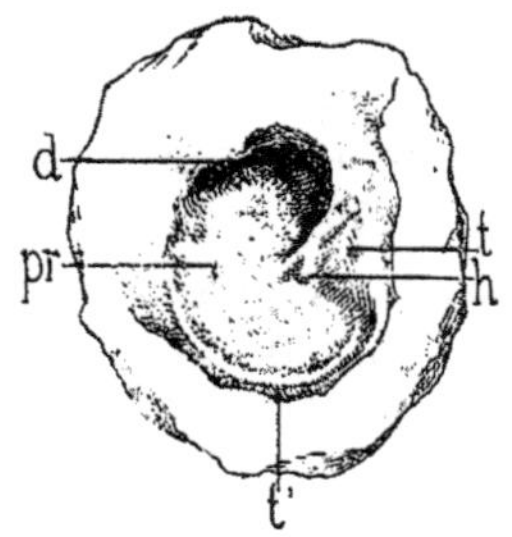

Fig. 64.

Abgelaufene Mittelohreiterung. Ausgedehnte Verwachsung des Trommelfells mit der inneren Trommelhöhlenwand. — t = vorderer, oberer Quadrant des Trommelfells. — t' = Verdickter, peripherer Theil der Membran. — pr = von Narbe überzogenes Promontorium. — h = adhärenter Hammergriff. — d = bogenförmiger Defect am hinteren, oberen Segmente des Trommelfellrahmens. — Von einer 76jährigen, hochgradig schwerhörigen Frau. (Nach einem Präparate meiner Sammlung.)

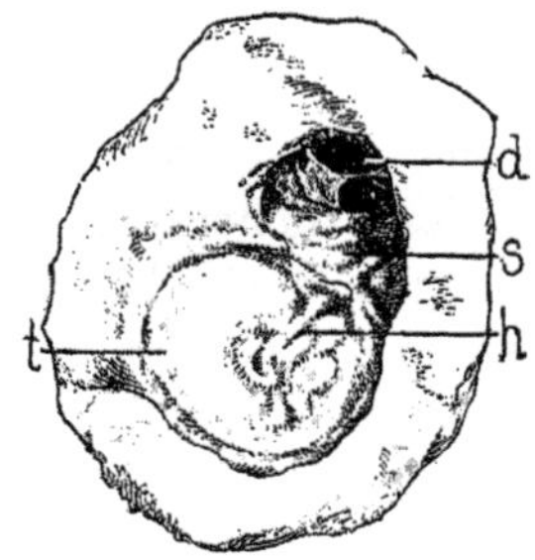

Fig. 65.

Erbsengrosser Knochendefect an der äusseren Atticwand, durch den ein vom Gehörgange eingewandertes Cholesteatom sich hinter dem Hammerambosskörper in die Trommelhöhle hineinschiebt. — t = Trommelfell. — h = Hammergriff. — d = Knochendefect im äusseren Attic. — s = in der Tiefe eine verästigte Bindegewebsmembran. — Von einer 75jährigen Frau. (Nach einem Präparate meiner Sammlung.)

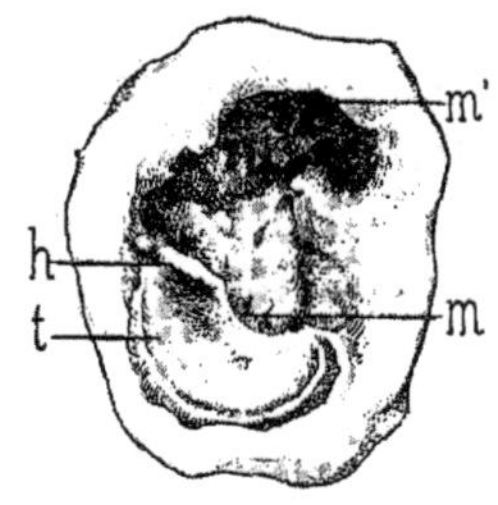

Fig. 66.

Knochendefect im äusseren Attic und in der hinteren Gehörgangswand. Hammergriff (h) und vordere Trommelfellhälfte (t) erhalten. Das hintere Trommelfellsegment zerstört. — m = freiliegendes Promontorium. — m' = ausgezackter Knochendefect, durch den hindurch schmutzigweisse Cholesteatommassen sichtbar sind. — Ostium tympanicum tubae durch Bindegewebe verschlossen. — Von einer 88jährigen Frau. (Nach einem Präparate meiner Sammlung.)

hinteren, oberen Gehörgangswand der Ohrspiegeluntersuchung und der intratympanalen Otoscopie zugänglich werden (Fig. 66). Bezüglich der Verwendung feiner, geknöpfter Sonden zur Constatirung der Caries des Margo tymp. und des Hammers sei auf den betreffenden Abschnitt (S. 42) verwiesen.

Das Verhalten des Trommelfells bei den geschilderten Knochendefecten im äusseren Attic ist sehr verschieden. Bald findet man es grau getrübt (XIV, 14), pergamentartig verdickt (XIV, 17), ohne Retraction der Membran, bald wieder eingezogen, mit der inneren Trommelhöhlenwand verwachsen (XIV, 15), theilweise verkalkt (XIV, 16), endlich an einer oder mehreren Stellen durch umschriebene, adhärente Narben uneben, von unregelmässigen, leistenförmigen Vorsprüngen durchzogen

(Hinton[1]), Haug[2]). Ein hiehergehöriger typischer Befund findet sich in meinen »Beleuchtungsbildern des Trommelfells« (Tafel II, 12) abgebildet. Wo die Knochenlücken im Attic mit ausgedehnten Defecten des Trommelfells combinirt sind, wird das Trommelfellbild noch durch die Details der inneren Trommelhöhlenwand insoferne complicirt, als ausser den freiliegenden Gebilden im oberen Attic auch die Nischen der Fenestra ovalis und rotunda sichtbar werden (XIV, 13) (Fig. 67). Die Trommelfellbefunde bei Cholesteatomen im Prussak-schen Raume und im äusseren Attic werden in dem folgenden Abschnitte geschildert werden.

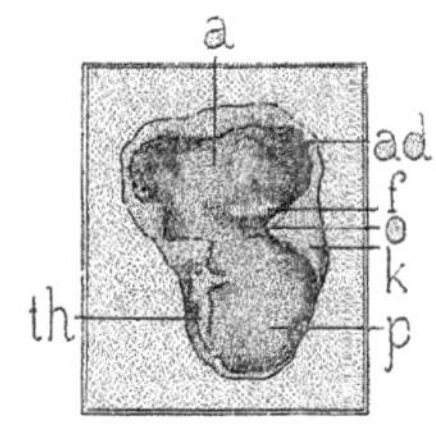

Fig. 67.

Ausgedehnter Knochendefect in der äusseren Atticwand. Trommelfellbefund bei einer 45jährigen, seit der Kindheit an zeitweiliger Mittelohreiterung leidenden Frau. — *th* = Vorderer Trommelfellrest mit dem Hammergriff. — *p* = das durch die ausgedehnte Zerstörung des Trommelfells freiliegende Promontorium. — *a* = Attic (oberer Trommelhöhlenraum). — *ad* = Knochendefect in der Atticwand. — *f* = Canalis Fallopiae. — *o* = Fenestra ovalis. — *k* = dreieckiger Knochenvorsprung der hinteren Gehörgangswand.

C. Trommelfellbefunde bei Cholesteatombildung im Mittelohre.

(Tafel XIV, 23—28.)

Im Verlaufe chronischer Mittelohreiterungen kommt es sowohl im Stadium der Secretion als auch nach Ablauf der Eiterung zur Ansammlung gewucherter Epithelmassen im Mittelohre, die in Form unregelmässiger, weisslicher oder gelblicher Epidermisklumpen oder als scharfbegrenzte, mit einem irisirenden Häutchen überzogene, weissliche Tumoren kleinere oder grössere Räume des Mittelohrs ausfüllen und nicht selten mit ähnlichen Epidermismassen im äusseren Gehörgange zusammenhängen. Während das Cholesteatom des Gehörgangs früher als heteroplastische Bildung (Virchow, Küster, Mikulicz) oder als Retentionsgeschwülste (v. Tröltsch), endlich auch als das Product einer eigenartigen desquamativen Entzündung der Mittelohrschleimhaut (Wendt) angesehen wurde, haben Habermann[3]) und Bezold[4]) den Nachweis geliefert, dass das Cholesteatom im Mittelohre meist als das Product der durch die Trommelfellperforation in die Trommelhöhle hineinwachsenden Epidermis des äusseren Gehörgangs anzusehen sei. Durch eine grössere Reihe von Sectionsbefunden konnte ich für die grosse Mehrzahl der Fälle die Genese des Cholesteatoms auf den letzt-

[1]) Atlas of the Diseases of the Membrana tympani. London 1874.

[2]) Die Krankheiten des Ohres in ihren Beziehungen zu den Allgemeinerkrankungen. Wien 1894.

[3]) Archiv für Ohrenheilkunde. Bd. XVII.

[4]) Zeitschrift für Ohrenheilkunde. 1889, Bd. XX.

genannten pathologischen Vorgang zurückführen.[1]) Aus einer Anzahl von Sectionsfällen ergab sich indess, dass nicht selten die Cholesteatome im Mittelohre durch Epidermisirung der Mittelohrschleimhaut sich entwickeln können. Diese Epidermisirung der Mucosa der Trommelhöhle und des Warzenfortsatzes (Kuhn, Steinbrügge) erfolgt meiner Ansicht nach unter dem Einfluss der durch die Perforationsöffnung geschaffenen Continuität zwischen Mittelohr und Gehörgangsauskleidung und des in die Trommelhöhle hineinwachsenden Rete Malpighii. Am häufigsten findet man, wie schon Rohrer[2]) hervorhebt, die locale Entwicklung der Cholesteatome im Antrum mastoid. und in den Warzenzellen.

Dass die Einwanderung der Gehörgangsepidermis in die Trommelhöhle an und für sich noch nicht zur Bildung cholesteatomatöser Massen führt, beweisen die vom äusseren Gehörgange bis in die Trommelhöhle und in das Antrum reichenden, epidermischen Blindsäcke, die viele Jahre, ja das ganze Leben hindurch persistiren können, ohne dass es zu einer Ansammlung von Cholesteatommassen kommt (Schwartze). Ich habe ferner an mikroskopischen Schnitten von Präparaten, welche Individuen entnommen wurden, bei denen nach abgelaufener Mittelohreiterung ein ausgedehnter Trommelfelldefect bestand, eine Fortsetzung der Gehörgangsepidermis auf die innere Trommelhöhlenwand nachgewiesen, wo vorher bei der Ocularinspection keine Epidermisauflagerung an der inneren Trommelhöhlenwand zu sehen war (Politzer[3]). Die Erfahrung zeigt vielmehr, dass Cholesteatome im Schläfebein meist in Folge excessiver Epidermiswucherung im äusseren Gehörgange und an der epidermisirten Mittelohrschleimhaut entstehen.

Die Trommelfellbefunde bei Cholesteatom im Mittelohre variiren nach der Grösse der Trommelfellperforation und dem Umfange der vorgelagerten Epidermismassen. Die Diagnose ist nicht schwierig, wo im Bereiche des Sehfeldes, innerhalb der Perforationsöffnung, weisse oder gelbliche Epidermismassen lagern, welche die innere Trommelhöhlenwand ganz oder theilweise (XIV, 26) bedecken und sich durch die Sondirung abheben lassen (Bürkner[4]), Macnaughton Jones[5]). Die Diagnose gewinnt an Wahrscheinlichkeit, wenn die Epidermisauflagerungen in der Trommelhöhle mit dicken Epidermisplatten im äusseren Gehörgange zusammenhängen. Die in der Perforationsöffnung sichtbare Partie des Cholesteatoms bildet aber häufig nur einen kleinen Theil der mit ihr zusammenhängenden Cholesteatommassen im Attic,

[1]) Wiener medicinische Wochenschrift. 1891, Nr. 8—12.

[2]) Revue de laryngologie et d'otologie du Dr. Moure. Bordeaux 1892.

[3]) Lehrbuch der Ohrenhk. 3. Aufl. S. 334.

[4]) Atlas von Beleuchtungsbildern des Trommelfells. 1886, Bild 84.

[5]) Atlas of Diseases of the Membrana tymp. London 1878, Fig. 23.

im Antrum mastoid. oder in anderen Ausbuchtungen der Trommelhöhle. Aus diesem Grunde liefern schon kleinere, hinter dem Trommelfellreste von hinten und oben herabhängende Epidermisstücke (XIV, 25) wichtige Anhaltspunkte für die Diagnose des Cholesteatoms. Es ist dies insoferne von therapeutischer Bedeutung, als die mit Cholesteatombildung einhergehenden Mittelohreiterungen erst nach vollständiger Beseitigung der Epidermismassen aus den Mittelohrräumen ausheilen können und als die Cholesteatome, wie bekannt, durch Usur des Knochengerüstes des Schläfebeins zum Durchbruch gegen die Schädelhöhle und zum letalen Ausgang in Folge von Meningitis, Hirnabscess und Sinusthrombose führen können. Welche Bedeutung solchen, oft unscheinbaren, hinter dem Trommelfellreste herabhängenden Epidermisstücken beizumessen ist, beweisen die Fälle, in denen bei solchen Trommelfellbefunden durch die Einführung gekrümmter Canülen hinter dem Trommelfellreste grössere Cholesteatommassen aus dem oberen Trommelhöhlenraume herausbefördert wurden.

Bei Perforation der Membrana Shrapnelli kommt es sehr oft im Prussak'schen Raume und in den Räumen des äusseren Attic zur Cholesteatombildung, welche daselbst die Eiterung unterhält und nach Usur des Hammers und Ambosses auf die eigentliche Trommelhöhle, auf das Antrum mastoideum und auf die Warzenzellen übergreift. Die von Morpurgo (l. c.), Bezold[1]) und mir constatirte häufige Coincidenz des Cholesteatoms mit Perforation der Membrana Shrapnelli findet ihre Erklärung darin, dass die Gehörgangsepidermis durch die peripher gelegene Trommelfelllücke leichter in die Trommelhöhle eindringt und dass, wie ich zuerst hervorgehoben habe, an der oberen Gehörgangswand ein stärkerer Cutis- und Epidermiszug in der Richtung der Membrana Shrapnelli zum Trommelfelle hinzieht, somit hier ein intensiveres Wachsthum der Epidermis statthat, als an den übrigen Gehörgangswänden. In der That lässt sich bei keiner Form der Trommelfellperforation die Einwanderung der Gehörgangsepidermis durch die Perforationsöffnung am Lebenden so genau verfolgen wie bei Defecten der Membrana Shrapnelli. Dass sich auch ohne Perforation der Membrana flaccida ein Cholesteatom im Prussak'schen Raume entwickeln könne, beweist ein mir von Dr. Gomperz zugewiesener Fall (XIV, 24), bei dem sich im Verlaufe einer chronischen Mittelohreiterung mit Perforation im hinteren, oberen Quadranten des Trommelfells und Polypbildung in der Trommelhöhle eine perlgraue, kugelige Vorwölbung der Membrana Shrapnelli bildete, die in der Grösse eines Hanfkorns den Processus brevis des Hammers bedeckte. Eine später unter bedrohlichen Symptomen recidivirende Mittelohreiterung

[1]) Zeitschrift für Ohrenheilkunde. Bd. XXI.

erforderte die operative Freilegung der Mittelohrräume (Gomperz) und die Entfernung des Cholesteatoms, worauf die Eiterung sistirte. Hier dürfte die Einwanderung der Epidermis in den Attic durch die Perforationsöffnung in der Pars tensa erfolgt sein. In einem von mir beobachteten Falle (XIV, 23), betreffend einen 26jährigen Mann, der mich wegen seiner linksseitigen Schwerhörigkeit consultirte, fand ich rechts die hintere, obere Trommelfellpartie durch eine den grössten Theil des Hammergriffs bedeckende, perlgrau glänzende, bei der Sondirung teigig sich anfühlende Geschwulst vorgebaucht. Hörvermögen nur wenig herabgesetzt. Die Anamnese ergab eine in der Kindheit bestandene Mittelohreiterung, die seit 10 Jahren sistirt hat.

Die Diagnose von Cholesteatom im Prussak'schen Raume und im äusseren Attic bei perforirter Membrana Shrapnelli ergibt sich ohne Schwierigkeit, wenn in der über dem Processus brevis gelegenen Perforationsöffnung eine von gewulsteten Rändern umgebene weissliche, mit der Sonde sich teigig anfühlende Masse lagert (XIV, 28), die entweder mit der Curette oder durch eine in den Prussak'schen Raum eingeschobene Injectionscanüle herausbefördert werden kann. In letzterem Falle wird durch die injicirte Flüssigkeit bisweilen eine kleinerbsengrosse, kugelige, von einem irisirenden Häutchen überzogene Masse aus dem erweiterten Prussak'schen Raume herausgedrängt. Desgleichen sind bei Defecten der äusseren Atticwand die in der Knochenlücke frei zu Tage liegenden Cholesteatommassen im Attic leicht zu diagnosticiren (XIV, 27). Wo die Atticwand intact ist, lässt sich die Anwesenheit von Cholesteatom im äusseren Attic oft nur durch die im Prussak'schen Raume lagernden, nicht selten fest adhärenten Epidermisplatten und -klümpchen erkennen, die häufig mit compacteren Massen im oberen Theile des Attic zusammenhängen. Nicht selten jedoch ist die Diagnose des Cholesteatoms in diesem Abschnitte der Trommelhöhle nur mittelst intratympanaler Injectionen durch die perforirte Membrana Shrapnelli zu stellen, durch die selbst bei Mangel otoscopischer Kennzeichen zuweilen beträchtliche Mengen von Cholesteatom aus dem Attic herausbefördert werden. Ein wichtiges Symptom für die epitheliale Desquamation in den Mittelohrräumen, speciell im äusseren Attic ist das Erscheinen von weissen grieslichen Klümpchen im Spülwasser, die, mikroskopisch untersucht, aus zusammengeballten, von Coccen durchsetzten Plattenepithelien bestehen. In prognostischer Beziehung ist hierauf insoferne Gewicht zu legen, als die andauernde Ausscheidung solcher Klümpchen auf einen schwer zugänglichen, desquamativen Eiterherd im Attic und auf eine hartnäckige Eiterung schliessen lässt.

Literaturverzeichniss.

Hieronymus Fabricius ab Aquapendente, Tractatus anatomicus triplex de oculo, aure et larynge. 1614. — J. F. Cassebohm, Tractatus quatuor anatomici de aure humana. Halae 1734. — Ant. Maria Valsalva, Tractatus de aure humana. Venetiis 1740. — A Scarpa, Diss. anat. de auditu et olfactu. Ticini 1789—92. — Ev. Home, On the structure and use of the membr. tymp. of the ear. Phil. transact. 1800. — S. Th. Sömmering, Abbildungen des menschlichen Gehörorganes. Frankfurt a. M. 1806. — Shrapnell, On the structure of the membr. tymp. London med. Gaz. April 1832. — Pappenheim, Die specielle Gewebelehre des Gehörorganes. Breslau 1840. — J. Hyrtl, Vergleichend-anatomische Untersuchungen über das innere Gehörorgan. Prag 1845. — Toynbee, On the structure of the membr. tymp. in the hum. ear. Phil. transact. 1851. — Kölliker, Mikroskopische Anatomie. 1855. — Gerlach, Mikroskopische Studien aus dem Gebiete der menschlichen Morphologie. Erlangen 1858. — A. v. Tröltsch, Die Anatomie des Ohres. Würzburg 1861. — J. Gruber, Anatomisch-physiologische Studien über das Trommelfell und die Gehörknöchelchen. Wien 1867. — A. Prussak, Ueber die anatomischen Verhältnisse des Trommelfells zum Hammer. Centralbl. f. med. Wissensch. 1867, Nr. 15. — Kessel, Nerven und Lymphgefässe des menschlichen Trommelfells. Centralbl. f. med. Wissensch. 1868, Nr. 23 und 24. — Popper, Die Gefässe und Nerven des Trommelfells. Monatsschr. f. Ohrenhk. 1869, Nr. 5 und 6. — Brunner, Beiträge zur Anatomie und Histologie des mittleren Ohres. Leipzig 1870. — Burnett, Ueber das Vorkommen von Gefässschlingen im Trommelfell einiger niedriger Thiere. Monatsschr. f. Ohrenhk. 1872, Nr. 2. — Moos, Die Blutgefässe und der Blutgefässkreislauf des Trommelfells und Hammergriffs. Archiv f. Augen- und Ohrenhk. 1877, Bd. III. — Toldt, Handbuch der Gewebelehre. Stuttgart 1884. — Moldenhauer, Vergleichende Histologie des Trommelfells. Archiv f. Ohrenhk. 1877, Bd. XIII. — Schwalbe, Lehrbuch der Anatomie der Sinnesorgane. Erlangen 1887. — E. Zuckerkandl, Makroskopische Anatomie. In H. Schwartze's Handbuch der Ohrenhk. Leipzig 1892, Bd. I. — H. Helmholtz. Die Lehre von den Tonempfindungen als physiologische Grundlage für die Theorie der Musik. Braunschweig 1877. — V. Hensen, Physiologie des Gehörorgans. In Hermann's Handbuch der Physiologie. Leipzig 1880, Bd. III. — Platner, Diss. de morbis membr. tymp. Leipzig 1780. — Zaufal, Beiträge zu den Verletzungen des Trommelfells. Archiv f. Ohrenhk. Bd. VII und VIII. — Bürkner, Hämatom des Trommelfells in Folge von Schwangerschaft. Archiv f. Ohrenhk. Bd. XV, S. 221. — Boeck, Ueber Abscesse im Trommelfelle. Archiv f. Ohrenhk. Bd. II, S. 135. — Moos, Ueber die mechanischen Vorgänge bei der chronisch-eiterigen Trommelfellentzündung Tuberculöser. Zeitschr. f. Ohrenhk. Bd. XV, S. 271. — Kessel, Zur Myringitis villosa. Archiv f. Ohrenhk. Bd. V, S. 250. — Nassiloff, Ueber eine neue Form von Entzündung des Trommelfells (Myringitis villosa).

Centralbl. f. med. Wissensch. 1867, Nr. 11. — Marian, Trommelfellabscesse. Archiv f. Ohrenhk. 1881, Bd. XXII. — Politzer, Ueber Trommelfellnarben. Wiener med. Wochenschr. 1871, Nr. 20, und Ohrenheilkunde, 3. Aufl., S. 320. — Morpurgo, Beitrag zur Pathologie und Therapie der Perforationen der Shrapnell'schen Membran. Archiv f. Ohrenhk. 1883, Bd. XIX. — Kretschmann, Fistelöffnungen am oberen Pole des Trommelfells über dem Proc. brevis des Hammers, deren Pathogenese und Therapie. Archiv f. Ohrenhk. Bd. XXV. — Walb, Ueber Fistelöffnungen am oberen Pole des Trommelfells. Archiv f. Ohrenhk. 1888, Bd. XXVI. — Rumler, Ueber Regeneration und Narbenbildung des Trommelfells. Archiv f. Ohrenhk. Bd. XXX, S. 141. — Baratoux, De la syphilis de l'oreille. Rev. mens. par Moure. Tome V, pag. 372 und 542. — Miot, Tumeur du manche du marteau. Rev. mens. Tome VI, pag. 132. — Wendt, Zur normalen und pathologischen Histologie der Eigenschicht des Trommelfells. Archiv f. Ohrenhk. Bd. VIII, S. 215. — Habermann, Ein Fall von Knochenneubildung im Trommelfelle. Prager med. Wochenschr. 1890, Nr. 39. — Treitel, Die Rupturen des Trommelfells. Zeitschr. f. Ohrenhk. Bd. XIX, S. 115. — J. M. G. Itard, Traité des maladies de l'oreille et de l'audition. Paris 1821, Tome I—II. Ins Deutsche übersetzt. Weimar 1822. — J. A. Saissy, Essay sur les maladies de l'oreille interne. Paris 1827. Ins Deutsche übersetzt. Ilmenau 1829. — J. H. Curtis, A treatise on the Physiology and Pathologie of the ear. London 1836. — C. G. Lincke, Handbuch der theoretischen und praktischen Ohrenheilkunde. Leipzig 1837, 3 Bände. — W. Kramer, Die Erkenntniss und Heilung der Ohrenkrankheiten. Berlin 1849. — Wilde, Practical observations on Aural surgery and the nature and treatment of diseases of the ear. 1853. Ins Deutsche übersetzt. Göttingen 1855. — W. Rau, Lehrbuch der Ohrenheilkunde. Berlin 1856. — J. G. Bonnafont, Traité théorique et pratique des maladies de l'oreille et des organes de l'audition. Paris 1860. — J. Toynbee, The diseases of the ear, their nature, diagnosis and treatment. London 1860. — E. de Rossi, Le malattie dell' orecchio. Genova 1871. — John Roosa, On the diseases of the ear including the anatomy of the organ. New-York 1873. — A. v. Tröltsch, Lehrbuch der Ohrenheilkunde mit Einschluss der Anatomie des Ohres. Leipzig 1873. — Charles H. Burnett, The ear, its anatomy, physiology and diseases. Philadelphia 1877. — Arthur Hartmann, Die Krankheiten des Ohres und deren Behandlung. Berlin 1884. — Victor Urbantschitsch, Lehrbuch der Ohrenheilkunde. Wien und Leipzig 1884. — C. Miot et J. Baratoux, Traite théorique et pratique des maladies de l'oreille et du nez. Paris 1884. — H. Schwartze, Die chirurgischen Krankheiten des Ohres. Stuttgart 1884. — Albert H. Buck, Injuries and diseases of the ear. New-York 1884. — Thomas Barr, Manual of diseases of the ear. Glasgow 1884. — W. B. Dalby, Lecture on diseases and injuries of the ear. London 1885. — Vittorio Grazzi, L'orecchio, le sue malattie e la loro cura. Milano 1885. — D. Pomeroy, The Diagnosis and Treatment of diseases of the ear. New-York 1886. — V. Cozzolino, Lezioni sulle malattie dell' orecchio dettate nell' ospedale clinico di Napoli nell' anno scolastico 1885—86. Napoli 1887. — Sam. Sexton, The Ear and its Diseases. New-York 1888. — J. Gruber, Lehrbuch der Ohrenheilkunde. 1889. — F. Rohrer, Lehrbuch der Ohrenheilkunde für Studirende und Aerzte. Leipzig und Wien 1891. — Urban Pritchard, Handbook of Diseases of the Ear. London 1891. — P. Hermet, Leçons sur les maladies de l'oreilie. Paris 1892. — Schwartze, Handbuch der Ohrenheilkunde. Leipzig 1892. — Gh. Ferreri, Indirizzo pratico alla diagnosi e cura delle malattie d'orecchio specialmente nell' infanzia. Milano. Biblioteca medica contemporanea. — E. Menière, Manuel d'Otologie clinique. Paris 1895. — Brieger, Klinische Beiträge zur Ohrenheilkunde. Wiesbaden 1896. — Fabricius Hildanus, Opera quae exstant omnia. Francof. 1682, Cent. I, observ. 4. — A. v. Tröltsch, Ueber die Untersuchung des

Gehörganges und Trommelfells. Verhandl. d. phys.-med. Gesellsch. zu Würzburg. 1858, Bd. IX, S. 35. — A. Politzer, Ueber Ocularinspection des Trommelfells. Wiener med. Wochenblatt. 1862, Nr. 24. — Siegle, Der pneumatische Ohrtrichter, ein neues Instrument zur Untersuchung des Trommelfells. Deutsche Klinik. 1862, Nr. 37. — A. Politzer, Ueber die Entstehung des Lichtkegels am Trommelfelle. Archiv f. Ohrenhk. 1864, Bd. I, S. 155. — Lucae, Ueber die vortheilhafte Benützung des Planspiegels zur Beleuchtung des Trommelfells. Centralbl. f. med. Wissensch. 1869, Nr. 52. — De Rossi, L'Otoscopie binoculaire. Monatsschr. f. Ohrenhk. 1869, Nr. 12. — Trautmann, Der Gebrauch des Reflexspiegels bei der Untersuchung des Ohres und die Erzeugung vergrösserter Trommelfellbilder. Archiv f. Ohrenhk. 1873, Bd. VII, S. 89. — Voltolini, Die pneumatische Ohrlupe. Monatsschr. f. Ohrenhk. 1873, Nr. 8 und 12. — Auerbach, Ueber Ohrtrichter mit biconvexer Linse. Sitzungsber. der Naturf.-Vers. Hamburg 1876. — Jones-Macnaughton, Atlas of the diseases of the membrana tympani. London 1878. — Zaufal, Ueber den Wert des Nitze-Leiter'schen Endoskops zur Untersuchung des Gehörorganes. Archiv f. Ohrenhk. 1880, Bd. XVI, S. 188. — Czapski, Ein Ohren-(Trommelfell-)Mikroskop. Zeitschr. f. wissensch. Mikroskopie und mikroskop. Technik. 1888, Bd. V, S. 325. — Ricardo Botey, Ensagos de otoscopia intratympanica. Los Archivos intern. de Laryng., Otolog., Rinol. 1890, Nr. 6. — Toynbee, A descriptive catalogue of preparations illustrative of the diseases of the ear in the museum of Joseph Toynbee. 1857. — A. v. Tröltsch, Die Krankheiten des Trommelfells. Wiener med. Wochenschr. 1861. — Rüdinger, Atlas des Gehörorgans. München 1867. — Voltolini, Die Krankheiten des Trommelfells. Monatsschr. f. Ohrenhk. 1870—71. — Politzer, Ueber traumatische Trommelfellrupturen mit besonderer Rücksicht auf die forensische Praxis. Wiener med. Wochenschr. 1872, Nr. 35 und 36. — Zaufal, Casuistische Beiträge zu den traumatischen Verletzungen des Trommelfells. Archiv f. Ohrenhk. 1873, Bd. VII und VIII. — Herz, Ueber traumatische Rupturen des Trommelfells. Dissert. inaug. Halle a. S. 1873. — Hinton, Atlas of the diseases of the membrana tympani with descriptive text. London 1874. — Parreidt, Fall von traumatischer Ruptur des Trommelfells mit Symptomen von Labyrinthreizung. Archiv f. Ohrenhk. 1875, Bd. IX. — Bezold, Fibrinöses Exsudat auf dem Trommelfelle und im Gehörgange. Virchow's Arch. 1877, Bd. LXX. — Albert H. Buck, Syphilitic affections of the ear. Americ. Journ. of Otology. Jan. 1879. — Moos, Ueber ein traumatisches, wanderndes Hämatom des Trommelfells. Zeitschr. f. Ohrenhk. 1879, Bd. VIII. — Burnett, Perforations in the Membr. flaccida. Amer. Journ. of Otology. 1880, Bd. III, Heft 1. — Kirchner, Beiträge zur Verletzung des Gehörorganes. Aerztl. Intelligenzblatt. München 1880. — Bing, Zur Casuistik der Trommelfellentzündung. Wiener med. Blätter. 1880. — Hessler, Myringitis chron. tubercul. Arch. f. Ohrenhk. 1881, Bd. XVII, S. 48. — Katz, Fall von Cholesteatom des Schläfebeins ohne Caries. Berliner klin. Wochenschr. 1883, Nr. 4. — Hermet, Étude clinique sur certaines maladies de l'oeil et de l'oreille consécutives à la syphilis héréditaire. Par J. Hutchinson. Traduit et annoté par P. Hermet. Paris 1884. — Stacke, Myringitis tuberculosa. Archiv f. Ohrenhk. 1884, Bd. XX, S. 270. — Keller, Ruptur beider Trommelfelle und doppelseitige Labyrintherschütterung. Monatsschr. f. Ohrenhk. 1885. — Schubert, Verletzungen des Trommelfells, wandernde Ecchymosen. Archiv f. Ohrenhk. 1885, Bd. XX, S. 56. — Gradenigo, Ein neuer Fall von periodisch wiederkehrenden Ohrenblutungen bei unperforirtem Trommelfell und hysterischer Person. Arch. f. Ohrhk. Bd. XXVIII. — Bürkner, Atlas von Beleuchtungsbildern des Trommelfells. Jena 1886. — Barr, Bruch eines kleinen Stückes des Trommelfellringes vom Schläfebein beim Versuch, eine angeblich im Ohre befindliche Nadel zu entfernen. Zeitschr. f. Ohrenhk. 1886, Bd. XVI. — Baumgarten, Beitrag zur Kenntniss der Trommelfellrupturen. Archiv f. Ohrenhk. 1886, Bd. XXIII. — Morrison Ray, Ruptur beider Trommelfelle durch Fall auf den Kopf. Ausfluss von Blut, gefolgt von einer wässerigen Entleerung. Fractur des Paukentheiles beider Schläfenbeine. Zeitschr. f. Ohrenhk. 1887, Bd. XVII. — Buck, Ueber schmerzlose und nur wenig schmerzhafte Ulceration des Trommelfells, wahrscheinlich tuberculöser Natur. New-York Medical Journal. 1886. Ref. Archiv f. Ohrenhk. 1887, Bd. XXIV. — Pins, Zur Diagnose der Trommelfellperforation. Wiener med. Presse. 1888. — A. Hartmann, Ueber Veränderungen in der Paukenhöhle bei Perforation der Shrapnell'schen Membran. Deutsche medicinische Wochenschrift. 1888, Nr. 45. — Heimann, Schlag aufs Ohr. Tod in 8 Tagen. Zeitschr. f. Ohrenhk. 1889, Bd. XX. — Habermann, Fall von Knochenneubildung im Trommelfelle. Prager med. Wochenschr. 1890. — Katz, Ueber Ohrenerkrankung bei Influenza Therap. Monatshefte. 1890. — Ludewig, Tuberculose des Trommelfells. Archiv f. Ohrenhk. 1890, Bd. XXIX, S. 268. — Bing, Vorlesungen über Ohrenheilkunde. Wien 1890. E. Schmiegelow, Beiträge zur Frage von den Perforationen in der Membr. flaccida Shrapnelli. Zeitschr. f. Ohrenhk. Bd. XXI. — M. Lermoyez et F. Helme, Les staphylocoques et l'otorrhée. Annales des Maladies de l'oreille, du larynx, du nez et du pharynx. 1895, Tome XXI, Nr. 1. — Marcel Lermoyez, Rhinologie, Otologie, Laryngologie à Vienne. Paris 1894.

Erklärung der Tafeln.

18. Auf die hintere Hälfte des rechten Trommelfells begrenzte, acute Myringitis mit Röthung und tuberöser Schwellung der entzündeten Partien. Bei einem 16jährigen Knaben nach einem kalten Bade. (S. 55.)

19. Hanfkorngrosse, perlgraue Blase im vorderen, unteren Quadranten des Trommelfells (Myringitis bullosa). Bei einem 18jährigen, seit 24 Stunden an acuter Myringitis erkrankten jungen Manne. Heilung am 5. Tage der Erkrankung. Hörm. 13 cm, Flüstersprache normal. (S. 53, 54.)

20. Acute Myringitis mit Blasenbildung im hinteren, oberen Quadranten des rechten Trommelfells. Bei einem 21jährigen jungen Manne. Befund 36 Stunden nach Beginn der Erkrankung. Heilung nach 2 Tagen. Hörm. 2 m, Flüstersprache nahezu normal. (S. 53, 54.)

21. Perlartig glänzende, seröse Blase im Centrum des rechten Trommelfells. Von einem 23jährigen Manne am 3. Tage der nach einem Seebade entstandenen, acuten Myringitis. Schmerz im Beginne durch 24 Stunden, jetzt Gefühl von Völle und Sausen im Ohre. (S. 53, 54.)

22. Myringitis bullosa mit blasenförmiger Vorwölbung des linken Trommelfells. Bei einem 23jährigen Manne, 12 Stunden nach Beginn der Erkrankung. Heftiger Schmerz im Beginne der Entzündung. Heilung nach Platzen der Blase am 3. Tage der Erkrankung. Flüstersprache am 1. Tage 6 m, am 3. Tage normal. (S. 53, 54.)

23. Myringitis bullosa mit Bildung einer hanfkorngrossen, serösen Blase hinter dem Umbo. Von einem 19jährigen jungen Manne am 2. Tage der Erkrankung. (S. 53, 54.)

24. Acute Myringitis mit Bildung einer hanfkorngrossen, hämorrhagischen Blase auf der hinteren Trommelfellfalte. Von einem 60jährigen Manne. Dauer der Erkrankung 24 Stunden. Am 3. Tage trockene Ecchymose an Stelle der Blase. (S. 53, 54.)

25. Myringitis acuta mit Bildung einer den Hammergriff bedeckenden, kleinerbsengrossen, hämorrhagischen Blase an der hinteren Hälfte des Trommelfells. Von einem 20jährigen jungen Manne nach einem Bade. Befund 24 Stunden nach Beginn der Erkrankung. (S. 53, 54.)

26. Acute Myringitis mit hämorrhagischer Blasenbildung vor und hinter dem Hammergriff bei einem 17jährigen jungen Manne, 18 Stunden nach Beginn der Erkrankung. (S. 53.)

27. Abscessbildung im hinteren, unteren Quadranten des Trommelfells bei acuter Myringitis. Hammergriff injicirt, Trommelfell serös durchfeuchtet. Von einer 29jährigen Frau am 6. Tage der Erkrankung. (S. 55.)

28. Sackförmig herabhängender Abscess im hinteren, oberen Quadranten des Trommelfells, den Hammergriff bedeckend. Von einem 14jährigen, früher wiederholt an secretorischem Mittelohrcatarrh leidenden Mädchen. (S. 55.)

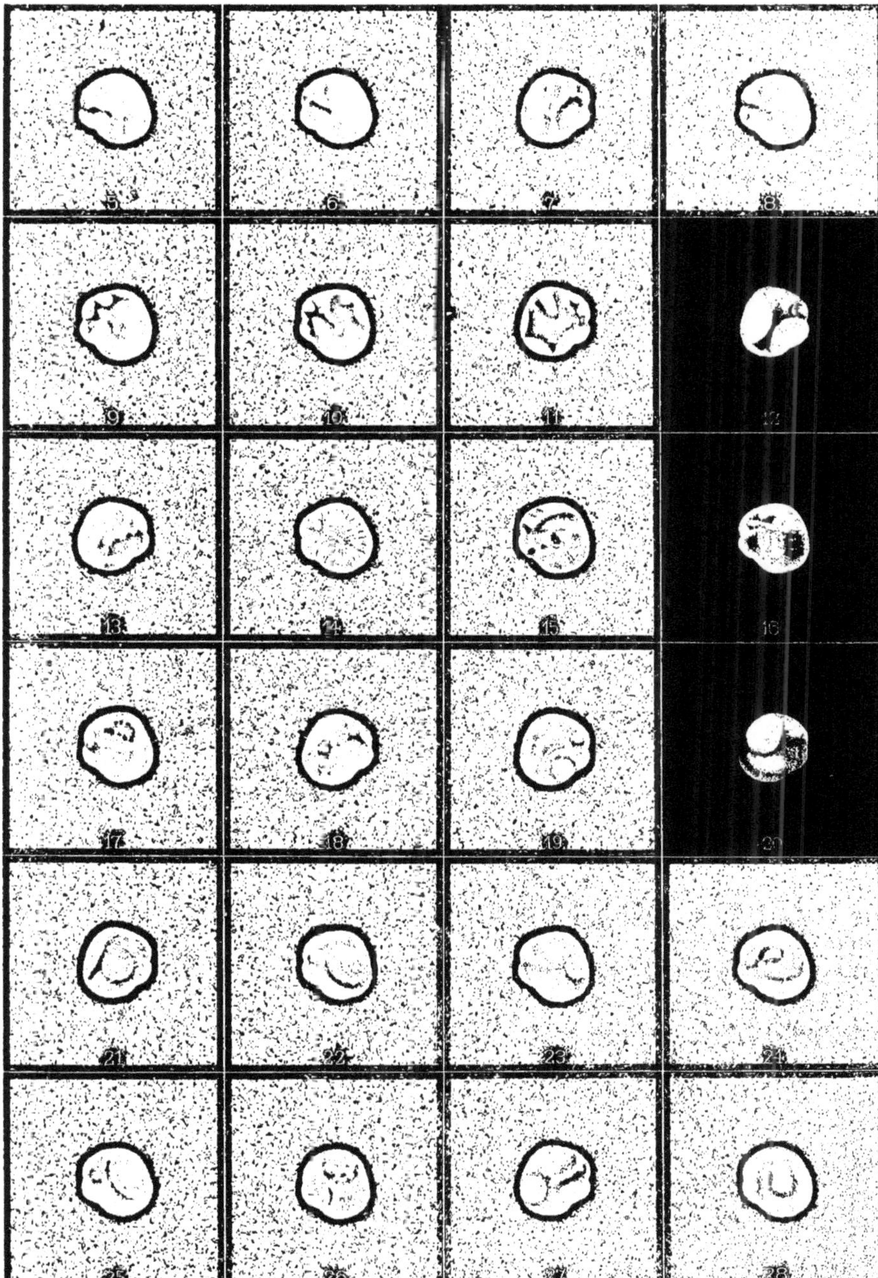

Nach d. Natur gez. v A. Politzer. Lithographie & Druck v A. Berger, Wien, VIII

Verlag v. W. Braumüller Wien & Leipzig.

Tafel II.

1. Myringitis granulosa mit umschriebener Wärzchenbildung längs des Hammergriffs und am hinteren Trommelfellsegmente. Von einem 31jährigen, seit dem 10. Lebensjahre zeitweilig an eitrigem Ausfluss leidenden Manne. (S. 57.)

2. Myringitis granulosa mit ausgebreiteter, scharf begrenzter Wärzchenbildung am unteren Trommelfellsegmente. Die granulirende Fläche mit zahlreichen punktförmigen Lichtreflexen bedeckt. Von einem seit einem halben Jahre an chronischer Myringitis leidenden, 25jährigen Studenten. Heilung nach mehrmaliger Betupfung mit Liquor ferri sesquichlorat. (S. 57.)

3. Chronische Myringitis granulosa mit Wärzchenbildung am hinteren Trommelfellsegmente. Von einem 47jährigen Manne. Dauer der Erkrankung 2½ Jahre. (S. 57.)

4. Chronische Myringitis granulosa mit Bildung hanfkorngrosser, nahezu die ganze Trommelfellfläche einnehmender Granulationen. Von einer 26jährigen Frau. Dauer der Erkrankung nicht eruirbar. (S. 57.)

5. Lineare Ruptur vor dem Hammergriff. Bei einem 25jährigen Manne nach einer vor 3 Tagen erhaltenen Ohrfeige auf die rechte Ohrgegend. Hörm. 15 cm, Flüstersprache 4 m, Rinne +. (S. 60.)

6. Mit ecchymotischen Rändern bedeckte, dreieckige Rupturöffnung vor dem Hammergriff, durch welche die normal glänzende, gelbliche Promontorialwand sichtbar ist. Befund am 4. Tage nach einer Ohrfeige bei einem 52jährigen Manne. Hörm. 2 cm, Flüstersprache ¼ m. Weber gegen das kranke Ohr lateralisirt. (S. 60.)

7. Rundliche, von ecchymotischen Rändern begrenzte Rupturöffnung vor dem Hammergriff. Von einem 19jährigen jungen Manne, 3 Tage nach einer Ohrfeige aufs linke Ohr. Hörm. 3 m, Flüstersprache 8 m. (S. 60.)

8. Von ecchymotischen Rändern begrenzte, ovale Rupturöffnung unterhalb des Hammergriffs, an einem atrophischen Trommelfelle nach Catheterismus der Eustach'schen Ohrtrompete. Von einem 60jährigen Violinvirtuosen. (S. 60.)

9. Länglichovale Rupturöffnung hinter dem Umbo, deren Ränder mit schwarzem, eingetrocknetem Blute bedeckt sind. Befund bei einem 17jährigen jungen Manne am 4. Tage nach einem erhaltenen Schlag auf das linke Ohr. Hörm. 6 m, Flüstersprache fast normal. Verschluss der Perforationsöffnung am 11. Tage nach stattgehabtem Insult. (S. 60.)

10. Mit Blutcoagulum bedeckte Rissöffnung hinter dem Hammergriff bei einem 28jährigen Jagdtreiber, dem während der Jagd der Zweig eines Strauches in das rechte Ohr eindrang. Befund am 3. Tage nach der Verletzung. (S. 61.)

11. Ovale Rupturöffnung vor dem Hammergriff nach einem vor 14 Tagen erfolgten Schlag auf das rechte Ohr mit nachfolgender Blutung und schleimig-eitrigem Ausflusse. Hörm. 0, Flüstersprache 4 cm, Knochenleitung 0. Weber nach links lateralisirt (traumatische Ruptur mit Labyrintherschütterung). (S. 60.)

12. Umschriebene Ulceration hinter dem Hammergriff in Folge von Aspergilluswucherung im äusseren Gehörgang und am Trommelfelle. Hörweite normal. Von einem 26jährigen Manne.

13. Seröse Ansammlung im unteren Trommelhöhlenraume, gelblich durchschimmernd; concave Niveaulinie der angesammelten Flüssigkeit in der Höhe des

Umbo. Bei einem 14jährigen, seit einem Jahre an Tubentrommelhöhlencatarrh leidenden Mädchen. (S. 64.)

14. Seröse Ansammlung im unteren Trommelhöhlenraume, gelblich durchschimmernd mit nahezu horizontal verlaufender Niveaulinie in der Höhe des Umbo. Von einem 25jährigen Manne. Nasenrachencatarrh. (S. 64.)

15. Ansammlung einer geringen Menge seröser Flüssigkeit im hinteren, unteren Trommelhöhlenraume. Das gelbliche Secret schimmert in Form eines Halbmondes an der hinteren, unteren Peripherie des Trommelfells durch. Von einer 17jährigen, an acutem Nasenrachencatarrh leidenden Mädchen im 3. Monate der Erkrankung. (S. 64.)

16. Retrahirtes Trommelfell mit perspectivischer Verkürzung des Hammergriffs, stark vorspringendem kurzen Fortsatze und ausgeprägtem Faltenzuge am oberen Pole des Trommelfells. Im unteren Abschnitte der Trommelhöhle schimmert ein scharf begrenzter, runder Tropfen gelben Secrets durch. Von einem 24jährigen Manne. (S. 64, 65, 68, 70.)

17. Ansammlung einer geringen Quantität von seröser Flüssigkeit im hinteren, unteren Trommelhöhlenraume. Das gelblich durchschimmernde Secret zeigt eine stark gewellte Abgrenzung gegen den lufthältigen Raum der Trommelhöhle. Von einer 35jährigen, an Nasenrachencatarrh leidenden Frau. (S. 64.)

18. Ansammlung seröser Flüssigkeit im unteren Trommelhöhlenraume, in Form eines nach unten abgerundeten, gelblichen Dreiecks durchschimmernd. Die zwei concaven Niveaulinien stossen im Winkel am Umbo zusammen. Von einem 25jährigen Manne. (S. 64, 65.)

19. Recenter Tubentrommelhöhlencatarrh, Retraction des Trommelfells mit perspectivischer Verkürzung des Hammergriffs. Ansammlung seröser Flüssigkeit im unteren Trommelhöhlenraume, gelblich durchschimmernd. Die Niveaulinie des Secrets durch eine vom Umbo nach vorn und unten ziehende, graue Linie angedeutet. Von einem 34jährigen Manne. (S. 64, 68.)

20. Seit drei Monaten dauernder Mittelohrcatarrh mit Ansammlung von grüngelblich durchschimmerndem, serösen Secret im unteren und mittleren Trommelhöhlenraume. Die Grenze zwischen Secret und lufthältigem Raume der Trommelhöhle ist durch zwei nach oben concave, graue Linien angedeutet, von welchen die vor dem Hammergriffe tiefer steht als die hinter dem Hammergriff. Befund bei dem 17jährigen Mädchen sub Nr. 15, mehrere Tage nach der ersten Untersuchung. (S. 64.)

21. Retraction des Trommelfells mit Ansammlung eines graugelb durchschimmernden Secretes in der Trommelhöhle. Im vorderen, oberen Quadranten des Trommelfells ein von einer dunkelgrauen, concaven Linie begrenzter, lufthältiger Raum in der Trommelhöhle. Von einem an luetischen Rachenulcera leidenden, 26jährigen Manne. (S. 64, 68, 70.)

22. Copiöse Ansammlung serös-catarrhalischen Secretes in der Trommelhöhle mit bouteillengrüner Verfärbung des ganzen Trommelfells. Ambossstapesgelenk durch das stark lichtbrechende Secret durchschimmernd. Von einer 27jährigen Frau. Dauer der Erkrankung 4 Wochen. Heilung nach Paracentese des Trommelfells. (S. 65.)

23. Secretorischer Mittelohrcatarrh seit 6 Wochen mit Ansammlung eines zähen, gelben Schleimes in der Trommelhöhle. Paracentese des Trommelfells im hinteren, unteren Quadranten. Hervortreten eines gelben Schleimtropfens aus der Paracentesenöffnung nach einer Lufteintreibung nach meinem Verfahren, Entfernung des Secretes, Heilung. Von einem 31jährigen Manne. (S. 68.)

24. Entzündlicher Mittelohrcatarrh mit Ansammlung von intensiv gelbem Secret im unteren Trommelhöhlenraume bei kugeliger Vorbauchung der unteren Partie des Trommelfells. Von einem 15jährigen Mädchen; seit 14 Tagen secretorischer Catarrh; seit 4 Tagen leichte, reactive Mittelohrentzündung mit

starker Gefässinjection am Hammergriff und am oberen Pole des Trommelfells. Hörm. nur im Contact. Conversationssprache in unmittelbarer Nähe des Ohres. (S. 67.)

25. Ansammlung von catarrhalischem Secrete in der Trommelhöhle, durch das Trommelfell gelbröthlich durchschimmernd. Von einem 31jährigen Manne. Hörm. 25 cm, Flüstersprache $^{2}/_{3}$ m. (S. 65, 67.)

26. Befund bei demselben Falle nach der Paracentese des Trommelfells und nach Entfernung des Secrets mittelst einer Lufteintreibung nach meinem Verfahren. Das Trommelfell erscheint lichtgrau, der frühere gelbe Farbenton vollständig geschwunden. Gehör normal. (S. 67.)

27. Gelbgrünliche Verfärbung des Trommelfells durch Ansammlung serösen Secretes in der Trommelhöhle. Im hinteren, oberen Quadranten ist eine stark lichtbrechende Luftblase im Secrete sichtbar. Von einem 41jährigen Manne. (S. 66.)

28. Schaumbildung in der Trommelhöhle nach einer Lufteintreibung nach meinem Verfahren in einem Falle von serösem Mittelohrcatarrh. Unmittelbar nach der Lufteintreibung erscheinen am Trommelfelle zahlreiche, von schillernden Contouren begrenzte, rundliche Ringe (Luftblasen im Secret), welche bald mehr, bald weniger rasch ihre Lage ändern. (S. 67.)

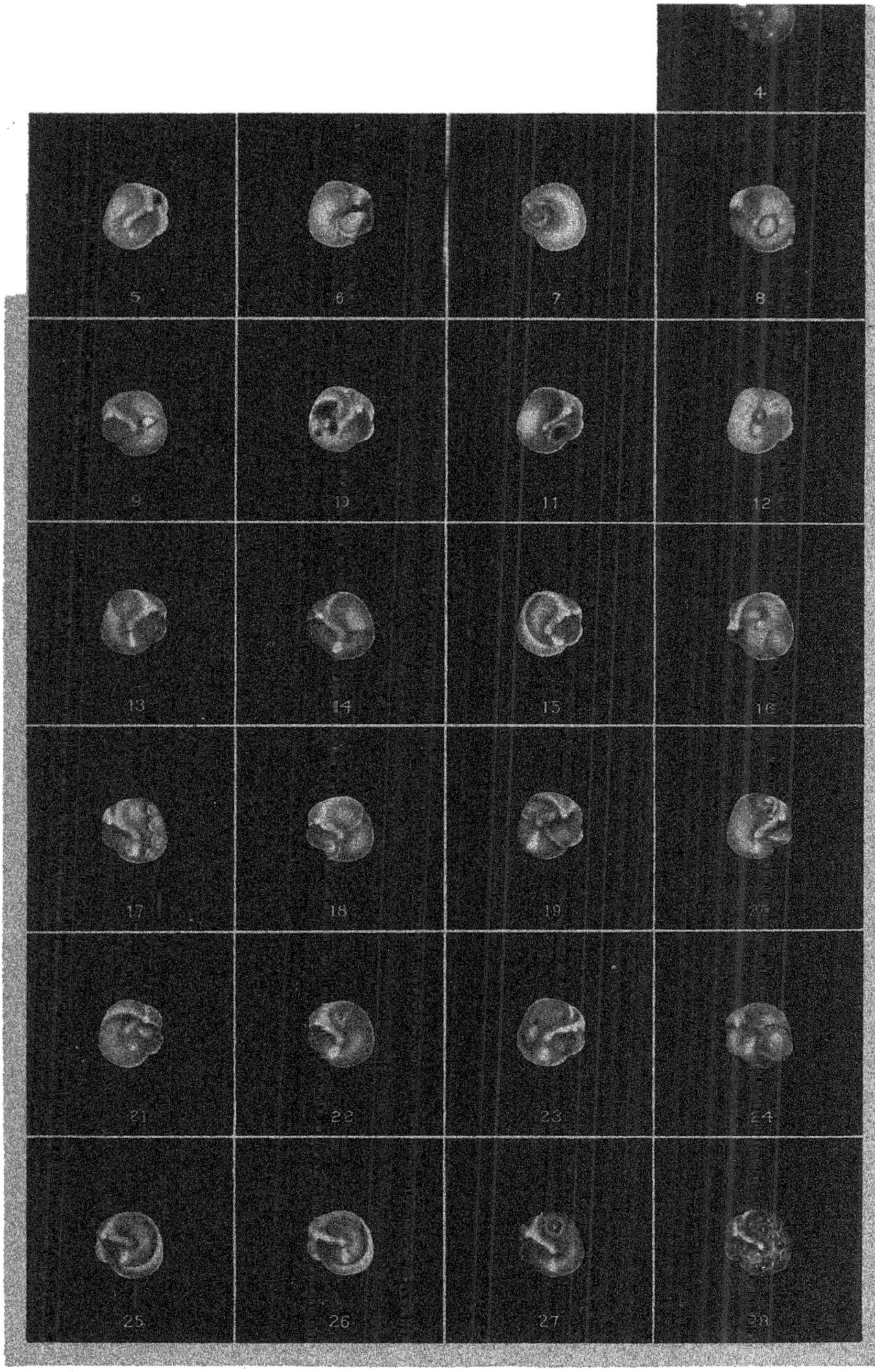

Nach d. Natur gez. v. A. Politzer.

Lithographie & Druck v. A. Berger, Wien, VIII.

Verlag v. W. Braumüller Wien & Leipzig.

Tafel III.

1. Retraction des Trommelfells. Ansammlung von Schleim in der Trommelhöhle; graugelbe Verfärbung des Trommelfells. Von einem an syphilitischer Angina leidenden, 26 jährigen Manne. Hörm. 3 cm, Conversationssprache $^3/_4$ m. (S. 66, 68, 69.)

2. Secretorischer Mittelohrcatarrh mit starker Retraction des saturirt graugelb verfärbten Trommelfells; Hammergriff perspectivisch verkürzt; der vom vorspringenden kurzen Fortsatze nach hinten und oben ziehende Faltenzug lässt die zwei seitlichen und die mittlere Falte der Membrana Shrapnelli deutlich erkennen. Von einem 28 jährigen Manne am 14. Tage der Erkrankung. (S. 66, 68, 69, 70.)

3. Starke Retraction des linken Trommelfells mit perspectivischer Verkürzung des Hammergriffs und ausgeprägtem Faltenzuge am oberen Pole des Trommelfells. Periphere Knickung des Trommelfells mit Bildung eines halbmondförmigen, linearen Lichtreflexes in der Nähe der vorderen, unteren Peripherie der Membran. Von einer 35 jährigen Frau. Hörm. 3 m, Flüstersprache 12 m. (S. 66, 68, 69, 70.)

4. Recenter Mittelohrcatarrh mit Retraction des graugetrübten Trommelfells; Hammergriff verkürzt, hintere Falte stark ausgeprägt, bogenförmig verlaufend. Von einem 30 jährigen, seit 3 Wochen nach einem Schnupfen schwerhörig gewordenen Manne. Hörm. 3 cm, Flüstersprache $1^3/_4$ m. Nach einer Lufteintreibung nach meinem Verfahren Flüstersprache 5 m. (S. 56, 68, 69, 70.)

5. Retraction des graugetrübten Trommelfells mit Verkürzung des Hammergriffs, hakenförmig vorspringendem kurzem Hammerfortsatz und ausgeprägter, nach hinten und oben verlaufender, hinterer Trommelfellfalte. Zwischen dieser Falte und der hinteren Grenzfalte des Prussak'schen Raumes eine röthliche Depression mit punktförmigem Lichtreflex. Von einem 28 jährigen Manne. Dauer der Erkrankung 2 Jahre. (S. 66, 68, 69, 70.)

6. Tubentrommelhöhlencatarrh mit starker Retraction des schiefergrau verfärbten Trommelfells; ausgeprägter Faltenzug am oberen Pole des Trommelfells, vom kurzen Hammerfortsatze ausgehend. Lichtreflex lang und verschmälert. Periphere Knickung des Trommelfells mit Bildung eines halbmondförmigen, linearen Lichtreflexes im vorderen, unteren Quadranten der Membran. Von einem 14 jährigen Knaben. Adenoide Vegetationen. (S. 66, 68, 69, 70.)

7. Retraction des schiefergrau verfärbten Trommelfells bei einem an secretorischem Mittelohrcatarrh leidenden, 17 jährigen jungen Manne; Hammergriff nach hinten und innen gezogen, verkürzt; verwaschener Lichtfleck vor dem Umbo; vom vorspringenden Processus brevis zieht die stark ausgeprägte, hintere Trommelfellfalte in Form eines sehniggrauen Bogens nach hinten und unten, um sich in der unteren Hälfte des Trommelfells zu verlieren. Dauer der Erkrankung ein Jahr. (S. 66, 68, 69, 70.)

8. Tubentrommelhöhlencatarrh bei einem 11 jährigen Knaben mit Retraction des blaugrau verfärbten Trommelfells. Hammergriff verkürzt, Processus brevis und hintere Trommelfellfalte vorspringend. Periphere Knickung des Trommelfells mit Bildung eines sichelförmigen, linearen Lichtreflexes am Firste

der geknickten vorderen, unteren Partie des Trommelfells. Flüstersprache $^1/_6$ m; nach P.'s Verfahren 3 m. (S. 66, 68, 69.)

9. Chronischer Mittelohrcatarrh mit Retraction des centralen, verdünnten Theiles des Trommelfells. Der periphere, nicht eingezogene Theil der Membran erscheint durch seine lichtgraue Farbe vom centralen Theile abgegrenzt. Hammergriff verkürzt, nach hinten und oben gerückt; punktförmiger Lichtreflex vor dem Umbo; ausgeprägter Faltenzug oberhalb des prominenten kurzen Hammerfortsatzes. Von einem 12jährigen Mädchen. Adenoide Vegetationen. (S. 66, 68, 69.)

10. Chronischer Mittelohrcatarrh mit Retraction des Trommelfells und perspectivischer Verkürzung des Hammergriffs. Die vom vorspringenden kurzen Hammerfortsatze nach hinten und unten ziehende, stark vorspringende hintere Trommelfellfalte verliert sich nach unten in die convexe Wölbung des Trommelfells. Von einer 70jährigen Frau. (S. 68, 69, 70.)

11. Chronischer Mittelohrcatarrh mit starker Retraction des getrübten Trommelfells, perspectivischer Verkürzung des Hammergriffs und starker Entwicklung der bogenförmig nach hinten und unten verlaufenden hinteren Trommelfellfalte. Von einem 51jährigen Manne. (S. 68, 69.)

12. Chronischer Mittelohrcatarrh mit Retraction des Trommelfells; scheinbare Verkürzung des Hammergriffs; der vom Processus brevis zur Membrana Shrapnelli hinziehende Faltenzug stark ausgeprägt. Von einem 45jährigen, hochgradig schwerhörigen Manne. (S. 68, 69.)

13. Chronischer Mittelohrcatarrh. Trichterförmige Einziehung des Trommelfells; durch die vom Processus brevis in starkem Bogen nach hinten und unten ziehende hintere Trommelfellfalte wird der Hammergriff vollständig maskirt. Von einer 41jährigen Frau. Dauer der Erkrankung 7 Jahre. (S. 68, 69, 70, 75.)

14. Chronischer Mittelohrcatarrh, Retraction des Trommelfells, perspectivische Verkürzung des Hammergriffs. Zwischen dem Hammergriff und der hinteren Trommelfellfalte verläuft noch eine schwach ausgeprägte, graue Falte im Bogen nach hinten und unten, um sich allmälig im hinteren Trommelfellsegmente zu verlieren. Von einer 42jährigen, hochgradig schwerhörigen Frau. (S. 68, 69, 75.)

15. Chronischer Mittelohrcatarrh mit Retraction des Trommelfells und perspectivischer Verkürzung des injicirten Hammergrifts. Die scharf ausgeprägte hintere Trommelfellfalte verläuft vom Processus brevis in starkem Bogen nach hinten und unten. Im vorderen, unteren Trommelfellsegmente eine lichtgraue, halbmondförmige Trübung. Von einem 37jährigen Manne. (S. 68, 69, 75.)

16. Chronischer Mittelohrcatarrh. Retraction des Trommelfells mit perspectivisch verkürztem Hammergriff. Die hintere Trommelfellfalte in starkem Bogen nach hinten und unten verlaufend; Faltenzug oberhalb des Proc. brevis ausgeprägt; strahlige Trübung am Umbo. Von einer 47jährigen, mässig schwerhörigen Frau. (S. 68, 69, 70, 75.)

17. Retraction des Trommelfells mit stark ausgeprägter, bogenförmig verlaufender, hinterer Trommelfellfalte; der obere Theil des retrahirten Hammergriffs durch die hintere Trommelfellfalte maskirt. Von einem 49jährigen, seit 3 Jahren an Mittelohrcatarrh leidenden Manne. Hörm. $^1/_3$ m, Flüstersprache 5 m, Rinne negativ. (S. 58, 69, 70.)

18. Retraction des Trommelfells, Hammergriff nach innen und hinten gezogen, sein unteres Ende in die Nähe der Stapes-Ambossverbindung gerückt; hintere Falte nach hinten und oben verlaufend. Das atrophische Trommelfell legt sich mit seinem hinteren Segmente an das Promontorium an; am vorderen, nicht anliegenden Theil ein durch periphere Knickung bedingter, linearer Lichtreflex. Von einem 23jährigen Manne. (S. 68.)

19. Stark retrahirtes Trommelfell; der kurze Hammerfortsatz und die hintere Trommelfellfalte wulstförmig vorspringend. Membrana Shrapnelli grubig eingesunken, mit dem Hammerhals verwachsen. Seit 20 Jahren bestehender Mittelohrcatarrh bei einem 50jährigen Manne. Hörm. $^3/_4$ m, Sprache $4^1/_2$ m. (S. 68.)

20. Retraction des Trommelfells und des Hammergriffs; unterhalb der oberen, bogenförmig verlaufenden hinteren Falte zieht vom Proc. brevis eine zweite Falte im Bogen nach hinten und unten. Von einer 33jährigen, an chronischem Mittelohrcatarrh leidenden Frau. (S. 68, 69.)

21. Chronischer Mittelohrcatarrh. Atrophie und Einziehung des Trommelfells. Vom hinteren Rande des nach hinten und innen gerückten Hammergriffs ziehen unterhalb der hinteren Falte noch mehrere kleine Fältchen im Bogen nach hinten und oben. Von einem 29jährigen Manne. (S. 68, 70.)

22. Atrophie des retrahirten Trommelfells. Vordere, untere Trommelfellpartie faltig, mit mehreren vom Umbo gegen die Peripherie speichenförmig verlaufenden, linearen Lichtreflexen; zwischen den Reflexen ebensoviele Einsenkungen des Trommelfells. Von einem 18jährigen, an chronischem Mittelohrcatarrh leidenden Mädchen. (S 68, 70, 77.)

23. Atrophie des stark eingezogenen Trommelfells mit vielen um den Umbo gruppirten, radiären Lichtreflexen am faltigen Trommelfelle; Hyperämie des hinteren, oberen Quadranten der Membran. Von einer an chronischem Mittelohrcatarrh leidenden, 39jährigen Frau. (S. 68, 70, 77.)

24. Atrophie des hinteren Trommelfellsegmentes mit blasenförmiger Vorbauchung des hinteren, oberen Quadranten der Membran; kleiner Kalkfleck vor dem Hammergriff. Chronischer Mittelohrcatarrh. Von einem 44jährigen Manne. Dauer der Erkrankung 10 Jahre. (S. 71.)

25. Atrophie des wenig retrahirten Trommelfells mit Faltenbildung und radiären Lichtreflexen um den Umbo. Im hinteren, oberen Quadranten schimmert das Ambossstapesgelenk durch. Von einem 52jährigen, sehr schwerhörigen Manne. (S. 70.)

26. Retraction des Trommelfells, Hammergriff nach hinten und oben gezogen; im vorderen, unteren Quadranten des Trommelfells zwei hirsekorngrosse, narbenähnliche Einsenkungen, die sich während der Beobachtung entwickelten. Von einem an chronischem Mittelohrcatarrh leidenden, scrophulösen, sehr schwerhörigen Mädchen. (S. 70.)

27. Normales Trommelfell; hinter dem Umbo ein rosiger Schimmer, der von der Röthung des Promontoriums herrührt. Von einem seit mehreren Jahren an progressiver Schwerhörigkeit und continuirlichen subjectiven Geräuschen leidenden Mädchen (hereditär). Rinne eclatant negativ. (Knochenneubildung in der Labyrinthkapsel; sogenannte Sclerose des Mittelohrs.) (S. 79.)

28. Normales Trommelfell; über die ganze Membran ist ein röthlicher Schimmer verbreitet, der vom Promontorium herrührt. Von einem seit 3 Jahren an progressiver Schwerhörigkeit und constanten Geräuschen leidenden, 31jährigen Manne. Hörm. 2 cm, Sprache $^1/_2$ m, Rinne negativ. Perceptionsdauer der $\bar{c}$-Stimmgabel durch die Kopfknochen verkürzt. Zur Stapesankylose führende Knochenwucherung in der Labyrinthkapsel. (S. 79.)

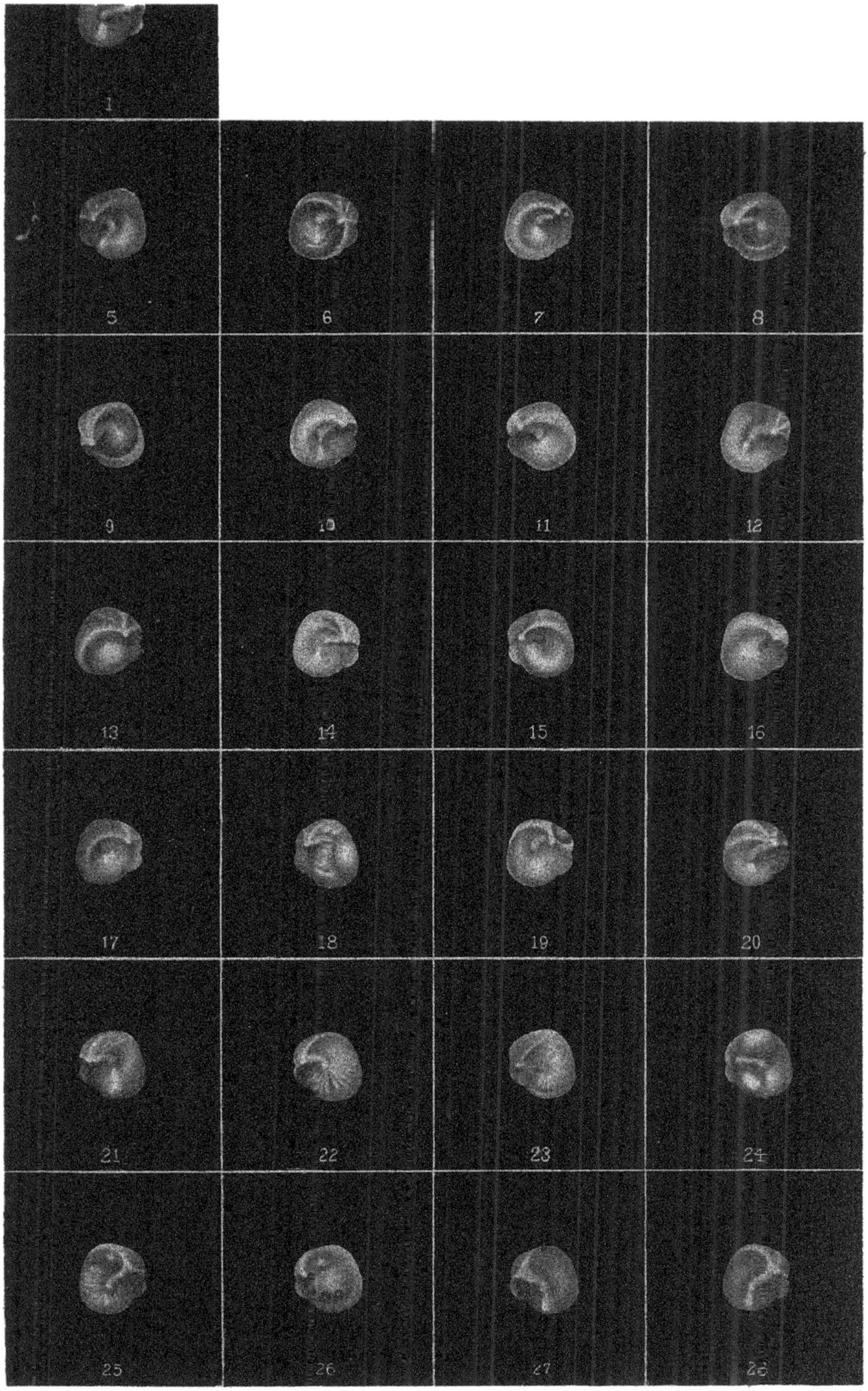

Nach d. Natur gez. v. A. Politzer. Lithographie & Druck v A. Berger, Wien, VIII

Verlag v. W. Braumüller Wien & Leipzig.

Tafel IV.

1. Intermediäre Kalkablagerung vor dem Hammergriff, die Concavität gegen den Umbo kehrend; chronischer Mittelohrcatarrh. (S. 72, 75.)

2. Unregelmässige, intermediäre Kalkablagerung im vorderen, unteren Trommelfellsegmente von einem 26jährigen, normalhörenden Manne. (S. 72, 75.)

3. Halbmondförmige, zackig geränderte Kalkablagerung hinter dem Hammergriff. (S. 72.)

4. Intermediäre, S-förmige Kalkablagerung hinter dem Hammergriff. (S. 72.)

5. Zwei halbmondförmige Kalkablagerungen, den Hammergriff zwischen sich fassend. Von einem seit einem halben Jahre an continuirlichen subjectiven Geräuschen leidenden, hochgradig schwerhörigen, 18jährigen Mädchen. (S. 72.)

6. Dreieckiger Kalkfleck vor dem Hammergriff; hinter dem Umbo zwei zusammenhängende, unregelmässige Kalkablagerungen. Am eingesunkenen hinteren, oberen Trommelfellquadranten springen die Contouren des getrennten Ambossstapesgelenkes vor. Von einem 25jährigen, seit 5 Jahren an chronischem Mittelohrcatarrh leidenden Manne. (S. 72.)

7. Centrale, runde Kalkablagerung, den Umbo umfassend. Von einem 30jährigen, seit 5 Jahren an chronischem Mittelohrcatarrh leidenden Manne. Die Hörweite für Conversationssprache auf 30 cm herabgesunken. (S. 73.)

8. Hufeisenförmige, zackig geränderte Kalkablagerung, den Hammergriff umfassend. Von einem 65jährigen Manne. (S. 73.)

9. Hufeisenförmige Kalkablagerung, den Umbo umfassend. (S. 73.)

10. Hufeisenförmige Kalkablagerung in der unteren Trommelfellhälfte. Von einem 28jährigen, seit der Kindheit schwerhörigen Manne. (S. 73, 75.)

11. Retraction des atrophischen Trommelfells, Hammergriff nach innen und hinten gerückt; fadenförmig vorspringende hintere Trommelfellfalte; vom Umbo ziehen nach hinten und oben zwei kantige Falten. Vor und unter dem Hammergriff eine ovale Kalkablagerung. Von einer an chronischem Mittelohrcatarrh leidenden, sehr schwerhörigen Frau. (S. 75.)

12. Zwei intermediäre, zackige Kalkablagerungen, den Hammergriff zwischen sich fassend. Von einem 24jährigen, nahezu normalhörenden Manne. (S. 73, 75.)

13. Halbmondförmige, sehniggraue, an den Rändern verwaschene Trübung hinter dem Hammergriff. Von einem 26jährigen, an chronischem Mittelohrcatarrh leidenden jungen Manne. (S. 72, 75.)

14. Hufeisenförmige, den Hammergriff umfassende, an den Rändern verwaschene Trübung, innerhalb welcher der centrale, nicht getrübte Theil des Trommelfells dunkel erscheint. Von einem 16jährigen, an chronischem Mittelohrcatarrh leidenden Manne. (S. 72, 75.)

15. Fleckige Trübung des ganzen Trommelfells. Von einem hochgradig schwerhörigen, 60jährigen Manne. (S. 72, 75.)

16. Nicht scharf begrenzte, fleckige Trübungen von kalkartigem Aussehen. Von einer 43jährigen, mässig schwerhörigen Frau. (S. 72, 75.)

17. Milchglasähnliche, verwaschene Trübung, den Hammergriff hufeisenförmig umgebend. Faltenzug über dem Proc. brevis scharf ausgeprägt. Von einer 38jährigen, seit vielen Jahren an Mittelohrcatarrh leidenden, sehr schwerhörigen Frau. (S. 72.)

18. Diffuse Trübung des retrahirten Trommelfells; hinter dem Hammergriff eine halbmondförmige, dichtere Trübung. Von einem 52jährigen, an chronischem Mittelohrcatarrh leidenden, sehr schwerhörigen Manne. (S. 72.)

19. Verästigte Trübung mit strahlenförmigen Ausläufern hinter dem Hammergriff, von Verdickung des faserigen Balkenwerks an der Mucosa des Trommelfells herrührend. Von einem an chronischem Mittelohrcatarrh leidenden, mässig schwerhörigen Manne. (S. 72.)

20. Sternförmig verästigte Trübung hinter dem Hammergriff, bedingt durch Verdickung des der Mucosa angehörigen, faserigen Balkenwerks. Von einem 38jährigen, leichtgradig schwerhörigen Manne. (S. 72.)

21. Diffuse, milchglasähnliche, totale Trübung des Trommelfells. Von einer seit vielen Jahren an chronischem Mittelohrcatarrh leidenden, sehr schwerhörigen Frau. (S. 74.)

22. Diffuse, totale Trübung des Trommelfells mit scheinbarer Verbreiterung des Hammergriffs. Von einem 43jährigen, seit 8 Jahren an chronischem Mittelohrcatarrh leidenden Manne. Sprache auf 5 m herabgesunken. (S. 74, 75.)

23. Diffus getrübtes und pigmentirtes Trommelfell mit Retraction des Hammergriffs. Von einer seit mehreren Jahren an chronischem Mittelohrcatarrh leidenden, mässig schwerhörigen Frau. (S. 75.)

24. Chronischer Mittelohrcatarrh. Diffus getrübtes, stark retrahirtes Trommelfell; die vorspringende, gerade gestreckte hintere Falte geht in das convexe hintere Trommelfellsegment über. Von einem hochgradig schwerhörigen Manne. Dauer der Ohrerkrankung nicht bestimmbar. (S. 74, 75.)

25. Chronischer Mittelohrcatarrh. Diffuse, sehniggraue Trübung des ganzen Trommelfells ohne Retraction des Hammergriffs. Von einer hochgradig schwerhörigen, 40jährigen Frau. (S. 74, 75.)

26. Chronischer Mittelohrcatarrh. Milchige Trübung des vorderen, unteren Trommelfellsegmentes. Hammergriff wenig retrahirt, hintere Falte schwach entwickelt, die Umgebung des Proc. brevis hyperämisch. Von einem mässig schwerhörigen Manne. (S. 74.)

27. Diffuse, blaugraue Trübung des Trommelfells; die periphere Randzone weiss, verdickt. Hammer wenig eingezogen, hintere Falte geradegestreckt, nach hinten und oben ziehend. Von einer seit 9 Jahren in Folge chronischen Mittelohrcatarrhs schwerhörigen Frau. (S. 75.)

28. Diffuse, schiefergraue Trübung des Trommelfells. Hammergriff in der Mitte scharf abgesetzt, die Nabelgegend abgeflacht, bei Prüfung mit dem Siegle'schen Trichter sehr beweglich (Loslösung des unteren Hammergriffendes vom Trommelfelle). Von einem seit der Kindheit schwerhörigen Manne. (S. 133.)

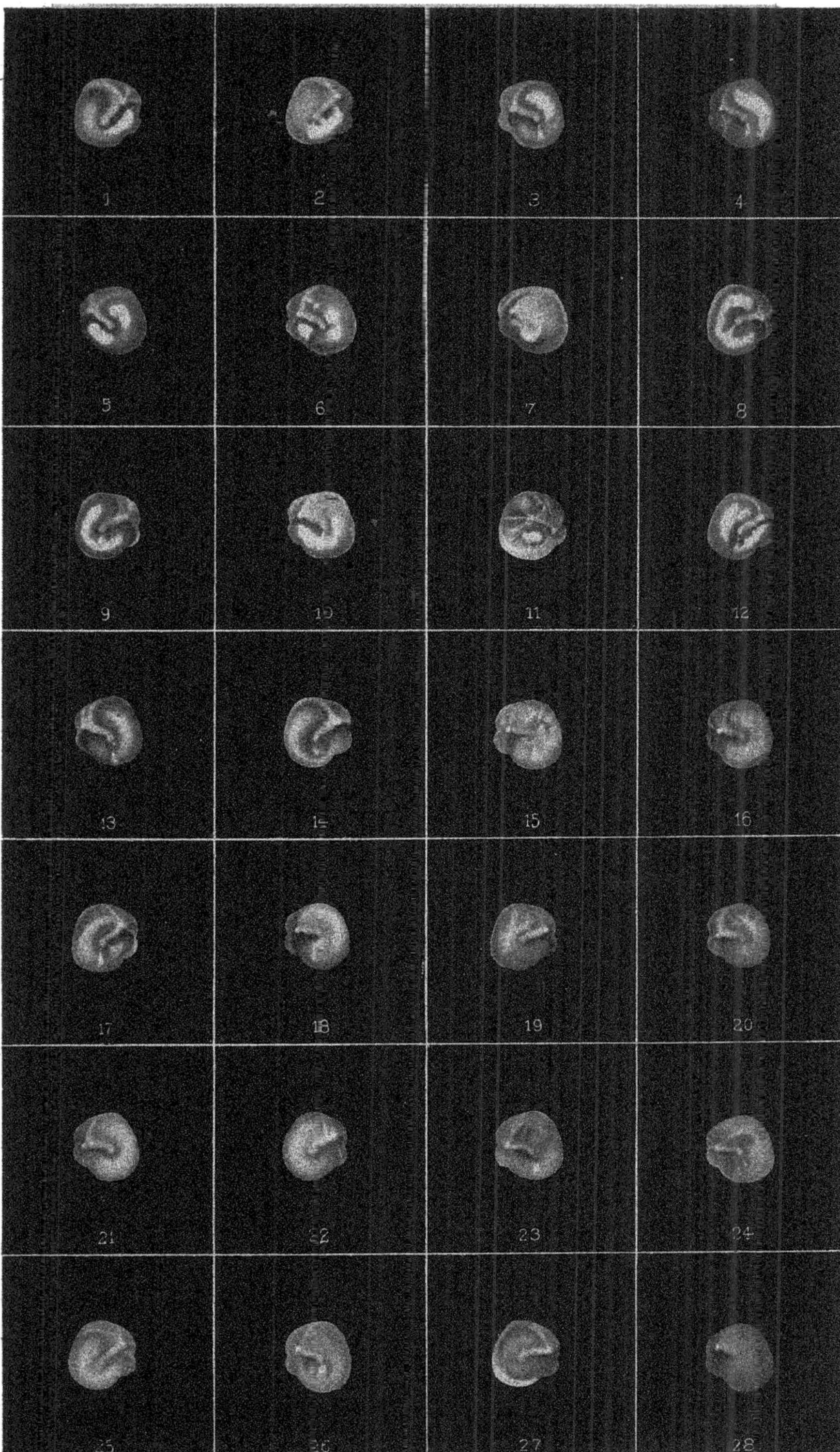

Nach d. Natur gez. v. A. Politzer. Lithographie & Druck v. A. Berger, Wien. VIII

Verlag v. W. Braumüller Wien & Leipzig.

Tafel V.

1. Acute Mittelohrentzündung leichteren Grades; Hammergriffgefässe und hinterer, oberer Trommelfellquadrant stark injicirt; Trommelfell bleigrau, Cutisschichte gestrichelt, serös durchfeuchtet. Von einem 58jährigen Manne am 3. Tage der Erkrankung. Hörm. 10 cm, Flüstersprache 15 cm. (S. 81.)

2. Acute Mittelohrentzündung mit mässiger Retraction des Hammergriffs und stärkerer Entwicklung der hinteren Trommelfellfalte; Injection der Hammergriffgefässe; im unteren Abschnitte des Trommelfells schimmert das am Boden der Trommelhöhle angesammelte, eiterige Secret in Form eines Hypopiums grünlichgelb durch. Von einem 55jährigen, an Influenza erkrankten Manne am 4. Tage der Erkrankung. (S. 81.)

3. Acute Mittelohrentzündung; am hinteren Trommelfellsegmente zwei dunkelrothe, rundliche, glänzende Prominenzen (entzündliche Infiltration der Cutisschichte), den Hammergriff bis in die Nähe des Umbo bedeckend. Das übrige Trommelfell grau, serös durchfeuchtet. Befund bei einem 47jährigen Manne, 5 Stunden nach Beginn der Entzündung. Flüstersprache 5 m. (S. 82.)

4. Befund bei demselben Kranken 24 Stunden später. Zu den früheren Infiltraten sind am unteren und vorderen Trommelfellsegmente zwei neue, rundliche Infiltrate hinzugetreten. Flüstersprache 3 m. (S. 82.)

5. Otitis media acuta; die hintere Trommelfellhälfte durch Infiltration der Cutisschichte geschwellt, geröthet und vorgebaucht, die macerirte Epidermis zerklüftet, Hammer verdickt, vom vorderen Trommelfellsegmente nur ein schmaler, dunkelgrauer Saum sichtbar. Von einem 21jährigen Manne am 2. Tage der Erkrankung. (S. 81.)

6. Acute Mittelohrentzündung mit hämorrhagischen Blasen am Trommelfelle. Von einem 31jährigen Manne am 5. Tage der Erkrankung. Flüstersprache 10 cm. (S. 82.)

7. Intercurrirende acute Mittelohrentzündung bei chronischem Mittelohrcatarrh nach einer medicamentösen Injection in die Trommelhöhle. Hämorrhagische Infiltration und Vorbauchung des Trommelfells. Im unteren Trommelfellabschnitte ein hirsekorngrosser Abscess in der Cutis. Von einer 36jährigen Frau, 24 Stunden nach der Injection. (S. 82.)

8. Acute Mittelohrentzündung im Stadium der Abnahme. Trommelfell getrübt und retrahirt, hintere Falte bogenförmig vorspringend; am vorderen Trommelfellsegmente mehrere zum Umbo hinziehende Gefässästchen, an der hinteren Trommelfellhälfte schwarzrothe Ecchymosen. Von einem 13jährigen Mädchen am 8. Tage der Erkrankung. Flüstersprache 10 m. (S. 84.)

9. Acute Mittelohrentzündung im Abnehmen. Proc. brevis bereits sichtbar, Hammergriff durch das injicirte Gefässbündel verdeckt; am grau getrübten Trommelfelle verlaufen von der Peripherie gegen das Centrum zahlreiche, geschlängelte Gefässästchen. Von einem 22jährigen Manne am 11. Tage der Erkrankung. (S. 84.)

10. Acute Mittelohrentzündung mit kugeliger Vorwölbung des hinteren, oberen Trommelfellsegmentes, welche die untere Hälfte des Ham-

mergrifts verdeckt. Im unteren Abschnitte der Vorwölbung schimmert gelbliches Exsudat durch, das sich vom oberen, lufthältigen Theil durch eine Niveaulinie abgrenzt. Von einem 30jährigen Mädchen am 6. Tage der Erkrankung. (S. 67.)

11. Acute Mittelohrentzündung. Die hintere, obere Trommelfellpartie in Form einer den Hammergriff theilweise verdeckenden, gelblichen Blase vorgebaucht; die Umgebung der Vorwölbung stark injicirt, das übrige Trommelfell serös durchfeuchtet. Von einem 37jährigen Manne am 3. Tage der Erkrankung. (S. 82.)

12. Acute Entzündung des äusseren Attic; die Membrana Shrapnelli in Form eines rothen, glänzenden Wulstes vorgebaucht, der, den Hammergriff verdeckend, bis unterhalb des Umbo reicht. Von einem 18jährigen Manne am 8. Tage der Erkrankung, am folgenden Tage Perforation des vorgebauchten Wulstes an seiner Spitze; Otorrhoe durch 6 Tage. (S. 139, 140.)

13. Befund bei demselben Kranken am 17. Tage der Erkrankung nach dem Sistiren der Eiterung. Die frühere Vorbauchung der Membrana Shrapnelli bedeutend verkleinert, Hammergefässe noch injicirt, Gehör nahezu normal. (S. 140.)

14. Acute Entzündung des äusseren Attic mit Vorwölbung der Membrana Shrapnelli in Form eines den Proc. brevis bedeckenden Eitersackes, Trommelfell serös durchfeuchtet, grau getrübt. Von einem 19jährigen Manne am 3. Tage der Erkrankung. (S. 139.)

15. Subacute Mittelohrentzündung. Das Trommelfell getrübt, durch Exsudatansammlung in der Trommelhöhle grünlich verfärbt, der intermediäre Theil der Membran vorgebaucht; radiäre Gefässinjection. Von einem 21jährigen Mädchen in der 3. Woche der schmerzlos verlaufenden Erkrankung. (S. 84.)

16. Acute, eiterige Mittelohrentzündung. Trommelfell stark geröthet, geschwellt und ecchymosirt; hinter dem Hammergriff schimmert an einer umschriebenen, rundlichen Stelle eiteriges Exsudat durch. Von einem 32jährigen Manne am 4. Tage der Erkrankung. (S. 89.)

17. Acute, eiterige Mittelohrentzündung. Trommelfell stark geröthet; vom Hammer nur der kurze Fortsatz sichtbar. Die hintere Hälfte des Trommelfells durch Exsudat vorgebaucht; im unteren Abschnitte der graugelben Vorbauchung Ansammlung eiterigen Exsudats. Von einem 11jährigen Knaben am 14. Tage der Erkrankung; am 16. Tage Perforation und Eiterung, Heilung nach sechswöchentlicher Dauer der Ohraffection. (S. 88.)

18. Befund am linken Trommelfelle bei demselben Kranken; die hintere Trommelfellhälfte ist durch gelbgrünlich durchschimmerndes Exsudat in der Trommelhöhle sackförmig vorgebaucht, Hammergriff verdeckt, vordere Trommelfellpartie serös durchfeuchtet. Vor 6 Wochen Otorrhoe, die seit 4 Tagen sistirte. Paracentese, Heilung. (S. 89.)

19. Acute, eiterige Mittelohrentzündung. Trommelfell grau, geröthet, die hintere Trommelfellhälfte konisch vorgewölbt, an der Spitze der Vorwölbung schimmert grünlicher Eiter durch. Von einem 15jährigen Knaben am 5. Tage der Erkrankung. (S. 89.)

20. Acute, eiterige Mittelohrentzündung. Trommelfell grauroth, Hammertheile unsichtbar, im hinteren, oberen Quadranten eine kleinerbsengrosse, grünliche Vorbauchung. Von einer 32jährigen Frau am 3. Tage der Erkrankung. Durchbruch des Trommelfells am folgenden Tage. (S. 89.)

21. Acute, eiterige Mittelohrentzündung. Befund nach dem Sistiren der Eiterung am 9. Tage der Erkrankung. Trommelfell grauroth, trocken; im hinteren, oberen Quadranten nach der Luftdouche eine runde, blasenförmige Vorbauchung, in deren unterem Abschnitte eiteriges Exsudat lagert, das sich vom lufthaltigen Raume scharf abgrenzt. Von einem 19jährigen Mädchen. (S. 67, 83.)

22. Acute, eiterige Mittelohrentzündung. Trommelfell bleigrau, serös durchfeuchtet; das hintere, obere Trommelfellsegment in Form einer grauen Blase kugelig vorgewölbt. Von einer 78jährigen Frau am 4 Tage der Erkrankung. (S. 67, 83.)

23. Acute, eiterige Mittelohrentzündung; andauernde Schmerzen ohne Durchbruch der Membran; Paracentese des Trommelfells, darnach Otorrhoe, die nach 8 Tagen sistirt; zwei Tage später hinter dem Umbo ein hanfkorngrosser, grünlicher Eitersack am graurothen Trommelfelle. Von einem 22jährigen Manne. (S. 83.)

24. Recidivirende, acute, eiterige Mittelohrentzündung. Anfangs Otorrhoe 12 Stunden nach Beginn, durch zwei Tage dauernd. Nach 8 Tagen Recidive mit zeitweiliger Otorrhoe. Befund drei Tage später: die hintere Hälfte des Trommelfells grünlichgelb, kugelig vorgebaucht, den Hammergriff bedeckend. Von einem 28jährigen Mädchen. (S. 89.)

25. Acute, eiterige Mittelohrentzündung vor dem Durchbruch des Trommelfells. Das obere Trommelfellsegment in Form einer grünlichen, gerötheten Geschwulst vorgebaucht. Von einem 39jährigen Manne am 2. Tage der Erkrankung. (S. 89.)

26. Acute, eiterige Mittelohrentzündung. Hirsekorngrosser Abscess unter dem Umbo, hintere Trommelfellhälfte vorgebaucht. Von einem 30jährigen Diabetiker, 6 Stunden nach Beginn der Erkrankung; am folgenden Tage Durchbruch der Membran an der Stelle des Abscesses. (S. 89.)

27. Acute, eiterige Mittelohrentzündung vor dem Durchbruch des Trommelfells. Das hintere, obere Trommelfellsegment durch Eiteransammlung kugelig vorgebaucht. Von einem 28jährigen Manne am 5. Tage der Erkrankung. (S. 82.)

28. Acute, eiterige Entzündung im Attic ext.; Membrana Shrapnelli, als grünliche Eiterblase vorgebaucht, die obere Hälfte des Trommelfells stark injicirt. Von einem 49jährigen Manne am 5. Tage der Erkrankung. Paracentese der Membrana Shrapnelli, kurzdauernde Eiterung, Heilung. (S. 139.)

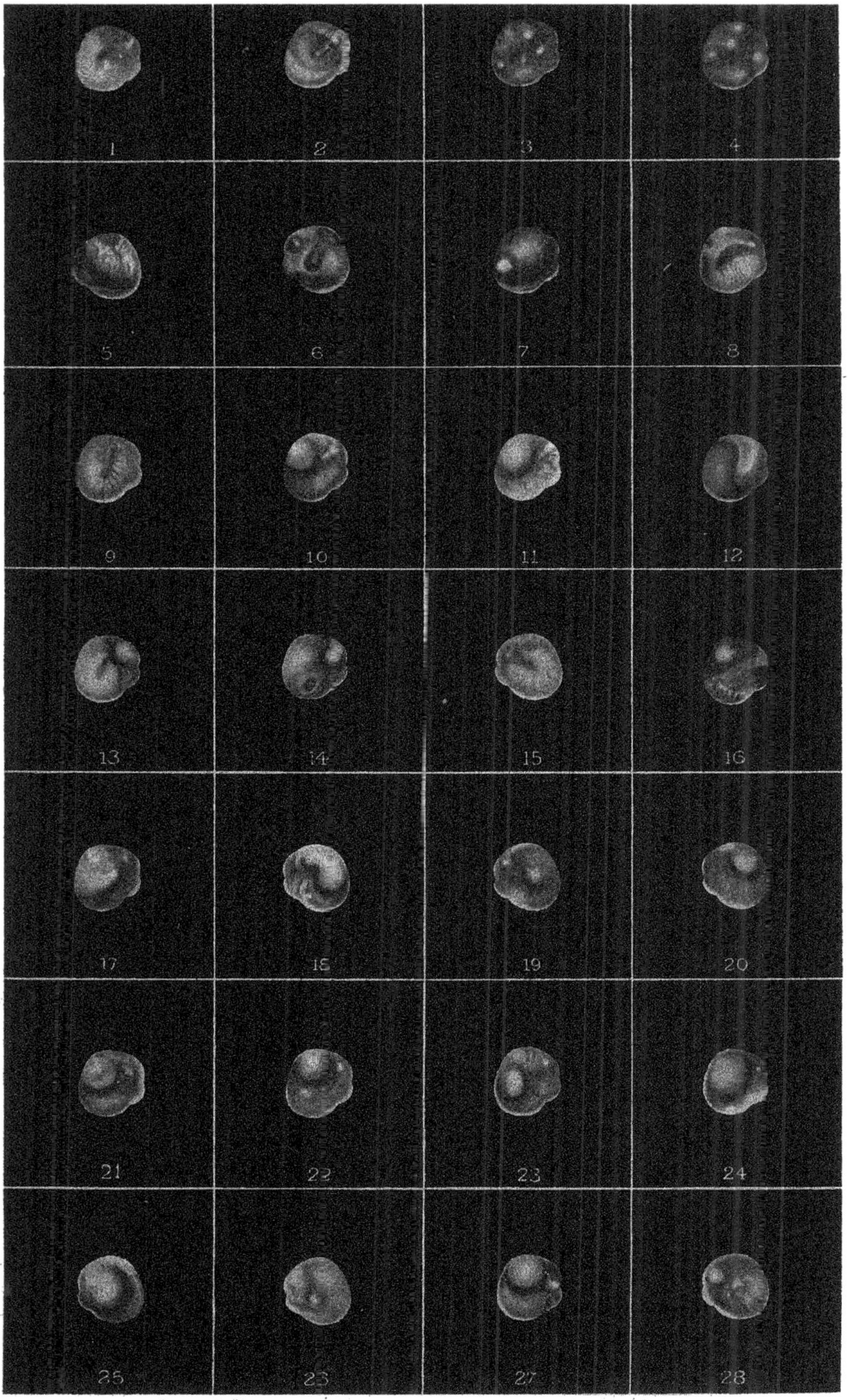

Nach d. Natur gez. v. A. Politzer. Lithographie & Druck v. A. Berger, Wien, VIII.

Verlag v. W. Braumüller Wien & Leipzig.

Tafel VI.

1. Acute, eiterige Mittelohrentzündung nach erfolgtem Durchbruch des Trommelfells. Im hinteren, oberen Quadranten eine hanfkorngrosse Perforationsöffnung, aus welcher eiteriges Secret gegen die untere Peripherie des Trommelfells abfliesst. Von einem 32jährigen Manne am 10. Tage der Erkrankung. (S. 91.)

2. Acute, eiterige Mittelohrentzündung. Trommelfell grau mit einer dünnen Schichte von Exsudat belegt; im vorderen, unteren Quadranten eine runde, hirsekorngrosse, mit Secret verlegte Perforationsöffnung. Von einem 39jährigen Manne am 14. Tage der Erkrankung; die Otorrhoe soll eine Stunde nach Beginn der schmerzhaften Entzündung eingetreten sein. (S. 91.)

3. Acute, eiterige Mittelohrentzündung. Trommelfell gleichmässig geröthet, in der Nabelgegend eine $1^1/_2$ mm grosse, runde Perforationsöffnung; pulsirender Lichtreflex auf dem die Oeffnung ausfüllenden Secrete. Von einer 43jährigen Frau, 14 Tage nach Beginn der Entzündung. (S. 91.)

4. Acute, eiterige Mittelohrentzündung; centrale, stecknadelkopfgrosse Perforation mit pulsirendem Lichtreflex; Trommelfellrest grauroth, Hammertheile nicht sichtbar. Von einem 53jährigen Manne in der 5. Woche nach Beginn der Erkrankung. (S. 91.)

5. Befund bei demselben Kranken, 8 Tage später; die Perforationsöffnung durch eine graugelbe Narbe geschlossen, zu der von der unteren Peripherie mehrere geschlängelte Gefässchen hinziehen. Trommelfell grau, trocken, Processus brevis sichtbar. (S. 94.)

6. Acute, eiterige Mittelohrentzündung; Trommelfell grauroth durchfeuchtet; durch die Perforationsöffnung im hinteren, unteren Quadranten drängt sich ein Eitertröpfchen vor. (S. 91.)

7. Acute, eiterige Mittelohrentzündung. Hanfkorngrosse Perforation vor dem Hammergriff. Trommelfell grauroth. Im hinteren Abschnitte ein hirsekorngrosser Abscess. Hammertheile nicht sichtbar. Von einem 25jährigen Manne am 5. Tage der Erkrankung. (S. 91.)

8. Acute, eiterige, tuberculöse Mittelohrentzündung; vordere Hälfte des Trommelfells stark geröthet, hintere blassgelb. Hinter dem Umbo zwei prominirende Tuberkelknötchen, zu denen von oben ein einzelnes Gefässreiserchen hinzieht; oberhalb des Knötchens zwei kleine, nadelstichgrosse Oeffnungen. Von einem 25jährigen, tuberculösen Eisendreher am 5. Tage nach Beginn der Erkrankung. (S. 91, 92.)

9. Befund bei demselben Kranken drei Tage später. Die Tuberkelknötchen am Trommelfell sind zerfallen; an deren Stelle, wie an der der zwei kleinen Perforationen ist eine kleinlinsengrosse, von einem gelbgrauen Wall umgebene Perforationsöffnung sichtbar. Der Trommelfellrest allenthalben stark geröthet. (S. 91, 92.)

10. Acute, eiterige Mittelohrentzündung; zitzenförmige Elevation im hinteren, oberen Quadranten des Trommelfells. An der Spitze ein kleines Eitertröpfchen. Von einem 6jährigen Mädchen am 26. Tage der Erkrankung. (S. 92.)

11. Acute, eiterige Mittelohrentzündung. Vordere Hälfte des Trommelfells durch die vordere Gehörgangswand maskirt. Hintere, obere Partie des Trommelfells zitzenförmig vorgebaucht; an der Spitze ein glänzendes Eitertröpfchen. Von einem 22jährigen Mädchen, 3 Wochen nach Beginn der Entzündung. (S. 92.)

12. Acute, eiterige Mittelohrentzündung. Zitzenförmige Vorbauchung des hinteren, oberen Trommelfellquadranten; durch die an der Spitze der Vorbauchung befindliche Oeffnung quillt etwas Eiter hervor. Von einem 18jährigen Mädchen, 14 Tage nach Beginn der Erkrankung. Abscess im Warzenfortsatze. Aufmeisselung der Abscesshöhle. Heilung unter Rückbildung der Zitze am Trommelfelle. (S. 92.)

13. Acute, eiterige Mittelohrentzündung. Trommelfell grauroth, geschwellt; durch die Perforationsöffnung in der unteren Hälfte der Membran drängt sich eine dunkelrothe Granulation aus der Trommelhöhle hervor. Von einer 52jährigen Frau, 25 Tage nach Beginn der Erkrankung. (S. 95.)

14. Acute, eiterige Mittelohrentzündung. Trommelfell durch Auflockerung der Epidermislage gelblichgrau. Proc. brevis deutlich sichtbar. Unterhalb des Umbo eine nadelstichgrosse Perforation. Von einem 33jährigen Manne am 12. Tage der Erkrankung. Heilung nach Vernarbung der Perforationsöffnung. (S. 91.)

15. Acute, eiterige Mittelohrentzündung. Runde, von einem lichten Wulst begrenzte Perforationsöffnung unterhalb des Umbo mit pulsirendem Lichtreflex. Hammer sichtbar, hintere Hälfte des Trommelfells grauroth. Von einem 34jährigen, an Syphilis leidenden Manne, 2 Monate nach Beginn der Erkrankung. Otorrhoe erst seit 3 Wochen. (S. 91.)

16. Acute Mittelohreiterung. Centrale, pulsirende Perforation. Proc. brevis sichtbar. Trommelfell ungleichmässig rothgrau gefärbt. Von einem 33jährigen Manne nach Typhus. Dauer 10 Jahre. (S. 91.)

17. Chronische Mittelohreiterung. Hanfkorngrosse, dunkelrothe Perforation im vorderen, unteren Quadranten des Trommelfells. Proc. brevis sichtbar. Trommelfell bleigrau gefärbt. Von einem 51jährigen, seit der Kindheit an eiterigem Ausfluss leidenden Manne. (S. 98.)

18. Chronische Mittelohreiterung post Scarlatinam. Kleinlinsengrosse, dunkelrothe Perforation unterhalb des Umbo. Trommelfell schmutziggrau; Hammertheile schwach durchschimmernd. Von einem 33jährigen, seit der Kindheit zeitweilig an eiterigem Ausfluss leidenden Manne. Letzte Recidive seit 10 Tagen. (S. 98.)

19. Chronische Mittelohreiterung. Stecknadelkopfgrosse, dunkle Perforation im vorderen, unteren Quadranten mit aufgewulsteten Rändern. Trommelfell ungleichmässig graugelb tingirt. Proc. brevis deutlich markirt. Injection der Hammergriffgefässe. Von einem 33jährigen Manne. Dauer der Erkrankung 20 Jahre. Recidive der Eiterung seit 3 Monaten. (S. 98.)

20. Chronische Mittelohreiterung. Herzförmige Perforation unterhalb des Umbo. Auf der gerötheten Promontoriumschleimhaut ein punktförmiger Lichtreflex. Trommelfellrest schmutziggrau getrübt. Proc. brevis schwach durchschimmernd. Von einem 36jährigen Manne. Dauer der Erkrankung 7 Jahre. (S. 98.)

21. Chronische Mittelohreiterung. Flaschenkürbisartige Perforation in der Mitte des Trommelfells. Promontoriumschleimhaut scharlachroth glänzend. Trommelfellrest sehniggrau getrübt. Hammertheile nicht sichtbar. Von einem 12jährigen Knaben nach einem vor 6 Jahren überstandenen Typhus. (S. 98.)

22. Chronische Mittelohreiterung. Flaschenförmige, centrale Perforation. Promontoriumschleimhaut hellroth mit punktförmigen Lichtreflexen.

bedeckt. Trommelfellrest schmutziggrau. Hinter und über dem Hammergriff eine leichte Einsenkung. Von einem 22jährigen, seit der Kindheit zeitweilig an Otorrhoe leidenden Manne (S. 98.)

23. Chronische Mittelohreiterung. Centrale, linsengrosse Perforation. Mittelohrschleimhaut dunkelroth. Trommelfellrest ungleichmässig grauroth. Vom Hammer nur der Proc. brevis sichtbar. Von einem seit 6 Jahren an Otorrhoe leidenden, 17jährigen jungen Manne. (S. 98.)

24. Chronische Mittelohreiterung. Centrale, kleinlinsengrosse Perforation. Trommelfellrest bleigrau. Hammer schwach durchschimmernd. Von einem 15jährigen Knaben. (S. 98.)

25. Chronische Mittelohreiterung. Ovale Perforation unterhalb des Umbo. Die freistehenden Perforationsränder werfen einen deutlichen Schatten auf die hellgeröthete Schleimhaut der inneren Trommelhöhlenwand. Trommelfellrest grau getrübt. Hammergriff nach hinten und innen gezogen. Kurzer Fortsatz und hintere Falte stark vorspringend. Von einem 22jährigen, scrophulösen Mädchen. Dauer der Erkrankung 8 Monate. (S. 98.)

26. Chronische Mittelohreiterung. Nierenförmige Perforation unterhalb des Umbo. Trommelfellrest grau getrübt. Epidermis aufgelockert. Nur der obere Theil des Hammergriffs durchschimmernd. Von einem 9jährigen Mädchen. Dauer der Ohraffection 2 Jahre. (S. 98.)

27. Chronische Mittelohreiterung. Nierenförmige Perforation unterhalb des Umbo. Trommelhöhlenschleimhaut stark geröthet und glänzend. Trommelfellrest schmutziggrau. Proc. brevis und hintere Falte schwach angedeutet. Von einem 10jährigen, seit 6 Jahren an scarlatinös-diphtheritischer Mittelohreiterung leidenden Knaben. (S. 98.)

28. Chronische Mittelohreiterung. Herzförmige Perforation unterhalb des Umbo. Trommelhöhlenschleimhaut stark geröthet und aufgewulstet. Trommelfellrest grau getrübt. Vom Hammer nur der kurze Fortsatz sichtbar. Von einem 20jährigen Manne. Dauer der Erkrankung 3 Jahre. (S. 98.)

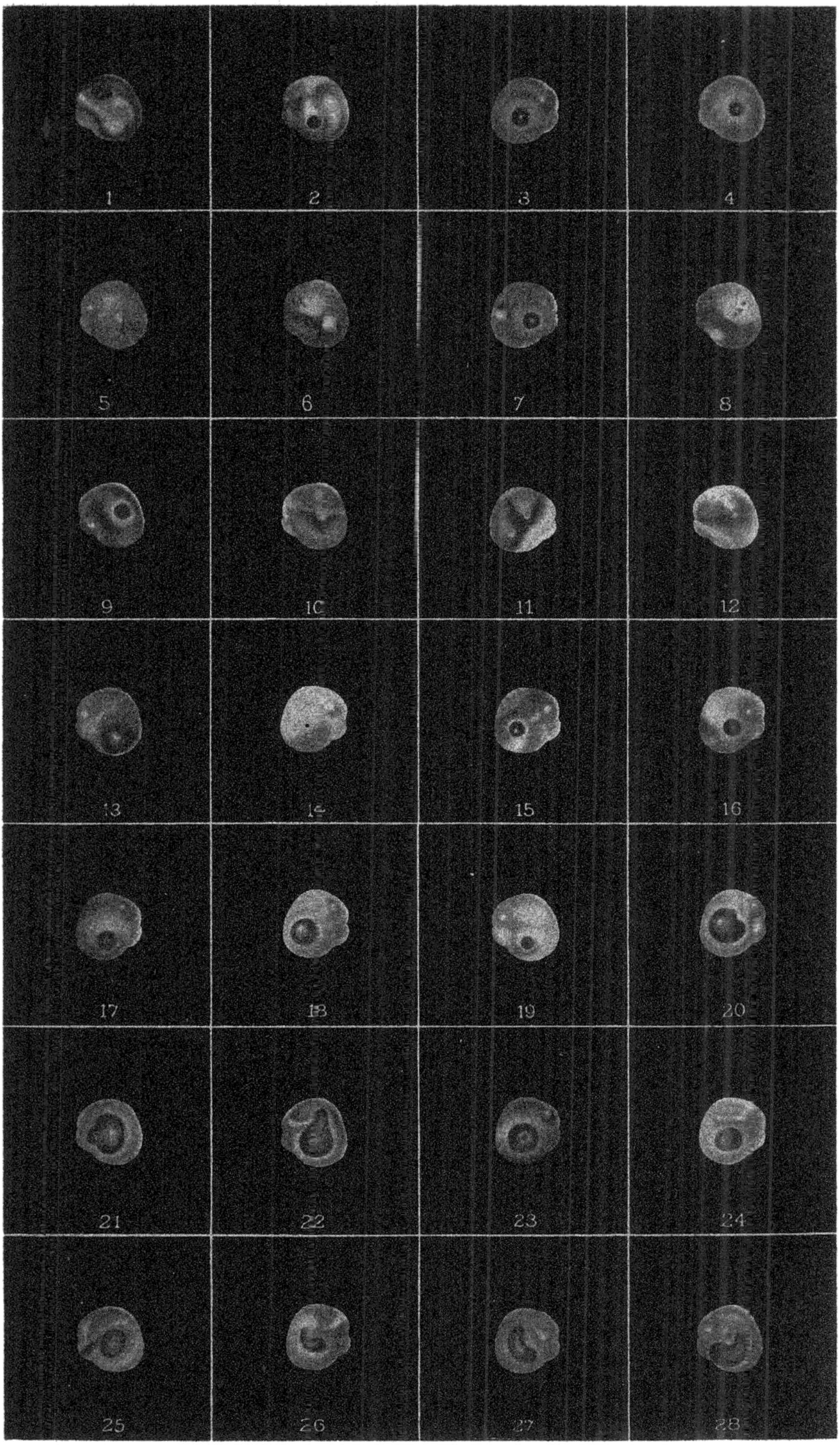

Nach d. Natur gez. v. A. Politzer

Lithographie & Druck v. A. Berger, Wien, VIII.

Tafel VII.

1. Chronische Mittelohreiterung. Ovale, nierenförmige Perforation hinter und unter dem Hammergriff. Die geröthete Promontoriumschleimhaut glänzend. Trommelfellrest sehniggrau. Hammergriff durchschimmernd. Von einem 31jährigen Manne. Dauer der Erkrankung 4 Jahre. (S. 98.)

2. Chronische Mittelohreiterung. Nierenförmige Perforation unterhalb des Umbo. Trommelfellrest lichtgrau. Hammergriff eingezogen. Kurzer Fortsatz und hintere Falte vorspringend. Von einem 29jährigen, seit der Kindheit zeitweilig an Ohrenfluss leidenden Manne. (S. 98, 104.)

3. Chronische Mittelohreiterung. Nierenförmige Perforation unterhalb des Umbo. Trommelhöhlenschleimhaut geröthet und aufgewulstet. Trommelfellrest grau getrübt. Vom Hammer nur der kurze Fortsatz sichtbar. Von einem 32jährigen, seit einem halben Jahre zeitweilig an eiterigem Ausfluss leidenden Manne. (S. 98, 104.)

4. Chronische Mittelohreiterung nach Morbillen. Herzförmige Perforation unterhalb des Hammergriffs. Trommelhöhlenschleimhaut schmutzig grauroth, uneben. Trommelfellrest grau getrübt. Kurzer Fortsatz deutlich sichtbar. Von einem 12jährigen Mädchen. Dauer der Erkrankung 4 Jahre. (S. 98, 104.)

5. Chronische Mittelohreiterung. Nierenförmige Perforation mit aufgewulsteten Rändern unterhalb des Hammergriffs. Trommelhöhlenschleimhaut dunkelroth. Trommelfellrest von schmutziggrauer, zerklüfteter Epidermis bedeckt. Kurzer Fortsatz deutlich sichtbar. Hammergriff durch eine erhabene Leiste angedeutet. (S. 98, 104.)

6. Chronische Mittelohreiterung. Herzförmige Perforation unterhalb des Umbo. Trommelhöhlenschleimhaut gelbroth. Trommelfellrest streifig, grau getrübt. Vom Hammer nur der kurze Fortsatz sichtbar. Von einem 34jährigen Manne. Dauer der Erkrankung 3 Jahre. (S. 98, 104.)

7. Chronische Mittelohreiterung. Ovale Perforation im vorderen, unteren Quadranten des Trommelfells. Epidermis des Trommelfellrestes aufgelockert, grau. Proc. brevis stark geröthet. Von einem 28jährigen, seit 2 Jahren an eiterigem Ausfluss leidenden Manne.

8. Chronische Mittelohreiterung. Linsengrosse Perforation in der vorderen Hälfte des Trommelfells. Die gelbrothe Trommelhöhlenschleimhaut vom freistehenden Perforationsrand stark beschattet. Trommelfellrest dunkelgrau. Kurzer Fortsatz und hintere Falte stark vorspringend. Von einem 24jährigen Manne. Dauer der Erkrankung 6 Jahre.

9. Chronische, linksseitige Mittelohreiterung. Sanduhrförmige Perforation in der vorderen Hälfte des Trommelfells. Die Einbauchung des hinteren Perforationsrandes wird durch das untere Hammergriffende bedingt. Trommelhöhlenschleimhaut stark geröthet und aufgewulstet. Kurzer Hammerfortsatz sichtbar. Von einem 9jährigen Mädchen. Dauer der Erkrankung 2 Jahre. (Rechtsseitiger Trommelfellbefund Tafel VI, 26.) (S. 105.)

10. Chronische Mittelohreiterung. Ovale Perforation vor dem Hammergriff. Trommelhöhlenschleimhaut dunkelroth, aufgewulstet. Trommelfell

schmutziggrau. Kurzer Fortsatz durchschimmernd. Von einem 30jährigen, tuberculösen Manne. Dauer der Erkrankung 5 Wochen. (S. 98, 105.)

11. Subacute Mittelohreiterung. Runde, stecknadelkopfgrosse Perforation vor dem Umbo mit aufgewulsteten Rändern. Hammergriff nach hinten gezogen. Der hintere, untere Quadrant des Trommelfells in Form einer höckerigen Blase vorgebaucht. Trommelfell grau getrübt. Von einem 39jährigen Manne. Dauer 14 Tage. Eiteriger Ausfluss schon eine Stunde nach Beginn der Erkrankung.

12. Chronische Mittelohreiterung. Rundliche, centrale Perforation. Trommelhöhlenschleimhaut scharlachroth, glänzend. Trommelfellrest rothgrau. Hammer verkürzt. Von einem 34jährigen Manne. Dauer der Affection 8 Jahre. (S. 98.)

13. Chronische Mittelohreiterung. Halbmondförmige Perforation in der unteren Hälfte des Trommelfells. Trommelhöhlenschleimhaut dunkelroth, aufgelockert. Trommelfellrest graugelb. Hammer stark verkürzt. Von einem 36jährigen, seit dem 4. Lebensjahre zeitweilig an eiterigem Ausfluss leidenden Manne. (S. 105.)

14. Chronische Mittelohreiterung. Ovale, dunkle Perforation unterhalb des Umbo mit aufgewulsteten Rändern. Trommelfellrest grau, rosig angehaucht. Kurzer Fortsatz deutlich sichtbar. Von einem 29jährigen, seit mehreren Wochen an eiterigem Ausfluss leidenden Manne. (S. 98.)

15. Scarlatinöse Mittelohreiterung. Längliche Perforationsöffnung unterhalb des Hammers, in der die geröthete und stark aufgelockerte Schleimhaut der inneren Trommelhöhlenwand sichtbar ist. Trommelfellrest durch die aufgelockerte Epidermis schmutziggrau. Proc. brevis sichtbar. Von einem 19jährigen Mädchen. Dauer der Erkrankung 15 Jahre.

16. Scarlatinöse Mittelohreiterung. Ausgedehnte, runde Perforation in der vorderen, unteren Hälfte des Trommelfells mit aufgeworfenen, lichtgrauen Rändern. Trommelhöhlenschleimhaut mässig aufgelockert, blassroth. Kurzer Fortsatz und hintere Falte vorspringend. Das untere Ende des Hammergriffs ragt, vom oberen Perforationsrande überschnitten, in die Perforationsöffnung hinein. Von einem 24jährigen Manne. Dauer der Erkrankung 16 Jahre.

17. Chronische Mittelohreiterung. Runde Perforation im hinteren, oberen Quadranten des Trommelfells mit stark aufgeworfenen Rändern. Trommelhöhlenschleimhaut dunkelroth. Trommelfell schmutziggrau. Kurzer Fortsatz deutlich sichtbar. Hammergriff nur durch das Gefässbündel angedeutet. Von einem 18jährigen, seit der Kindheit zeitweilig an eiterigem Ausfluss leidenden Mädchen. Letzte Recidive seit 5 Tagen.

18. Chronische Mittelohreiterung. Runde Perforation hinter dem Hammergriff mit gelblichem, aufgeworfenem Rande. Pulsirende Flüssigkeit in der Perforationsöffnung. Trommelfell grauroth. Vom Hammer nur Proc. brevis sichtbar. Von einem 24jährigen Mädchen. Dauer der Erkrankung 5 Monate. (S. 98.)

19. Chronische Mittelohreiterung. Runde Perforation im hinteren, oberen Quadranten. Trommelhöhlenschleimhaut dunkelroth. Trommelfell lichtgrau. Proc. brevis sichtbar. Von einem 11jährigen Knaben. (S. 98.)

20. Chronische Mittelohreiterung. Ovale Perforation im hinteren, oberen Quadranten mit starker Aufwulstung der umgebenden Trommelfellpartie. Trommelhöhlenschleimhaut dunkelgrau, epidermisirt. Trommelfellrest ungleichmässig schmutziggrau. Von einem 30jährigen Manne. Dauer der Erkrankung 8 Jahre. (S. 98.)

21. Chronische Mittelohreiterung. Grosser Defect der hinteren Hälfte des Trommelfells. Promontoriumschleimhaut stark geröthet, glänzend. Trommelfellrest rothgrau. Hammergriff durchschimmernd. Im oberen Theile der Perforation das rundliche Stapesköpfchen sichtbar. Von einem 41jährigen Manne. Dauer der Erkrankung 10 Jahre. (S. 105.)

22. Chronische Mittelohreiterung. Nierenförmige Perforation unter und hinter dem Umbo. Promontoriumschleimhaut grauroth. Trommelfellrest lichtgrau, stellenweise kalkig getrübt. Hammergriff retrahirt. Die vorspringende, hintere Trommelfellfalte geht nach hinten und oben in einen unregelmässigen Kalkfleck über. Von einem 34jährigen Manne. Dauer der Erkrankung 30 Jahre.

23. Chronische Mittelohreiterung. Perforation im hinteren, oberen Quadranten. Unterer Perforationsrand mit der inneren Trommelhöhlenwand verwachsen. Durch die Perforationsöffnung dringt aus dem Attic eiteriges Secret hervor. (S. 103.)

24. Chronische Mittelohreiterung. Ausgedehnte, herzförmige Perforation mit Defect der unteren Hälfte des Trommelfells. Trommelhöhlenschleimhaut grauroth. Promontorium röthlichgelb, glänzend. Im hinteren Abschnitte des Sehfeldes die dunkle Nische der Fenestra rotunda. Trommelfellrest dunkelgrau. Proc. brevis deutlich sichtbar. Von einem 24jährigen, seit der Kindheit zeitweilig an eiterigem Ausfluss leidenden Manne. (S. 105.)

25. Chronische Mittelohreiterung. Ausgedehnte Zerstörung des Trommelfells bis auf einen weissgrauen, peripheren, sichelförmigen Rest. Schleimhaut der inneren Trommelhöhlenwand stark geröthet, aufgewulstet. Der Hammergriff, in normaler Stellung, ragt freistehend in die Perforationsöffnung hinein. Von einem 22jährigen, seit der Kindheit an Otorrhoe leidenden Manne. (S. 104.)

26. Chronische Mittelohreiterung. Trommelfell bis auf einen schmalen, sichelförmigen, kantig vorspringenden Rest zerstört. Schleimhaut der inneren Trommelhöhlenwand gelbroth, glänzend. Der Hammer in normaler Stellung ragt frei in die Perforationsöffnung hinein. Von einem 28jährigen, seit der Kindheit an scarlatinöser Mittelohreiterung leidenden Manne. Eine spätere Untersuchung ergab eine Verkleinerung der Perforationsöffnung auf 2 mm. (S. 104.)

27. Chronische Mittelohreiterung. Ausgedehnter Trommelfelldefect bis auf einen schmalen Saum an der vorderen, oberen Peripherie der Membran. Trommelhöhlenschleimhaut vorne dunkelroth, am Promontorium rothgelb, von kleinen Gefässchen durchzogen. Im hinteren, unteren Quadranten die dunkle Nische des runden Fensters. Hammergriff stark nach innen gezogen, perspectivisch verkürzt. Von einem 19jährigen jungen Manne. Dauer der Erkrankung 2 Jahre. (S. 104, 105.)

28. Chronische Mittelohreiterung. Trommelfell bis auf einen schmalen, vorderen und oberen Rest zerstört. Trommelhöhlenschleimhaut dunkelroth, flach. Das untere Ende des Hammergriffs zerstört. Der obere Theil als verdickter, weissgrauer Stumpf sichtbar. Von einem 11jährigen Knaben. Dauer der Erkrankung 8 Jahre. (S. 104.)

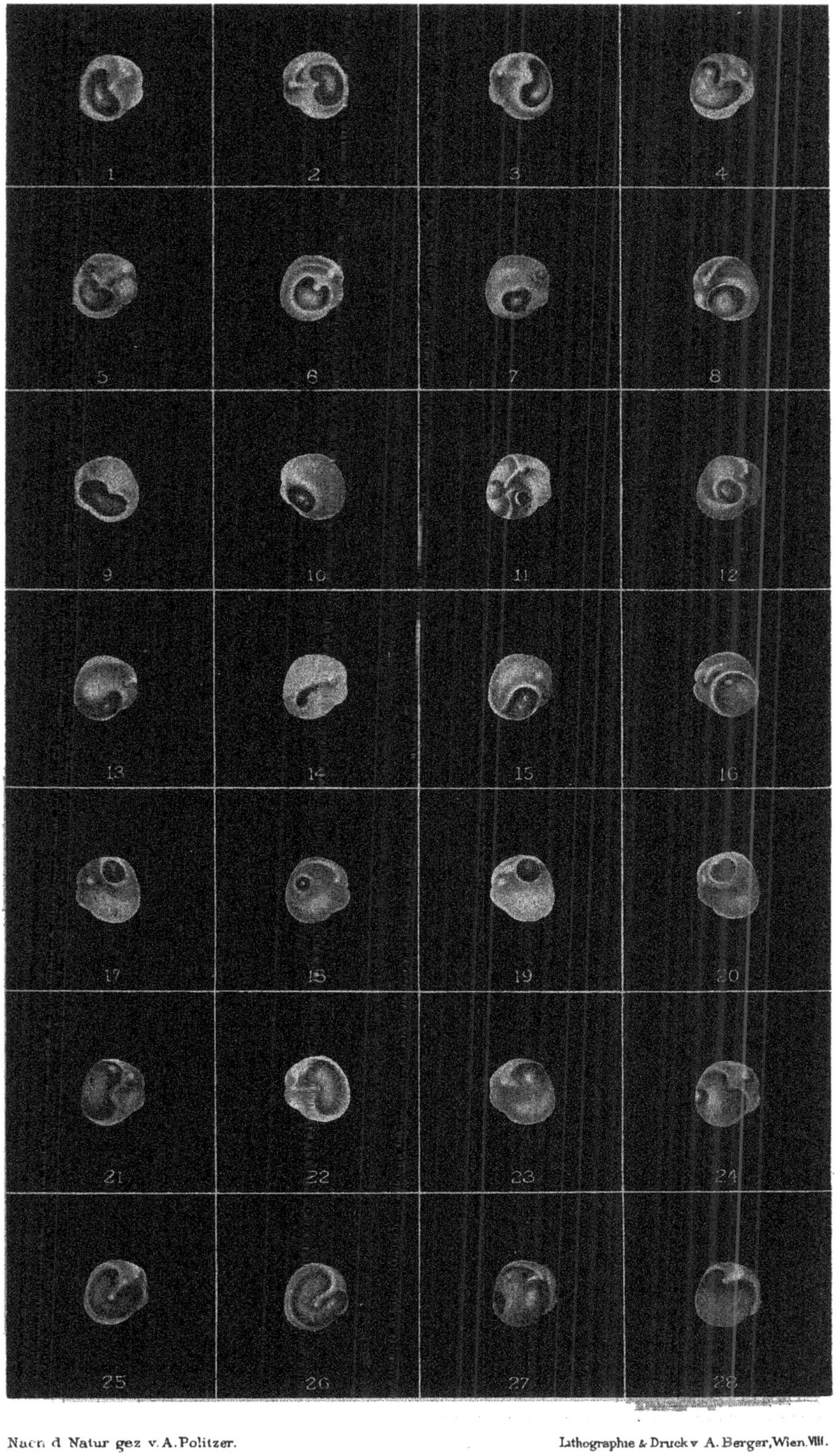

Nach d. Natur gez. v. A. Politzer.

Lithographie & Druck v. A. Berger, Wien. VIII.

Verlag v. W. Braumüller Wien & Leipzig.

Tafel VIII.

1. Chronische Mittelohreiterung. Nahezu vollständige Zerstörung des Trommelfells. Schleimhaut grauroth. Details der inneren Trommelhöhlenwand nicht zu unterscheiden. Untere Hälfte des Hammergriffs zerstört. Der weissliche Hammerstumpf ragt frei in die Perforationsöffnung hinein. Von einem 22jährigen, seit 13 Jahren an eiterigem Ausfluss leidenden Manne. Das Ost. tymp. tubae durch eine neugebildete Bindegewebsmembran verlegt. (S 104.)

2. Scarlatinöse Mittelohreiterung. Nahezu vollständige Zerstörung des Trommelfells. Trommelhöhlenschleimhaut vorne und oben geröthet. Die Promontorialregion graugelb glänzend. Proc. brevis und hintere Trommelfellfalte springen stark vor. Hammergriff bis zur Berührung mit der inneren Trommelhöhlenwand eingezogen. Von einem 39jährigen Manne. Dauer der Affection 30 Jahre. (S. 104.)

3. Scarlatinöse Mittelohreiterung. Trommelfell bis auf einen peripheren, sichelförmigen Rest zerstört. Schleimhaut der inneren Trommelhöhlenwand vorn und unten geröthet, am Promontorium gelblichroth. Der wenig verkürzte Hammergriff ragt frei in die Perforationsöffnung hinein. Im hinteren, oberen Quadranten der Perforationslücke sieht man die hinter dem Hammergriff hervortretende Chorda tymp. nach hinten und oben ziehen. Von einem 32jährigen Manne. Dauer der Erkrankung 24 Jahre. (S. 104.)

4. Chronische Mittelohreiterung. Ausgedehnte, herzförmige Perforation unter und hinter dem Hammergriff. Die stark aufgewulstete Trommelhöhlenschleimhaut dunkelroth. Trommelfellrest gelbgrau. Das untere Ende des verkürzten Hammergriffs ragt als abgerundete Spitze in die Perforationsöffnung hinein. Von einem 26jährigen Manne. Dauer der Erkrankung 20 Jahre. (S. 104.)

5. Chronische Mittelohreiterung. Herzförmige Perforation. Trommelhöhlenschleimhaut gelblichroth. Der sichelförmige Trommelfellrest wirft einen dunklen Schatten auf die tieferliegende, innere Trommelhöhlenwand. Der Hammergriff ragt frei in die Perforationsöffnung hinein. Von einem 38jährigen Manne. Dauer der Erkrankung 20 Jahre. (S. 104.)

6. Chronische Mittelohreiterung. Nahezu totaler Defect des Trommelfells. Trommelhöhlenschleimhaut gelbroth, von einzelnen Gefässästchen durchzogen. Die Promontorialgegend lichtgelb, wird nach hinten von der dunklen Nische der Fenestra rotunda begrenzt. Der Hammergriff, in normaler Stellung, ragt frei in die Perforationsöffnung hinein. Im hinteren, oberen Quadranten ist das geröthete Stapesköpfchen sichtbar. Von einer 29jährigen Frau. Dauer der Erkrankung 22 Jahre. Nach Scarlatina. (S. 104.)

7. Abgelaufene, chronische Mittelohreiterung nach Scarlatina. Nahezu totaler Trommelfelldefect. Schleimhaut der inneren Trommelhöhlenwand blassgelb, an einzelnen Stellen von injicirten Gefässästchen durchzogen. Hammergriff ragt frei in die Perforationsöffnung hinein. Hinter und über ihm die dreieckige Ambossstapesverbindung. Unter dieser die Nische der Fenestra rotunda. Von einem 13jährigen, im 2. Lebensmonate an scarlatinöser Mittelohreiterung erkrankten Mädchen. (S. 104.)

8. Chronische Mittelohreiterung. Trommelfell bis auf einen schmalen vorderen, oberen Rest zerstört. Trommelhöhlenschleimhaut röthlichgelb, von kleinen Gefässästchen durchzogen. Kurzer Fortsatz im oberen Trommelfellrest vorspringend. Vom stark eingezogenen Hammergriff ist nur das untere Ende sichtbar. Von einem 17jährigen, im 6. Lebensjahre an scarlatinöser Mittelohreiterung erkrankten jungen Manne. (S. 104.)

9. Chronische Mittelohreiterung. Trommelfell bis auf einen dreieckigen, den Stumpf des Hammergriffs einschliessenden Rest am vorderen, oberen Pole zerstört. Trommelhöhlenschleimhaut grauroth, stellenweise mit eiterigem Secrete bedeckt. Von einem 21jährigen, seit der Kindheit an eiterigem Ausfluss leidenden Manne. (S. 104.)

10. Chronische Mittelohreiterung. Ausgedehnte Zerstörung des Trommelfells. Trommelhöhlenschleimheit unten grauroth, oben lichtgrau epidermisirt. Der Hammergriff durch Massenzunahme des ihn bedeckenden Trommelfellgewebes um das Mehrfache seines Durchmessers verdickt, lichtroth, einer polypösen Wucherung ähnlich. Von einem 24jährigen Manne. Dauer der Erkrankung 15 Jahre. (S. 104.)

11. Abgelaufene Mittelohreiterung nach Scarlatina. Ausgedehnter Defect des Trommelfells. Trommelhöhlenschleimhaut blassgelb. Im hinteren, unteren Abschnitte der Perforationsöffnung die dunkle Nische des runden Fensters. Der stark verkürzte Hammergriff berührt mit seinem unteren Ende die innere Trommelhöhlenwand. Von der Berührungsstelle zieht ein kleines Gefässästchen über das Promontorium nach hinten. Von einem 19jährigen Manne. Dauer der Erkrankung 10 Jahre.

12. Chronische Mittelohreiterung. Trommelfell bis auf einen vorderen, oberen, halbmondförmigen Rest zerstört. Im Trommelfellrest der kurze Fortsatz deutlich sichtbar. Innere Trommelhöhlenwand grau, epidermisirt. Am Promontorium eine ovale, rothe, nicht epidermisirte Partie der Mittelohrschleimhaut. Von einem 21jährigen, seit der Kindheit an Otorrhoe leidenden Manne. (S. 111.)

13. Scarlatinöse Mittelohreiterung. Trommelfell bis auf einen geringen, peripheren Rest zerstört. Trommelhöhlenschleimhaut gelbroth. Kurzer Fortsatz mit dem oberen Trommelfellrest in Form eines kleinen Dreieckes vorspringend. Hammergriff stark nach innen gezogen. Sein unteres Ende mit der inneren Trommelhöhlenwand verwachsen. Von einem 15jährigen Mädchen. Dauer der Erkrankung 13 Jahre. (S. 104.)

14. Abgelaufene, chronische Mittelohreiterung. Ausgedehnter Trommelfelldefect bis auf einen schmalen vorderen, oberen Rest. Trommelhöhlenschleimhaut röthlichgrau. Im hintersten Abschnitt der Perforationsöffnung die dunkle Nische der Fenestra rotunda. Hammergriff freistehend. Hinter ihm zieht nach hinten und oben die Chorda tymp. Unterhalb des vorderen Trommelfellrestes ist ein Stück des Canalis pro tensore tymp. sichtbar. Von einem 16jährigen Mädchen. Dauer der Erkrankung 10 Jahre. (S. 116, 117.)

15. Abgelaufene, scarlatinöse Mittelohreiterung. Trommelfell in seinen zwei unteren Drittheilen zerstört. Schleimhaut röthlichgrau. Im Trommelfellrest der kurze Fortsatz sichtbar. Von einem 24jährigen Manne. Dauer der Erkrankung 17 Jahre. (S. 104.)

16. Abgelaufene, scarlatinöse Mittelohreiterung. Grosse, centrale Perforation. Trommelfellrest, innere Trommelhöhlenwand und Hammergriff von einer sehniggrauen Epidermis überzogen. Von einem 19jährigen Mädchen. Dauer der Erkrankung 14 Jahre. (S. 111.)

17. Chronische Mittelohreiterung. Doppelte Perforation des Trommelfells. Vor dem Hammer eine grosse, hinter dem Umbo eine

kleinere Perforation. Trommelhöhlenschleimhaut dunkelroth. Trommelfellrest schmutziggrau. Von einem 19jährigen, seit der Kindheit an eiterigem Ausfluss leidenden Manne. (S. 99.)

18. Chronische Mittelohreiterung. Doppelte Perforation. Vor und unter dem Proc. brevis eine stecknadelkopfgrosse, dunkle Perforation, im Centrum eine kleinlinsengrosse Lücke, in der die geröthete, glänzende Trommelhöhlenschleimhaut sichtbar ist. Trommelfellrest grauröthlich, gestreift. Von einem 13jährigen, seit der Kindheit an eiterigem Ausfluss leidenden Knaben. (S. 99.)

19. Chronische Mittelohreiterung. Doppelte Perforation. In der vorderen Hälfte des Trommelfells eine grössere, im hinteren Trommelfellsegment eine kleinere Perforationslücke, durch die die dunkelrothe Schleimhaut der inneren Trommelhöhlenwand sichtbar ist. Trommelfellrest grau, undurchsichtig. Vom Hammer nur der kurze Fortsatz mit einem Stück der hinteren Falte sichtbar. Von einem 29jährigen, seit der Kindheit an Otorrhoe leidenden Manne. (S. 99.)

20. Chronische Mittelohreiterung. Doppelte Perforation. Zwei ovale, gleichgrosse, durch den Hammergriff getrennte Lücken. Trommelhöhlenschleimhaut geröthet. Trommelfellrest mit weissgrauer Epidermis bedeckt. Von einem 12jährigen, tuberculösen, seit der Kindheit an eiterigem Ausfluss leidenden Mädchen. (S. 99.)

21. Chronische Mittelohreiterung. Doppelte Perforation. Die zwei dunklen Perforationslücken durch eine vom unteren Hammergriffende zum unteren Trommelfellreste ziehende, fadenförmige Brücke getrennt. Trommelfellrest schmutziggrau, vom Hammer nur der kurze Fortsatz und eine Andeutung der äusseren Trommelfellfalte sichtbar. Von einem 37jährigen, seit mehreren Jahren zeitweilig an Otorrhoe leidenden Manne. (S. 99.)

22. Chronische Mittelohreiterung. Doppelte Perforation. Vor dem Umbo eine länglichovale, hinter ihm eine runde, dunkelrothe Perforationsöffnung. Trommelfellrest rosenroth, nach vorn und oben grau, Hammergriff schimmert etwas durch. Von einem 18jährigen Manne. Dauer der Erkrankung 2 Jahre. (S. 99.)

23. Chronische Mittelohreiterung. Doppelte Perforation. Zwei ovale Perforationsöffnungen im vorderen und hinteren Trommelfellsegmente, durch den Hammergriff und durch eine von dessen unterem Ende zum unteren Trommelfellreste hinziehende Brücke getrennt. Trommelhöhlenschleimhaut dunkelroth, aufgelockert. Trommelfellrest dunkelgrau, verdickt. Von einem 19jährigen, tuberculösen, seit der Kindheit an Otorrhoe leidenden Mädchen. (S. 99.)

24. Abgelaufene Mittelohreiterung. Doppelte Perforation. Vor dem Hammer eine hanfkorngrosse, dunkle Perforation. Im hinteren Trommelfellsegmente eine grosse, ovale Lücke, in der das gelbröthliche Promontorium freiliegt. Trommelfellrest bräunlichgrau, glänzend. Kurzer Fortsatz deutlich sichtbar. Von einem 18jährigen, in der Kindheit an eiteriger Mittelohrentzündung erkrankten jungen Manne. (S. 99.)

25. Abgelaufene Mittelohreiterung nach Scharlachdiphtherie. Trommelfell bis auf einen schmalen, sichelfömigen, peripheren Rest zerstört. Die Perforationsöffnung durch eine vom unteren Griffende zum unteren Trommelfellreste hinziehende Brücke in zwei Theile getheilt. Hammergriff und Trommelfellbrücke mit der inneren Trommelhöhlenwand verwachsen. Die Schleimhaut innerhalb der vorderen Perforationsöffnung geröthet, in der hinteren Perforation blassgelb. Von einem $8\frac{1}{2}$jährigen Mädchen. Dauer der Erkrankung 3 Jahre. (S. 99.)

26. Abgelaufene Mittelohreiterung. Trommelfell bis auf einen schmalen, peripheren, lichtgrauen Rest zerstört. Die innere Trommelhöhlenwand epidermisirt, dunkelgrau. Vom vorderen, unteren

Perforatiosrande zieht nach hinten und oben ein weisslicher Gewebestrang, der sich oberhalb des Promontoriums anheftet und durch den der vordere, untere Theil der Perforationsöffnung in zwei Theile getrennt wird. Kurzer Fortsatz deutlich markirt. Von einem 23jährigen, vor 8 Jahren an einer acuten Mittelohreiterung erkrankten Mädchen. (S. 99.)

27. Chronische Mittelohreiterung. Vier stecknadelkopfgrosse Perforationen in der intermediären Partie des rosigroth gefärbten Trommelfells. Trommelhöhlenschleimhaut dunkelroth. Von einem 48jährigen, seit mehreren Jahren an eiterigem Ausfluss leidenden Manne. (S. 99.)

28. Chronische Mittelohreiterung. Befund bei demselben Kranken, mehrere Wochen später. Die zwei obersten Perforationsöffnungen vernarbt, die zwei untersten in eine ovale Perforationslücke verschmolzen. Trommelfell blässer. Kurzer Fortsatz und Hammergriff durchschimmernd (Beobachtung des Dr. Bing). (S. 99.)

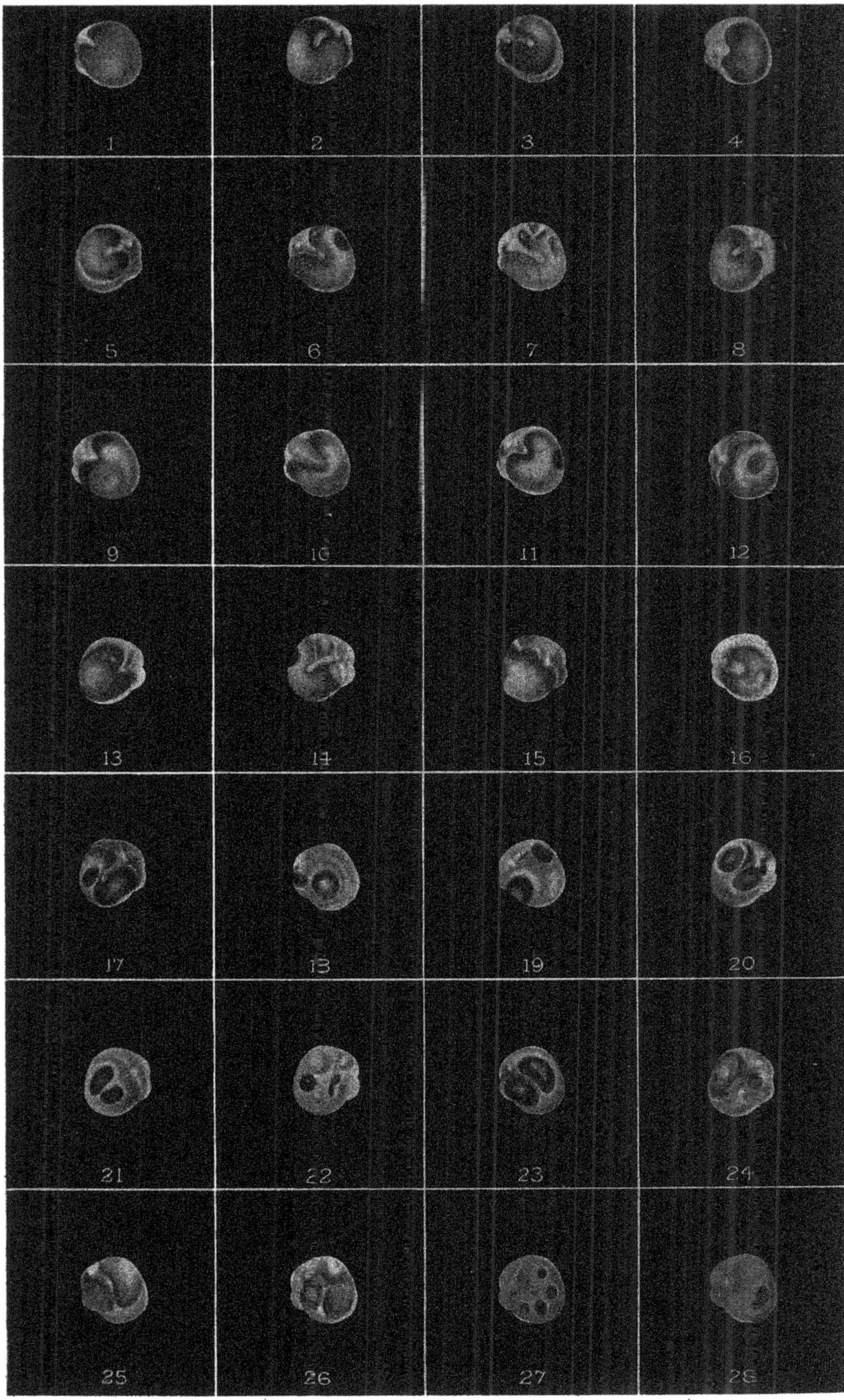

Nach d. Natur gez. v. A. Politzer.

Lithographie & Druck v. A. Berger, Wien, VIII.

Verlag v. W. Braumüller Wien & Leipzig.

Tafel IX.

1. Chronische Mittelohreiterung. Hintere und untere Hälfte des Trommelfells zerstört. Trommelhöhlenschleimhaut scharlachroth. Die höchste Stelle des Promontoriums gelblich. Hinter ihr die dunkle Nische des runden Fensters. Hammergriff etwas nach innen gezogen. Der vordere Trommelfellrest mit der inneren Trommelhöhlenwand in Contact. Der Perforationsrand geht ohne scharfe Abgrenzung in die Schleimhaut des Promontoriums über. Von einer 30jährigen Frau. Dauer der Erkrankung 8 Jahre. (S. 102.)

2. Chronische Mittelohreiterung. Hanfkorngrosse, runde Perforation vor und unter dem Umbo. Vorderer, oberer Perforationsrand freistehend. Der untere Rand mit der inneren Trommelhöhlenwand verwachsen. Trommelfell in seiner oberen Hälfte geröthet, unten graugelb. Kurzer Fortsatz und Hammergriff deutlich markirt. Von einem 50jährigen Manne. Dauer der Erkrankung 15 Jahre. (S. 102.)

3. Chronische Mittelohreiterung. Hanfkorngrosse, eckige Perforationsöffnung im hinteren, unteren Quadranten. Die Umgebung der Perforationsöffnung stark geröthet, liegt dem Promontorium an. Der übrige Theil des Trommelfells sehniggrau, eingezogen. Hammergriff und äussere Falte deutlich ausgeprägt. Von einem 42jährigen Manne. Dauer der Erkrankung 6 Jahre. (S. 102.)

4. Chronische Mittelohreiterung. Ovale Perforation im vorderen, gerötheten, freistehenden Trommelfellreste. Die hintere Hälfte des Trommelfells ist mit dem blassgelben, hügelig vorspringenden Promontorium verwachsen. Der hintere, untere, periphere Theil des Trommelfells grenzt sich in Form einer weissgrauen Sichel vom übrigen Trommelfell ab. Hammertheile nicht sichtbar. Von einer 28jährigen, seit der Kindheit an Otorrhoe leidenden Frau. (S. 102.)

5. Abgelaufene Mittelohreiterung. Vordere Hälfte des Trommelfells graugetrübt, etwas glänzend. Stellung des Hammergriffs wenig verändert. In der hinteren Hälfte eine dem Promontorium und dem Stapesköpfchen anliegende, durchscheinende Narbe, die an ihrer vorderen Partie eine Anzahl streifiger Lichtreflexe (Fältchen) zeigt. Von einem 23jährigen, vor 7 Jahren an eiterigem Ausfluss erkrankten Manne. Sistirung der Otorrhoe seit $1^1/_2$ Jahren. (S. 122.)

6. Chronische Mittelohreiterung. Centrale Perforation des Trommelfells. Trommelhöhlenschleimhaut hellroth. Vorderer, oberer Perforationsrand freistehend. Vom unteren Perforationsrand zieht ein dreieckiger, schmaler Trommelfellrest zur inneren Trommelhöhlenwand, mit der er verwächst. Trommelfell ungleichmässig grauroth. Von einem 54jährigen Manne. Dauer der Erkrankung 4 Jahre. (S. 102.)

7. Chronische Mittelohreiterung. Centrale, hanfkorngrosse, dunkle Perforation des Trommelfells. Trommelfellrest geröthet, theilweise mit Secret belegt. Um die Perforationsöffnung gruppirt sich,

aneinandergereiht, eine Anzahl kleiner, röthlicher Wärzchen. Von einer 38jährigen Frau. Dauer der Erkrankung 12 Jahre. (S. 101.)

8. Chronische Mittelohreiterung. Centrale, runde Perforation des Trommelfells. Trommelhöhlenschleimhaut stark geröthet, glänzend. Trommelfell graugelb, röthlich. Hammergriff verkürzt. Im vorderen, unteren Trommelfellsegmente, die Perforationsöffnung umfassend, eine Anzahl aneinandergereihter, rother Wärzchen. (S. 101.)

9. Chronische Mittelohreiterung. Kleinlinsengrosse, centrale Perforation. Trommelhöhlenschleimhaut dunkelgrauroth. Trommelfell grau, stellenweise geröthet. Kurzer Fortsatz und hintere Falte stark vorspringend. Am unteren Perforationsrande mehrere kleine, röthliche Wärzchen. Von einem 26jährigen, zeitweilig an eiterigem Ausflusse leidenden Manne. Dauer der Erkrankung 13 Jahre. (S. 102.)

10. Chronische Mittelohreiterung. Vor dem Hammergriff eine nadelstichgrosse, schwarze Perforationsöffnung. Unterhalb dieser eine hanfkorngrosse Granulation am Trommelfell. Die Membran grau getrübt, am oberen Pole in der Umgebung des kurzen Fortsatzes geröthet und geschwellt. Von der Stria malleolaris zieht ein weisslicher Streifen zur unteren Peripherie des Trommelfells. Von einem 39jährigen Manne. Dauer der Erkrankung 2 Jahre. (S. 101.)

11. Chronische Mittelohreiterung. Ausgedehnte, herzförmige Perforation. Der vordere Abschnitt der inneren Trommelhöhlenwand mit dichtgedrängten Granulationen besetzt. Das Promontorium glatt, gelbroth. Trommelfellrest lichtgrau. Proc. brevis deutlich markirt. Von einem 14jährigen Mädchen. Dauer der Erkrankung 8 Jahre. (S. 105.)

12. Chronische Mittelohreiterung. Nierenförmige Perforation in der unteren Hälfte des Trommelfells. Innere Trommelhöhlenwand von dichtgedrängten, kleinen Granulationen besetzt. Trommelfellrest grau getrübt, undurchsichtig. Hammergriff nach innen gezogen. Kurzer Fortsatz und hintere Falte stark vorspringend. Von einem 15jährigen, seit der Kindheit an scarlatinöser Mittelohreiterung leidenden Knaben. (S. 105.)

13. Chronische Mittelohreiterung. Herzförmige Perforation des Trommelfells. Innere Trommelhöhlenwand von zahlreichen, gedrängten, kleinen Wärzchen übersäet. Trommelfellrest grauroth. Hammergriff nach hinten und innen gezogen, scheinbar verkürzt. Von einem 8jährigen, seit 2 Jahren an scarlatinöser Mittelohreiterung leidenden Knaben. (S. 105.)

14. Chronische Mittelohreiterung. Trommelfell bis auf einen rhomboedrischen Rest im hinteren, oberen Quadranten zerstört. Am vorderen Abschnitte der inneren Trommelhöhlenwand sitzen zwei grössere, rundliche Granulationen, über der hinteren zwei kleinere Wärzchen auf. Von einem 16jährigen Mädchen. Dauer der Erkrankung 4 Jahre. (S. 106.)

15. Chronische Mittelohreiterung. Trommelfell bis auf einen vorderen, oberen Rest zerstört. Die freiliegende, innere Trommelhöhlenwand mit grösseren und kleineren Granulationen bedeckt. Kurzer Fortsatz und hintere Falte scharf markirt. Von einem 20jährigen, seit mehreren Jahren an eiterigem Ausfluss leidenden Manne. (S. 105.)

16. Chronische Mittelohreiterung. Trommelfell bis auf kleine Reste an der oberen, hinteren Peripherie zerstört. Am unteren Abschnitte der graugerötheten Schleimhaut der inneren Trommelhöhlenwand sitzen zwei runde, dunkelrothe, glänzende Granulationen. Von einem 24jährigen, im 5. Lebensjahre an scarlatinöser Mittelohreiterung erkrankten Manne. (S. 106.)

17. Chronische Mittelohreiterung. Trommelfell bis auf einen schmalen, peripheren Rest zerstört. An der inneren

Trommelhöhlenwand vorne und oben ein grösserer, glatter, glänzender Polyp. Weiter nach unten eine kleinere, polypöse Wucherung. Von einer 35jährigen, seit 14 Jahren zeitweilig an Otorrhoe leidenden Frau. Facialparalyse. Zeitweilige Schwindelanfälle. (S. 106.)

18. Chronische Mittelohreiterung. Totale Destruction des Trommelfells. Innere Trommelhöhlenwand uneben, von einer graurothen Epidermis überzogen. Im hinteren, unteren Abschnitte des Sehfeldes zwei dunkelrothe Granulationen. Der freistehende Hammergriff in wucherndes Trommelfellgewebe eingehüllt, roth und mehrfach verdickt. Von einem 31jährigen, seit 12 Jahren an septischer Mittelohreiterung leidenden Manne. (S. 106.)

19. Chronische Mittelohreiterung. Herzförmige Perforation unter und hinter dem Hammergriff. Trommelfellrest getrübt und verdickt. Hammergriff stark nach innen gezogen, mit dem blassgelben Promontorium verwachsen. An der Stelle der Adhäsion ein rundes, stecknadelkopfgrosses Wärzchen. Von einem 29jährigen, seit der Kindheit an Otorrhoe leidenden Manne. (S. 106.)

20. Chronische Mittelohreiterung. Grosse Perforation in der unteren Hälfte des Trommelfells. Trommelfellrest graugelb verdickt, durch eine von der Promontorialgegend ausgehende, dunkelrothe, polypöse Wucherung vorgebaucht. Kurzer Fortsatz im Trommelfellrest deutlich markirt. Von einem 29jährigen, seit 10 Jahren an Otorrhoe leidenden Mädchen. (S. 106.)

21. Chronische Mittelohreiterung. Totale Zerstörung des Trommelfells. Trommelhöhlenschleimhaut grauroth, stellenweise epidermisirt. Hammer und Amboss exfoliirt. Aus der Nische der Fenestra rotunda wuchert ein rundlicher, glatter Polyp hervor. Von einem 7jährigen, vor einem Jahre nach Scharlachdiphtherie taub gewordenen Mädchen. (S. 106.)

22. Chronische Mittelohreiterung. Perforation des Trommelfells im hinteren, unteren Quadranten. Durch die Perforationsöffnung wuchern zwei runde, glänzende Polypen hervor. Trommelfellrest graugelb, durch polypöse Wucherungen in der Trommelhöhle vorgebaucht. Proc brevis schwach angedeutet. Von einem 17jährigen, scrophulösen, seit der Kindheit an Otorrhoe leidenden Mädchen. Heilung nach längeren Durchspülungen der Trommelhöhle per tubam. (S. 106.)

23. Chronische Mittelohreiterung. Herzförmige Perforation in der unteren Hälfte des Trommelfells. Trommelhöhle von massenhaften Granulationen ausgefüllt, die sich durch die Perforationsöffnung hervordrängen. Von einem 22jährigen Manne. Dauer der Erkrankung angeblich 2 Monate. (S. 107.)

24. Chronische Mittelohreiterung. Perforation der hinteren Hälfte des Trommelfells. Durch die Perforationsöffnung wuchern zwei grössere, runde, glänzende Polypen hervor. Trommelfellrest pergamentartig getrübt, uneben. Hammertheile nicht sichtbar. Von einem 19jährigen, seit der Kindheit an Otorrhoe leidenden Manne. Mehrere Jahre später, nach Einschrumpfung der Wucherungen, Entzündung des äusseren Attic mit Bildung eines grossen Knochendefectes an der äusseren Atticwand. Heilung der Eiterung.

25. Chronische Mittelohreiterung. Trommelfell bis auf einen schmalen, peripheren Rest zerstört. Der Rest des Hammergriffs ragt in Form eines verdickten Stumpfes in die Perforationsöffnung hinein. Innere Trommelhöhlenwand grau, epidermisirt. Im hinteren, oberen Quadranten des Sehfeldes ein runder, glänzender, aus dem oberen Trommelhöhlenraume hervorwuchernder Polyp. Von einer 40jährigen, seit der Kindheit an eiterigem Ausfluss leidenden Frau. (S. 106.)

26. Chronische Mittelohreiterung. Perforation im hinteren, oberen Quadranten des Trommelfells. Durch die Perforationsöffnung drängt sich ein kleiner, gelappter Polyp hervor, dessen äusseres Ende bis unterhalb des Umbo herabhängt. Zwischen Polyp und oberem Perforationsrand ein schmaler, dunkler Spalt. Trommelfell grau, undurchsichtig. Proc. brevis und hintere Falte springen stark vor. Von einem 15jährigen, angeblich seit einem Jahre an eiterigem Ausfluss leidenden Mädchen. (S. 106.)

27. Scarlatinöse Mittelohreiterung. Trommelfell von grauer, macerirter Epidermis bedeckt. Kurzer Fortsatz deutlich sichtbar. Durch eine Perforation im hinteren, oberen Quadranten drängt sich ein rother, gelappter Polyp hervor. Von einem 19jährigen, seit dem 6. Lebensjahre an eiterigem Ausfluss leidenden jungen Manne. (S. 106.)

28. Chronische Mittelohreiterung. Trommelfell bis auf einen oberen, schmalen Rest zerstört. Die theilweise epidermisirte, innere Trommelhöhlenwand von mehreren grösseren und kleineren Granulationen besetzt. Von einem 36jährigen, seit der Kindheit an Otorrhoe leidenden Manne. (S. 106.)

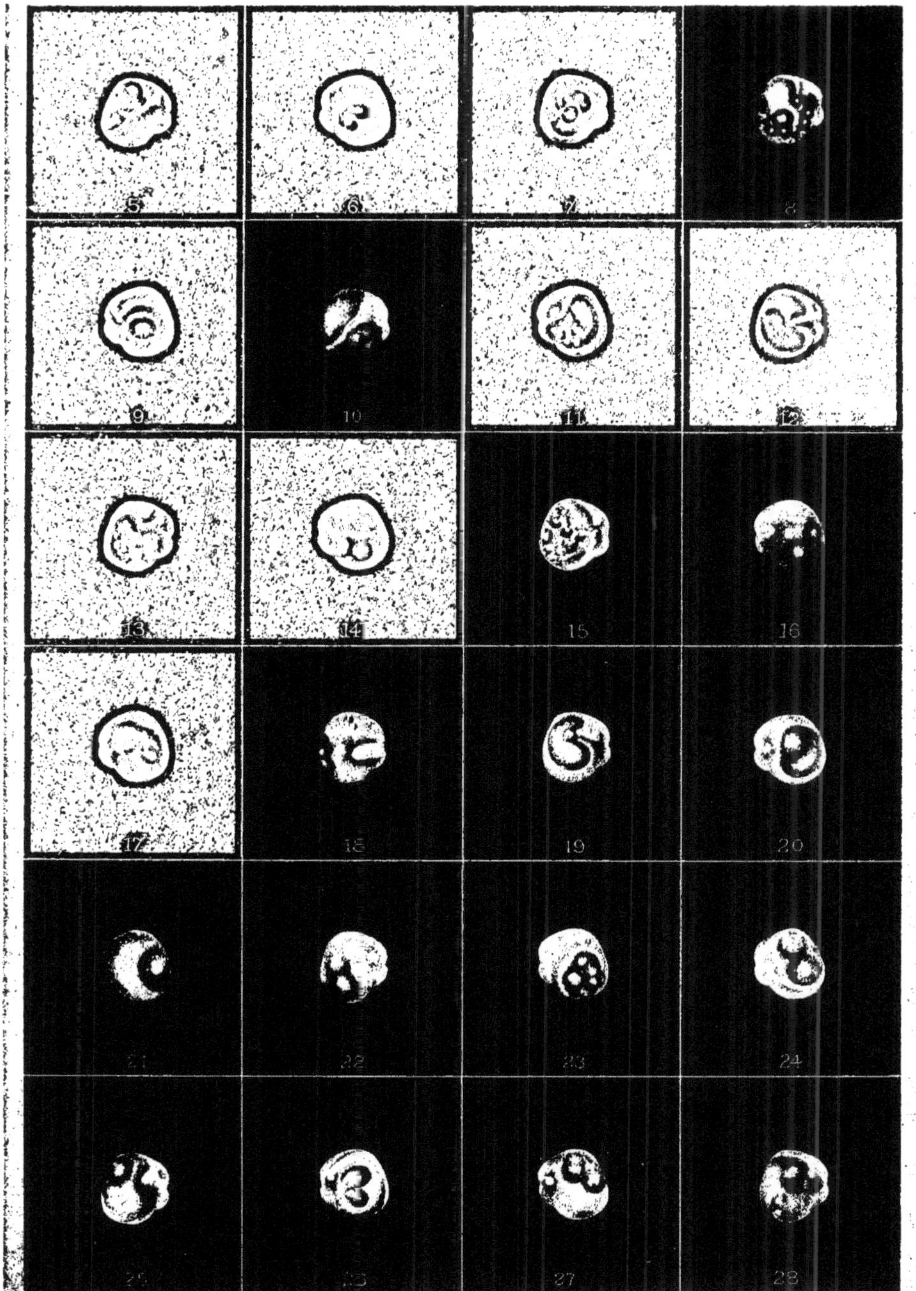

Nach d. Natur gez. v. A. Politzer. Lith. & Druck v. A. Berger, Wien, XVI

Verlag v. W. Braumüller Wien u. Leipzig.

Tafel X.

1. Chronische Mittelohreiterung. Herzförmige Perforation des Trommelfells. Trommelfellrest schmutziggrau. Auf der inneren Trommelhöhlenwand sitzt eine Gruppe kleiner, glänzender Granulationen. Von einem 20jährigen, seit der Kindheit an scarlatinöser Mittelohreiterung leidenden Manne. (S. 105.)

2. Chronische Mittelohreiterung. In der hinteren Hälfte des Trommelfells eine ovale Perforationsöffnung, durch die sich ein gelappter Polyp hervordrängt. Trommelfellrest mit macerirter Epidermis bedeckt. Hammergriff eingezogen, verkürzt. Von einer 28jährigen, seit dem 9. Lebensjahre an Otorrhoe leidenden Frau. (S. 105.)

3. Chronische Mittelohreiterung. Untere Hälfte des Trommelfells zerstört. Trommelfellrest sehniggrau, von der inneren Trommelhöhlenwand stark abstehend. Die untere Hälfte des Hammergriffs ragt frei in die Perforationsöffnung hinein. Im hinteren, oberen Quadranten eine hanfkorngrosse, aus der Nische der Fenestra ovalis hervorwuchernde Granulation. Hinter dem Promontorium die dunkle Nische der Fenestra rotunda. Von einem 29jährigen Manne. Beginn der Erkrankung vor 8 Jahren während einer Pneumonie. (S. 105.)

4. Chronische Mittelohreiterung. Grosse Perforation hinter dem Hammergriff, durch welche ein röthlichgelber, weicher Polyp hervorwuchert, der den Hammergriff bedeckt. Der untere Theil der Perforation sichtbar. Von einem 28jährigen, seit der Kindheit an eiterigem Ausfluss leidenden Manne. (S. 105.)

5. Chronische Mittelohreiterung. Stecknadelkopfgrosse Perforation unterhalb des Hammergriffs, zu welcher von der Peripherie mehrere Gefässreiserchen hinziehen. Hinterer Quadrant des Trommelfells an die innere Trommelhöhlenwand adhärent. Ueber diese Adhärenz wölbt sich eine lichtgelbe, glänzende, blasenartige, mit dem Attic zusammenhängende Geschwulst hervor, die nach der Incision eine syrupartige Flüssigkeit entleert. Von einem 24jährigen Mädchen. Dauer seit der Kindheit. Nach scarlatinöser Diphtheritis. (S. 132.)

6. Chronische Mittelohreiterung. Narbige Verwachsung des Trommelfells mit der inneren Trommelhöhlenwand. Im hinteren, oberen Quadranten eine kleinerbsengrosse, braune, glänzende Geschwulst in einem abgesackten Raume der Trommelhöhle. Nach der Incision entleert sich eine dunkle, syrupartige Flüssigkeit. Von einem 11jährigen, im 4. Lebensjahre an scarlatinöser Mittelohreiterung erkrankten Knaben. (S. 132.)

7. Abgelaufene Mittelohreiterung. Herzförmige Perforation. Innere Trommelhöhlenwand blass rosenroth, desgleichen der Trommelfellrest. Das untere Ende des Hammergriffs ragt als kurzer Kegel in die Perforationsöffnung hinein. Im vorderen Abschnitte der Perforationsöffnung ist die dunkle Vertiefung des Ost. tymp. tubae sichtbar. Von einem 63jährigen Manne. Dauer der Erkrankung 8 Jahre. Sistirung der Eiterung seit $1\frac{1}{2}$ Jahren. (S. 114, 115, 116.)

8. Abgelaufene Mittelohreiterung. Persistente, ovale Perforation vor dem Hammergriff. Innere Trommelhöhlenwand sehniggrau. Im vorderen Abschnitte der Perforationsöffnung die dunkle Vertiefung des Ost. pharyng. tubae. Trommelfell grau, undurchsichtig. Von einer 28jährigen Frau. Vom 3. bis zum 12. Lebensjahre Otorrhoe. Seit 16 Jahren hat der eiterige Ausfluss sistirt. (S. 116.)

9. Abgelaufene Mittelohreiterung. Bis zur Peripherie reichende, ovale Perforation im vorderen Trommelfellsegmente. An der inneren Trommelhöhlenwand gabelig getheiltes Blutgefäss. Trommelfellrest grau getrübt. Hammergriff nicht sichtbar. Kurzer Fortsatz und hintere Falte stark ausgeprägt. Von einem 20jährigen, in der Kindheit an eiterigem Ausfluss leidenden Mädchen. (S. 115.)

10. Abgelaufene Mittelohreiterung. Trockene Perforation im hinteren, unteren Quadranten des Trommelfells. Trommelhöhlenschleimhaut graugelb, glänzend. Trommelfellrest getrübt. Vordere und hintere Trommelfellfalte vorspringend. Von einem 30jährigen, seit der Kindheit zeitweilig an eiterigem Ausfluss leidenden Manne. (S. 115.)

11. Abgelaufene Mittelohreiterung. Trockene, ovale Perforation im hinteren, oberen Quadranten des Trommelfells. Im oberen Abschnitte der Perforationsöffnung das untere Ende des langen Ambossschenkels sichtbar. Das übrige Trommelfell normal. Von einem vor 4 Jahren an eiterigem Ausfluss erkrankten, 64jährigen, hochgradig schwerhörigen Manne. (S. 114.)

12. Abgelaufene Mittelohreiterung. Persistente, herzförmige Perforation in der unteren Hälfte des Trommelfells. Im hinteren Abschnitt der graugelben Perforationsöffnung die Nische des runden Fensters. Hammer schmutziggrau. Kurzer Fortsatz scharf ausgeprägt. Von einem 49jährigen, in der Kindheit an eiterigem Ausflusse leidenden Manne. (S. 114, 115, 116.)

13. Abgelaufene Mittelohreiterung. Ovale Perforation im hinteren, oberen Quadranten des Trommelfells, durch die das sehniggraue Promontorium und ein Theil des Ambossstapesgelenks sichtbar sind. Die vordere Hälfte des Trommelfells eingezogen, mit der inneren Trommelhöhlenwand verwachsen. Von einem 21jährigen, hochgradig schwerhörigen Mädchen. Sistirung der Eiterung seit der Kindheit. (S. 112.)

14. Abgelaufene Mittelohreiterung. Ovale Perforation in der hinteren Hälfte des Trommelfells. Im oberen Theile der Perforationsöffnung das winkelige Ambossstapesgelenk, unter diesem das Promontorium und die Nische des runden Fensters sichtbar. Trommelfellrest grau getrübt, undurchsichtig. Von einem 23jährigen Manne. Dauer der Erkrankung 12 Jahre. (S. 114, 116.)

15. Abgelaufene Mittelohreiterung. Ausgedehnter Substanzverlust der hinteren Partie des Trommelfells. Innere Trommelhöhlenwand grau, glänzend. Im hintersten Abschnitte der Perforationsöffnung die längliche, dunkle Nische des runden Fensters. Vorderer, oberer Trommelfellrest verdickt. Vom kurzen Fortsatze zieht eine starke, rundliche Falte gegen die obere Peripherie der Membran. Von einer 32jährigen Frau. Dauer der Erkrankung 6 Jahre. (S. 116.)

16. Abgelaufene Mittelohreiterung. Trockene, nierenförmige Perforation unter und hinter dem Hammergriff. Trommelhöhlenschleimhaut gelblichgrau, Trommelfellrest getrübt und verdickt. Hammergriff eingezogen. Von einem 19jährigen Manne. Dauer der Erkrankung 8 Jahre. Nach Pneumonie. (S. 116.)

17. Abgelaufene Mittelohreiterung. Grosser Trommelfelldefect. Trommelhöhlenschleimhaut gelblich, mit grauröthlichem Anfluge. Der Hammergriff bis auf den Stumpf des kurzen Fortsatzes eingeschmolzen. Unterer,

sichelförmiger Rest des Trommelfells weissgrau, von der inneren Trommelhöhlenwand stark abstehend. Von einem 13jährigen Knaben. Dauer der Erkrankung seit der Kindheit. (S. 115.)

18. Abgelaufene Mittelohreiterung. Ausgedehnter Trommelfelldefect im mittleren und hinteren Abschnitte des Trommelfells. Promontorialwand grauröthlich, glänzend. Hinter dem Promontorium die dunkle Nische des runden Fensters. Trommelfellrest stark getrübt; unterhalb des hinteren Trommelfellrestes ist das Stapesköpfchen sichtbar. Von einem 25jährigen, seit 12 Jahren zeitweilig an eiterigem Ausfluss leidenden Manne. (S. 114, 115, 116.)

19. Abgelaufene Mittelohreiterung. Trommelfell bis auf einen schmalen, sichelförmigen Rest defect. Trommelhöhlenschleimhaut blassgelb, von kleinen Gefässästchen durchzogen. Im hintersten Abschnitte der Perforationsöffnung die eine doppelte Perforation vortäuschende Nische des runden Fensters. Im hinteren, oberen Quadranten das knotig aufgetriebene Ende des eingezogenen Hammergriffs, hinter ihm das winkelige Ambossstapesgelenk. Von einem 35jährigen Manne. Seit dem 3. Lebensjahre zeitweilig Otorrhoe. (S. 114, 115, 116.)

20. Abgelaufene Mittelohreiterung. Grosser Trommelfelldefect, durch den das gelblichgraue Promontorium, die Nische des runden Fensters und nach unten der riffige Boden der Trommelhöhle freigelegt werden. Hammergriff mit dem sehniggrauen Trommelfellrest stark eingezogen. Von einem 13jährigen Knaben nach einer vor 3 Jahren entstandenen, scarlatinösen Mittelohreiterung. (S. 115, 116.)

21. Abgelaufene Mittelohreiterung. Centraler, persistenter Defect des Trommelfells. Trommelhöhlenschleimhaut grau, epidermisirt. Hammergriff retrahirt, sein unteres Ende unterhalb des hinteren Trommelfellrestes sichtbar. Von einem 28jährigen Manne, bei dem die in der Kindheit entstandene Mittelohreiterung nach kurzer Zeit sistirte. Flüstersprache 4 m. (S. 114, 115.)

22. Persistente Trommelfellperforation nach einer im 3. Lebensjahre bestandenen morbillösen Mittelohreiterung. Trommelfell bis auf einen vorderen, oberen Rest zerstört. Hammergriff ragt frei in die Perforationsöffnung hinein. Im hinteren, oberen Quadranten ist das Ambossstapesgelenk, unter diesem das Promontorium, und die zwei Oeffnungen vortäuschende Nische des runden Fensters sichtbar. Im vorderen Theile der inneren Trommelhöhlenwand ist eine längliche, knorpelharte Wucherung, vor dieser das Ost. tymp. tubae sichtbar. Von einer 40jährigen, sehr schwerhörigen Frau, bei der die Mittelohreiterung seit 12 Jahren sistirte. (S. 115, 116.)

23. Abgelaufene, scarlatinöse Mittelohreiterung. Ausgedehnter Trommelfelldefect bis auf einen schmalen, sichelförmigen Rest vorne und unten. Ueber die röthlichgelbe Promontorialwand zieht von oben nach unten ein stärkeres Blutgefäss. Oberhalb des Promontoriums ist das winkelige Ambossstapesgelenk, hinter ihm die Nische des rundenFensters sichtbar. Von einem 23jährigen Manne. Dauer seit der Kindheit. (S. 115, 16.)

24. Abgelaufene Mittelohreiterung. Trommelfell bis auf einen mit dem Hammergriff zusammenhängenden, mit dem Ambossstapesgelenk verwachsenen Rest zerstört. Innere Trommelhöhlenwand grau, epidermisirt. Von einem 45jährigen Manne. Dauer seit dem 5. Lebensjahre. (S. 116.)

25. Abgelaufene Mittelohreiterung. Nierenförmige Perforation unter und hinter dem Hammergriff. Auf der graurothen Promontoriumschleimhaut eine halbmondförmige, weisse Kalkablagerung. Von einem 23jährigen Manne nach einer in der Kindheit abgelaufenen Mittelohreiterung. (S. 116.)

26. Abgelaufene Mittelohreiterung. Defect der hinteren Hälfte des Trommelfells. Auf der grauen Schleimhaut der inneren Trommelhöhlenwand eine längliche, ovale, scharfbegrenzte Kalkablagerung. Trommelfellrest lichtgrau, verdickt, der kurze Hammerfortsatz springt als runder Knoten vor. Von einem 47jährigen, sehr schwerhörigen Manne. (S. 116.)

27. Abgelaufene Mittelohreiterung. Untere Hälfte des Trommelfells defect. Auf der inneren Trommelhöhlenwand, unterhalb des Hammergriffs, sitzt eine längliche, schmale Exostose auf; hinter dieser ist die dunkle Nische des runden Fensters sichtbar. Trommelfellrest grau, verdickt. Von einem 33jährigen Manne. Dauer des Ohrenleidens 24 Jahre. Sistirung der Eiterung seit 2 Jahren. (S. 116.)

28. Hanfkorngrosse, centrale Perforation nach abgelaufener Mittelohreiterung. Trommelfellrest schmutziggrau, vor und hinter der Perforation zwei kleine Kalkablagerungen. Vom Hammergriff nur der kurze Fortsatz sichtbar. Von einem 17jährigen Mädchen. Dauer der Ohraffection 6 Jahre. Otorrhoe seit 2 Jahren sistirt. (S. 113.)

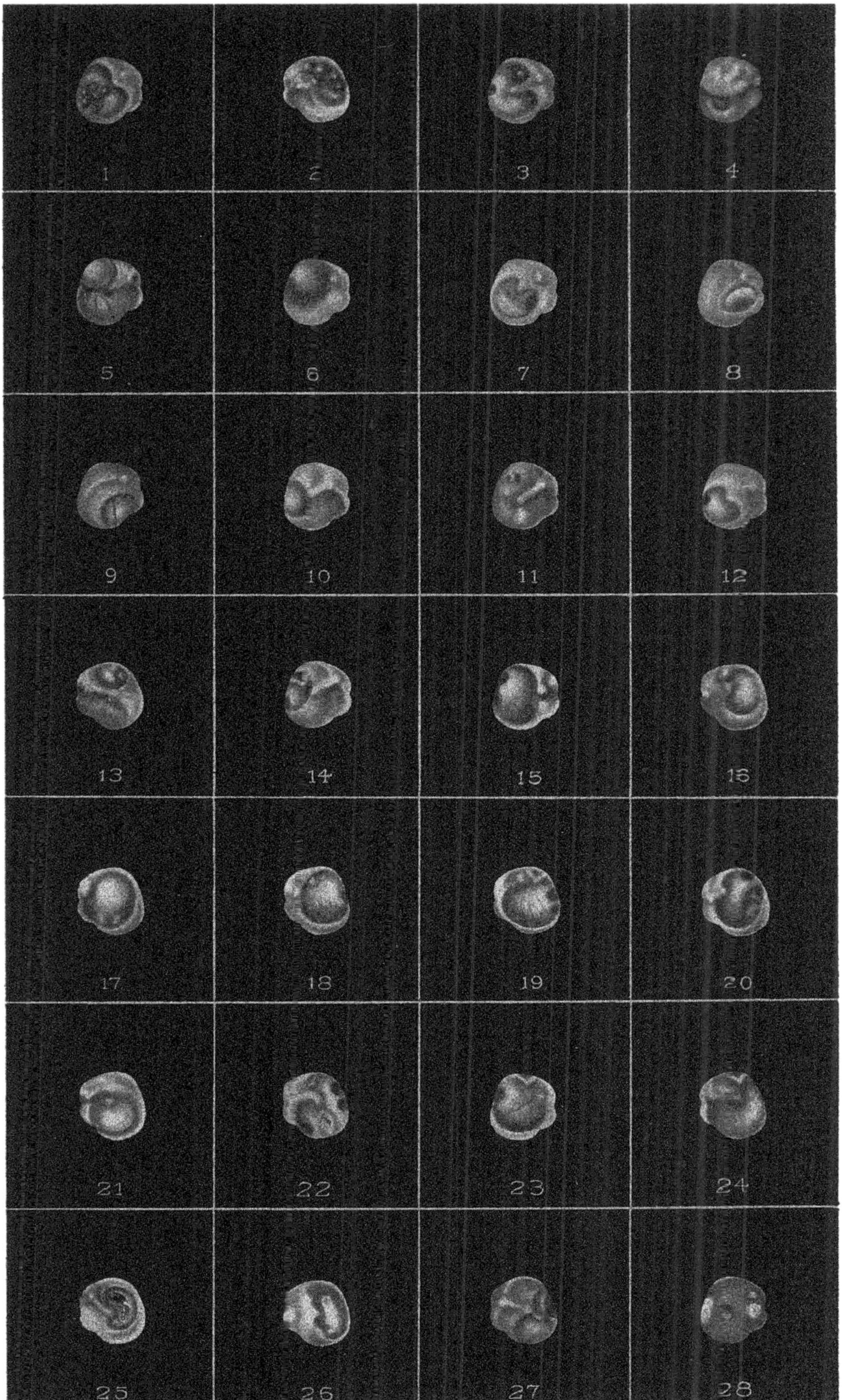

Nach d. Natur gez. v. A. Politzer. Lithographie & Druck v. A. Berger, Wien, VIII

Verlag v. W. Braumüller Wien & Leipzig.

Tafel XI.

1. Ovale Perforation unter dem Hammergriff. Auf der dunkelrothen inneren Trommelhöhlenwand zwei dunkle Vertiefungen sichtbar. Trommelfellrest schmutziggrau, am hinteren, oberen Quadranten ein länglicher Kalkfleck. Von einem 29jährigen, seit 26 Jahren zeitweilig an eiterigem Ausfluss leidenden Manne. (S. 114.)

2. Defect des hinteren Trommelfellsegmentes. Trommelhöhlenschleimhaut grauroth, glänzend, hinter dem Promontorium die dunkle Nische des runden Fensters. Vor und unter dem Hammergriff eine längliche Kalkablagerung. Längs des Perforationsrandes verläuft ein zartes Blutgefäss. Von einem 12jährigen Knaben. (S. 114.)

3. Hanfkorngrosse Perforation vor dem Hammergriff; im hinteren Trommelfellsegmente eine an den Rändern gezackte, halbmondförmige Kalkablagerung. Hammergriffgefässe stark injicirt. Von einer 41jährigen Frau. Dauer der Ohraffection unbestimmbar. (S. 113, 114.)

4. Ovale, persistente Perforation in der unteren Hälfte des Trommelfells; auf der blassgelben inneren Trommelhöhlenwand ein geschlängeltes Blutgefäss. Vor und hinter dem Hammergriff scharfbegrenzte Kalkablagerungen. Von einem 20jährigen Manne. Dauer der Ohraffection 15 Jahre. Otorrhoe seit mehreren Jahren sistirt. (S. 114, 115.)

5. Rundliche Perforation unterhalb des Umbo. Trommelhöhlenschleimhaut durch dichtgedrängte Gefässinjection geröthet, trocken. Vor und hinter dem Hammergriff zwei längliche Kalkablagerungen. Von einem 32jährigen Manne. Dauer der Erkrankung nicht bestimmbar. (S. 114.)

6. Stecknadelkopfgrosse, trockene Perforation unterhalb des Umbo. Hammergriffgefässe stark injicirt. Trommelfell grauroth. Vor und hinter dem Hammergriff halbmondförmige, ausgezackte Kalkflecke. Von einem 45jährigen Manne. Dauer der Ohraffection seit der Kindheit. (S. 113, 114.)

7. Runde, centrale Perforation des Trommelfells. Innere Trommelhöhlenwand röthlichgelb. Trommelfellrest gelblichgrau. Vor dem stark eingezogenen Hammergriff eine dreieckige Kalkablagerung. Von einer 32jährigen Frau. Dauer der Erkrankung 20 Jahre. Otorrhoe seit 8 Jahren sistirt. (S. 114.)

8. Ovale, trockene Perforation unterhalb des Umbo. Das graugetrübte Trommelfell stellenweise geröthet. Hinter dem Hammergriff eine grosse Kalkablagerung. Von einem 17jährigen, nach einer scarlatinös-diphtheritischen Mittelohreiterung hochgradig schwerhörig gewordenen Mädchen. Dauer seit der Kindheit. (S. 114.)

9. Kleine, ovale Perforation im hinteren Trommelfellsegmente. Vor dem retrahirten Hammergriff eine nahezu das ganze vordere Trommelfellsegment einnehmende Kalkablagerung. Von einem 15jährigen Mädchen. Dauer der Ohraffection angeblich 4 Monate. (S. 113, 114.)

10. Centrale, runde Perforation mit epidermisirten Rändern. Innere Trommelhöhlenwand blassgelb. Trommelfellrest grauröthlich. Hammergriff eingezogen, perspectivisch verkürzt. Kurzer Hammerfortsatz und hintere Falte stark vorspringend. Vor dem kurzen Fortsatze eine kleine, unregelmässige Kalk-

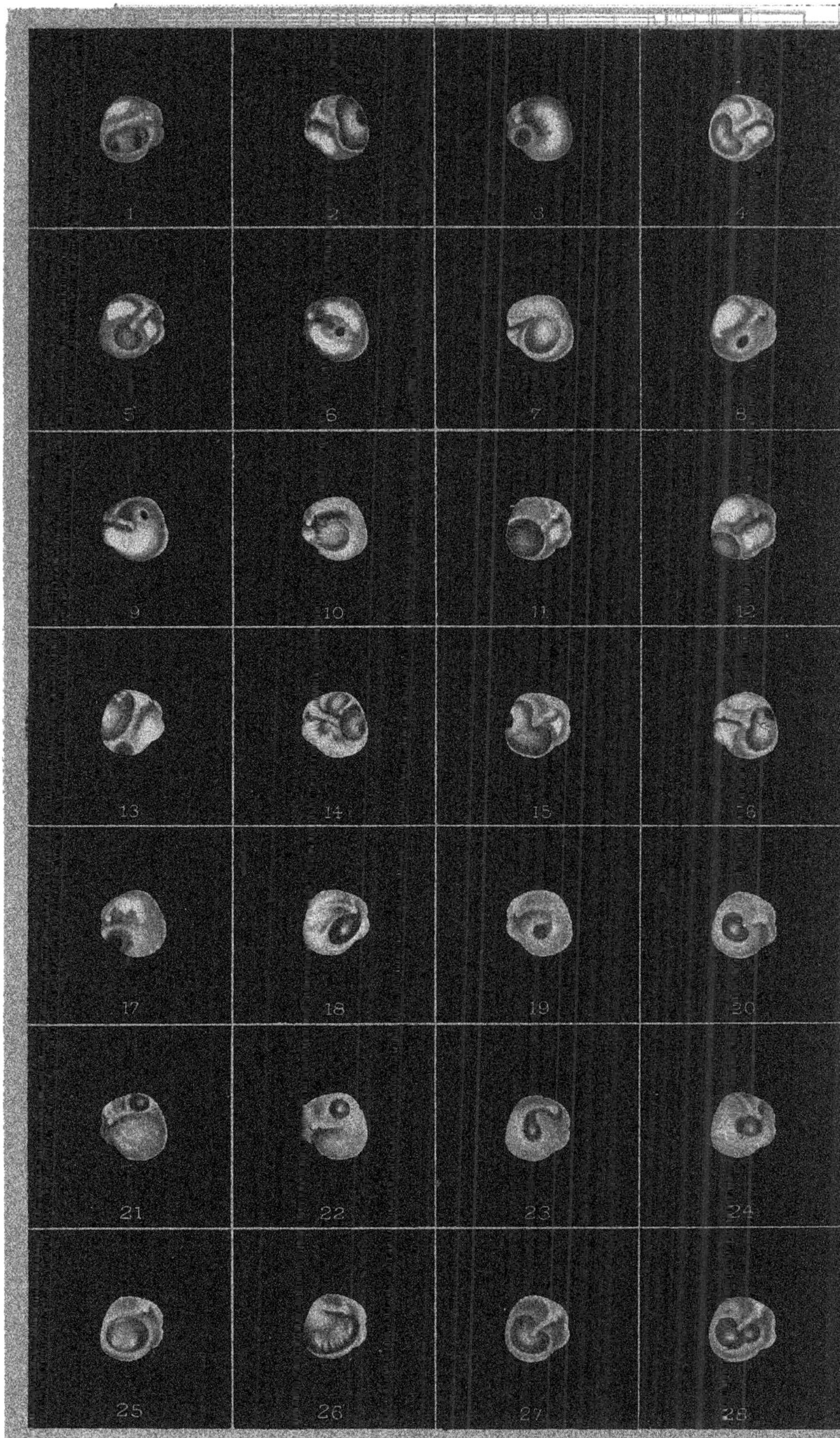

Nach d. Natu. gez. v. A. Pohlzer

Lith. & Druck v. A. Berger, Wien, VIII.

Tafel XII.

1. Doppelte Narbe, die eine vor, die andere unter dem Hammergriff, beide kreisrund, eingesunken und freistehend, mit kleinen Lichtreflexen an der tiefsten Stelle. Hammergriff leicht retrahirt. Von einem 26jährigen, im 4. Lebensjahre an Mittelohreiterung erkrankten Manne. (S. 120.)

2. Doppelte Narbe, eine grössere, runde vor dem Hammergriff, eine kleinere, ovale im unteren Theile des Trommelfells. Beide Narben freistehend, glänzend, leicht beweglich. Von einer 33jährigen, sehr schwerhörigen Frau. Dauer der Ohraffection unbekannt. (S. 120.)

3. Zwei stecknadelkopfgrosse, freistehende Narben im vorderen, unteren Segmente des Trommelfells; am atrophischen Trommelfell ist eine Anzahl vom Proc. brevis und vom unteren Hammergriffende ausgehender, grauer Falten sichtbar. Von einem 12jährigen, scrophulösen, sehr schwerhörigen Mädchen, bei dem die in der ersten Kindheit bestandene Mittelohreiterung seit mehreren Jahren sistirte. (S. 120.)

4. Drei freistehende, eingesunkene Narben, eine vor, zwei hinter dem Hammergriff. Das die Narben trennende, den Hammergriff einhüllende Trommelfellgewebe gelblichweiss verdickt, nur wenig beweglich, während die Narben bei Prüfung mit dem Siegle'schen Trichter grosse Beweglichkeit zeigen. Von einem 53jährigen Manne. Im 7. Lebensjahre Beginn der Mittelohreiterung. Dauer 9 Jahre. (S. 120.)

5. Doppelte Narbe. Hinter dem Hammergriff eine grosse, ovale, dem Promontorium anliegende Narbe, vor dem Hammergriff eine kleine, freistehende Narbe. Die untere Partie des Trommelfells faltig. Von einem 21jährigen, hochgradig schwerhörigen Mädchen, das in der Kindheit durch mehrere Jahre an einer linksseitigen Mittelohreiterung litt. (S. 122.)

6. Doppelte Narbe, die kleinere vor, die grössere hinter dem Hammergriff, beide freistehend, eingesunken und glänzend. Trommelfell röthlichgrau, faltig. Hammergriff etwas eingezogen, kurzer Fortsatz und hintere Falte stärker ausgeprägt. Von einem 45jährigen Manne, nach einer in der Jugend bestandenen Mittelohreiterung. (S. 120.)

7. Stecknadelkopfgrosse, freistehende Narbe im vorderen, unteren Quadranten des Trommelfells. Vor dem Hammergriff eine verwaschene, hinter ihm eine scharfbegrenzte, halbmondförmige Kalkablagerung. Von einem 50jährigen Manne. Dauer seit der Kindheit. (S. 119, 120.)

8. Ovale, durchscheinende Narbe hinter dem Hammergriff, durch welche das Promontorium und das Ambossstapesgelenk durchschimmern. Die untere Partie des Trommelfells verkalkt. Von einer 25jährigen Frau. Mittelohreiterung vor 7 Jahren, angeblich durch 44 Tage. (S. 119, 120, 121.)

9. Rundliche, dunkle Narbe unter dem retrahirten Hammergriff. In der vorderen Trommelfellhälfte eine dreieckige, in der hinteren eine halbmondförmige Kalkablagerung. Von einem 60jährigen, hochgradig schwerhörigen Manne. Otorrhoe in der Kindheit. (S. 120.)

10. Linsengrosse, eingesunkene, glänzende Narbe in der unteren Hälfte des Trommelfells, freistehend, sehr beweglich. Hinter und über ihr eine

längliche Kalkablagerung. Vom Hammer nur der vorspringende kurze Fortsatz sichtbar. Von einem 20jährigen Manne. Im 7. Lebensjahre scarlatinöse Diphtherie mit beiderseitiger Otorrhoe. Seit 1 Jahre Recidive der Eiterung. (S. 119, 120.)

11. Ausgedehnte, ovale Narbe hinter dem Hammergriff, mit der inneren Trommelhöhlenwand in Berührung. Vor dem Hammergriff eine unregelmässige Kalkablagerung. Von einem 29jährigen Manne. Dauer der Ohrerkrankung 18 Jahre. (S. 120, 121.)

12. Unregelmässige, dunkelgraue Narbe hinter dem Hammergriff von gezackten, kalkigen Rändern begrenzt. Ihr unterer Abschnitt freistehend, der obere mit dem Ambossstapesgelenk verwachsen. Der vordere und untere Theil des Trommelfells verkalkt. Von einem 18jährigen Mädchen. Mittelohreiterung in der Kindheit. Seit 10 Jahren sistirt. (S. 120, 121.)

13. Ovale, freistehende Narbe unter dem Hammergriff. Am Boden der eingesunkenen Narbe ein starker Lichtreflex. Vor und hinter dem eingezogenen Hammergriff halbmondförmige Kalkablagerungen. Von einem 24jährigen Manne, bei dem die in der Kindheit entstandene Mittelohreiterung seit 5 Jahren sistirte. (S. 119, 120.)

14. Kleine, nierenförmige Narbe unterhalb des Hammergriffs. Trommelfell graugetrübt, glanzlos. Hammergriff verbreitert. Von einer 38jährigen, vor 5 Jahren durch kurze Zeit an einer Mittelohreiterung leidenden Frau. (S. 119.)

15. Ausgedehnte, herzförmige Narbe in der unteren Hälfte des Trommelfells. Die eingesunkene, freistehende Narbe zeigt an der tiefsten Stelle einen verwaschenen Lichtreflex. Vor und hinter dem stark eingezogenen Hammergriff scharfbegrenzte Kalkablagerungen. Von einem 44jährigen, sehr schwerhörigen Manne. Dauer der Ohraffection seit der Kindheit. (S. 119, 120.)

16. Ovale, dunkelgraue, von verkalkten Trommelfellpartien umgebene Narbe im hinteren Trommelfellsegmente; freistehend, sehr beweglich. Das übrige Trommelfell nahezu vollständig verkalkt. Das Gefässbündel des Hammergriffs und die Umgebung des kurzen Fortsatzes stark injicirt. Von einer 46jährigen Frau. Die vor 22 Jahren entstandene Mittelohreiterung nach zweijähriger Dauer sistirt. (S. 120.)

17. Kleine, ovale, freistehende Narbe unter dem Hammergriff. Vordere Trommelfellhälfte kalkig getrübt. Im hinteren, oberen Trommelfellsegmente ein schmaler, linearer Kalkfleck. Von einem 40jährigen, hochgradig schwerhörigen Manne. Dauer der Ohraffection seit der Kindheit. (S. 120.)

18. Ovale, durchscheinende Narbe hinter dem Hammergriff. Durch den unteren, freistehenden Theil der Narbe schimmert das grauröthliche Promontorium und die Nische des runden Fensters durch. Der obere Theil der Narbe ist mit dem Ambossstapesgelenk verwachsen. Der vordere, untere Abschnitt des Trommelfells verkalkt. Von einer 32jährigen Frau. Dauer der Affection unbestimmt. Geringfügige Hörstörung. (S. 122.)

19. Ovale, dem Promontorium anliegende Narbe hinter dem Hammergriff. Ihre Farbe durch Ansammlung serösen Exsudates in der Trommelhöhle gesättigt röthlichgelb. Trommelfell ungleichmässig graugetrübt. Von einem 20jährigen Manne. Eiterige Mittelohrentzündung vor 6 Jahren durch kurze Zeit. Geringfügige Hörstörung (Flüstersprache 5 m). (S. 123.)

20. Befund bei demselben Kranken nach einer Lufteintreibung nach meinem Verfahren. Die Narbe, blasenförmig vorgebaucht, bedeckt den unteren Abschnitt des Hammergriffs. Im unteren Theile der vorgebauchten Partie ist eine geringe Menge gelblichen Exsudats angesammelt, welches sich vom lufthältigen Raume scharf abgrenzt. Flüstersprache 12 m. (S. 123.)

21. Ausgedehnte, dünne Narbe, der inneren Trommelhöhlenwand anliegend. Gefässe des Hammergriffs stark injicirt. Starke Vorwölbung der Narbe nach der Luftdouche. Von einem 26jährigen Manne. Scarlatinöse Mittelohreiterung im 5. Lebensjahre. (S. 122.)

22. Unter und hinter dem Hammergriff eine grosse, der Promontorialwand anliegende, dünne Narbe, hinter der gelbliches Secret durchschimmert. Hammergriff eingezogen, vor demselben eine längliche Kalkablagerung. Von einem 15jährigen Knaben. In der Kindheit Mittelohreiterung durch mehrere Jahre. (S. 122, 123.)

23. Befund bei demselben Kranken nach einer Lufteintreibung nach meinem Verfahren. Die Narbe ist in Form einer ovalen, gelbröthlichen, glänzenden Blase vorgewölbt, mit serösem Secret gefüllt und bedeckt den unteren Theil des Hammers. Auffällige Hörverbesserung nach der Lufteintreibung. (S. 123.)

24. Ovale, durchscheinende Narbe hinter dem Hammergriff. Der untere Theil der Narbe ist dem Promontorium, der obere dem Ambossstapesgelenk anliegend. Trommelfell ungleichmässig schmutziggrau. Von einem 17jährigen Mädchen. Otorrhoe vor 8 Jahren durch kurze Zeit. Geringfügige Hörstörung. (S. 122.)

25. Befund bei derselben Kranken nach einer Lufteintreibung nach meinem Verfahren. Die Narbe ist in Form einer eingeschnürten, perlgrauen Blase nach aussen vorgewölbt, den unteren Theil des Hammergriffs bedeckend. Die Details der inneren Trommelhöhlenwand sind nicht sichtbar. Mässige Hörzunahme. (S. 122.)

26. Ausgedehnte Narbe unter und hinter dem Hammergriff, dem Promontorium anliegend. Hammergriff etwas nach hinten und innen gezogen. Von einem 11jährigen Knaben. Mittelohreiterung im 4. Lebensjahre. Flüstersprache nahezu normal. (S. 123.)

27. Befund bei demselben Kranken nach einer Lufteintreibung nach meinem Verfahren. Der hintere Abschnitt der Narbe ist als eine runde, perlartig glänzende Blase nach aussen vorgewölbt, den unteren Theil des Hammers maskirend. Nach einer Viertelstunde zeigt das Trommelfell den früheren Befund. (S. 123.)

28. Ovale, mit der inneren Trommelhöhlenwand und dem Ambossstapesgelenk verwachsene Narbe. Trommelfell graugetrübt, glänzend. Unter dem Hammergriff uneben und faltig. Von einem 37jährigen, in der Kindheit an eiterigem Ausfluss leidenden Manne. (S. 125.)

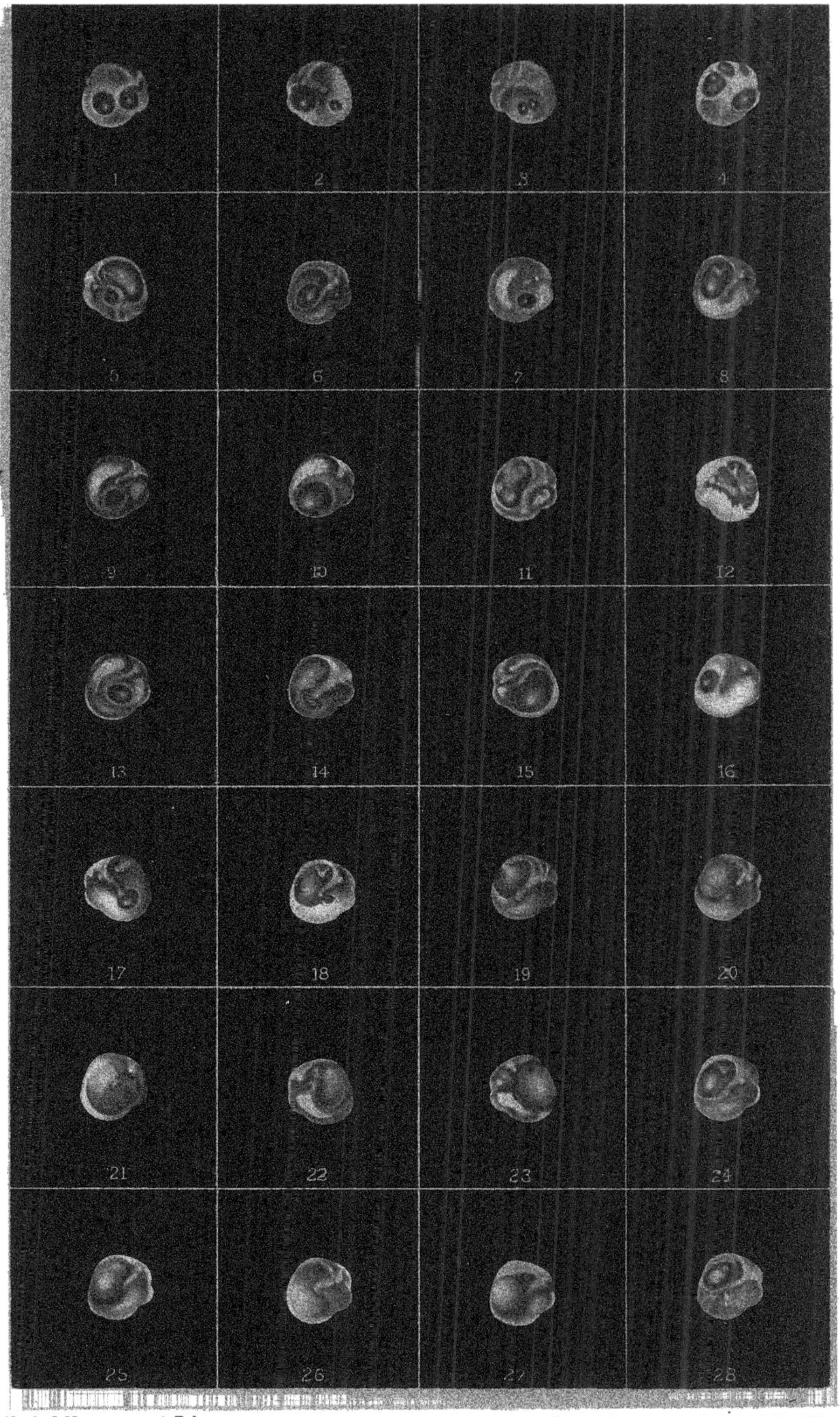

Nach d. Natur gez. v. A. Politzer.

Lithographie & Druck v. A. Berger, Wien, XVI

Verlag v. W. **Braumüller** Wien & Leipzig.

Tafel XIII.

1. Ovale, bläulichgraue Narbe vor dem Hammergriff, mit der inneren Trommelhöhlenwand verwachsen. Trommelfell verdickt, undurchsichtig. Hintere Trommelfellfalte scharf ausgeprägt. Von einem 10jährigen Knaben, bei dem die in der ersten Kindheit entstandene Mittelohreiterung seit mehreren Jahren sistirt. Hörweite auf 3 m für Conversationssprache herabgesunken. (S. 126.)

2. Rundliche, adhärente Narbe vor dem Hammergriff. Am Grunde der röthlichgrauen Narbe ein starker Lichtreflex. Trommelfellrest grau, glanzlos. Das untere Ende des eingezogenen Hammergriffs geht in den hinteren Rand der Narbe über. Kurzer Fortsatz und hintere Falte vorspringend. Von einem 19jährigen, jungen Manne. Eiterige Mittelohrentzündung vor 7 Jahren, 3 Jahre andauernd. (S. 126.)

3. Hanfkorngrosse, adhärente Narbe unter dem Hammergriff. Am Grunde der Narbe ein starker Lichtreflex. Vor der Narbe eine schmale, atrophische Einsenkung. Hammergriff perspectivisch verkürzt. Kurzer Fortsatz und hintere Falte stark vorspringend. Von einem 16jährigen, hochgradig schwerhörigen jungen Manne. Otorrhoe in der Kindheit. (S. 126.)

4. Ausgedehnte Verwachsung des narbig veränderten Trommelfells mit der inneren Trommelhöhlenwand. Das Promontorium tritt aus der Ebene stärker hervor. Die Trommelfellpartie vor und hinter dem Hammergriff stark eingesunken. Unteres Hammergriffende mit dem Promontorium in Berührung. Von einem 28jährigen Manne. Vor 2 Jahren durch kurze Zeit schmerzhafte Mittelohreiterung. Bedeutende Hörstörung. (S. 127.)

5. Ovale, röthliche Narbe im hinteren, oberen Quadranten des Trommelfells. Am Grunde der Narbe das eingewachsene Stapesköpfchen. Hammergriff nach innen und hinten gezogen. Sein unteres Ende, sowie der hintere Abschnitt des Trommelfells mit dem Promontorium verwachsen. Am vorderen, nicht adhärenten Abschnitt des Trommelfells eine stecknadelkopfgrosse Perforation. Von einem 15jährigen, im 8. Lebensjahre an einer acuten Mittelohreiterung erkrankten Mädchen. Zeitweilige Recidive der Mittelohreiterung. (S. 126.)

6. Narbige Verwachsung des Trommelfells mit der inneren Trommelhöhlenwand. Hinter dem Hammergriff eine mit dem Ambossstapesgelenk verwachsene, eingesunkene Narbe. Die vordere Partie des Trommelfells ebenfalls eingesunken, mit der inneren Trommelhöhlenwand verwachsen. Der aus der Ebene stark hervortretende Hammergriff geht nach unten ohne scharfe Abgrenzung in das von Narbengewebe überzogene Promontorium über. Von einem 28jährigen Manne. Dauer der Ohraffection unbestimmbar. (S. 128.)

7. Narbige Verwachsung des Trommelfells mit der inneren Trommelhöhlenwand. Im hinteren, oberen Quadranten eine dunkle, mit dem Stapesköpfchen verwachsene Narbe, der vordere, untere Abschnitt des Trommelfells bis auf einen kleinen, peripheren, beweglichen Theil mit der inneren Trommelhöhlenwand verwachsen. Der aus der Ebene hervortretende, eingezogene Hammergriff ist oberhalb des Promontoriums mit der inneren Trommelhöhlenwand verwachsen. Hinter dem stark vorspringenden Promontorium

die dunkle Nische des runden Fensters. Von einem 27jährigen, hochgradig schwerhörigen Manne, bei dem die Mittelohreiterung in der Kindheit ablief. (S. 128.)

8. Narbige Verwachsung des Hammergriffs mit dem Promontorium. Das untere Ende des verdickten und vorspringenden Hammergriffs geht ohne Begrenzung in das sehniggraue, narbige Promontorium über. Hinter dem Promontorium die dunkle Nische des runden Fensters. Das röthlichgraue Trommelfell vor und hinter dem Hammergriff eingesunken, wenig beweglich. Von einem 13jährigen, in den ersten Lebensjahren an einer Mittelohreiterung erkrankten, hochgradig schwerhörigen Mädchen. (S. 128.)

9. Ausgedehnte Verwachsung des verdickten Trommelfells mit der inneren Trommelhöhlenwand. Hammergriff; nach hinten und innen gezogen, liegt in einer rinnenförmigen Vertiefung des adhärenten Trommelfellgewebes. Im hinteren Abschnitte eine dunkle, narbige Einsenkung. Von einem 30jährigen, sehr schwerhörigen Manne. Morbillöse Mittelohreiterung im 5. Lebensjahre, die nach mehrjähriger Dauer sistirte. (S. 128.)

10. Ausgedehnte Verwachsung des hinteren und unteren Trommelfellabschnittes mit der inneren Trommelhöhlenwand. Im hinteren, oberen Quadranten das Stapesköpfchen in die Narbe eingewachsen. Das von Narbengewebe überzogene, glänzende Promontorium tritt hügelig aus der Ebene hervor, hinter ihm die Nische des runden Fensters. Vordere Trommelfellpartie freistehend, beweglich; das untere Ende des retrahirten Hammergriffs oberhalb des Promontoriums angewachsen, von diesem theilweise überschnitten. Von einem 33jährigen Manne. Die in der Kindheit entstandene Mittelohreiterung hat seit 3 Jahren sistirt. Flüstersprache $2^1/_2$ m. (S. 128.)

11. Runde, linsengrosse Perforation in der hinteren Trommelfellhälfte. Die freiliegende Promontoriumschleimhaut gelbroth, am hintersten Rande der Oeffnung die Nische des runden Fensters sichtbar. Hammergriff stark retrahirt. Die Perforationsränder mit dem Promontorium verwachsen. Von einer 41jährigen, mässig schwerhörigen Frau. Dauer der Ohraffection unbestimmbar. (S. 130.)

12. Adhärenz des narbigen Trommelfells mit dem Promontorium. Die vordere Hälfte des Trommelfells freistehend, beweglich, mit drei übereinanderliegenden, glänzenden Facetten. Die hintere Partie des Trommelfells und das untere Griffende mit dem Promontorium verwachsen, sehniggrau. Von einer 32jährigen Frau. Dauer unbestimmbar. (S. 128.)

13. Nierenförmige Perforation unter dem Umbo. Der obere Perforationsrand und das Hammergriffende mit der inneren Trommelhöhlenwand verwachsen, der untere Perforationsrand freistehend. Trommelhöhlenschleimhaut röthlichgrau. Von einem 34jährigen Manne. Mittelohreiterung nach einem Sturz im 8. Lebensjahre, kurze Zeit andauernd. Conversationssprache $^1/_2$ m. (S. 102.)

14. Birnförmige Perforation im hinteren Trommelfellsegmente. Der untere Perforationsrand freistehend, der vordere am gerötheten Promontorium adhärent. Vor dem Hammergriff eine unregelmässige Kalkablagerung. Von einem 15jährigen Knaben. Seit mehreren Jahren intercurrirende Mittelohreiterung. (S. 130.)

15. Adhärente Narben im hinteren, oberen Abschnitte des Trommelfells. In dem Areale der Adhäsion kann das Ambossstapesgelenk und das Promontorium mit der Fenestra rotunda unterschieden werden. Vor dem Hammergriff eine runde, freistehende, bewegliche Narbe von der Grösse eines Hanfkorns. Von einem 22jährigen Mädchen, bei dem die in der Kindheit entstandene Mittelohreiterung seit einem Jahre sistirte. Hörweite für Conversationssprache auf $^1/_3$ m herabgesetzt. (S. 128.)

16. Faltige Narbe um den Hammergriff mit mehreren, radiären Lichtreflexen. Unterer Theil des Trommelfells verkalkt; vom unteren Griffende zieht ein weisslicher Strang zur verkalkten Peripherie des Trommelfells. Von einer 52jährigen, sehr schwerhörigen Frau. (S. 119.)

17. Grosse, dünne, anliegende Narbe, durch die die seitlichen, vertieften Theile der Trommelhöhle violettgrau, die Promontorialgegend röthlichgelb durchscheint. Hinter dem retrahirten Hammergriff schimmert die weissliche Chorda tympani durch. Von einem 45jährigen Manne. (S. 128.)

18. Ausgedehnte adhärente Narbe hinter dem Hammergriff. An der adhärenten Partie ist nach unten das Promontorium und die Nische des runden Fensters, über diesem der Stapes sichtbar. Der Trommelfellrest grenzt sich durch eine vom Hammergriffende nach unten ziehende, kantig vorspringende Leiste ab. Von einer 37jährigen, seit der Kindheit schwerhörigen Frau. Auffällige Hörverbesserung durch Einführung eines Wattekügelchens. (S. 126.)

19. Doppelte Narbe; die hintere obere, ovale ist mit dem Promontorium und dem Stapesköpfchen verwachsen, die vordere, untere freistehend, beweglich. Von einem 24jährigen Manne, Beginn der abgelaufenen Mittelohreiterung nicht bestimmbar. (S. 126.)

20. Zwei Trommelfellnarben, von denen die hintere mit dem Promontorium verwachsen, die vordere freistehend ist. Vom Gefässbündel des Hammergriffs zieht ein geschlängeltes Gefäss zwischen den zwei Narben zur unteren Trommelfellperipherie. Von einer 42jährigen Frau. (S. 126.)

21. Multiple, adhärente Narbenbildung am Trommelfelle. Das Trommelfell ist von mehreren, weisslichgrauen, vorspringenden Leisten durchzogen, welche eine Anzahl grubiger Vertiefungen zwischen sich fassen, die dem Trommelfelle ein facettirtes Aussehen verleihen. Von einem 19jährigen jungen Manne. Mittelohreiterung in der Kindheit. Hörweite für Conversationssprache $^2/_3$ m. (S. 128.)

22. Trommelfell bis auf einen mit dem retrahirten Hammergriff zusammenhängenden Rest defect. Innere Trommelhöhlenwand sehniggrau. Vor dem Ostium tymp. tubae ist ein membranöses Septum ausgespannt, welches in dem Umfange eines Nadelstiches perforirt ist. Von einer 56jährigen Frau. Dauer der Ohraffection 15 Jahre. (S. 130.)

23. Ausgedehnter Trommelfelldefect. Nur nach vorne und oben ist ein mit dem Hammergriff zusammenhängender Trommelfellrest übriggeblieben, dessen concave, freistehende Ränder einen Schatten auf die geröthete Trommelhöhlenschleimhaut werfen. Im hinteren, oberen Quadranten der Perforationsöffnung das knotig vorspringende Stapesköpfchen. Im vorderen, unteren Theile der Perforationsöffnung ist vor dem Ost. tymp. tubae eine röthliche Membran ausgespannt, welche in der Ausdehnung eines Stecknadelkopfes perforirt ist. Von einem 47jährigen Manne. Dauer der Ohraffection seit der Kindheit. (S. 130.)

24. Grosser Trommelfelldefect. Der vordere, obere, den Hammergriff einschliessende Trommelfellrest unförmlich verdickt und resistent. Vor dem Ost. tymp. tubae eine röthliche Membran ausgespannt, welche an zwei Stellen perforirt ist. (S. 130.)

25. Septumbildung zwischen Tuba Eustachii und Trommelhöhle. Vor dem Hammer ein nahezu den ganzen vorderen Trommelfellabschnitt betreffender Defect, durch welchen hindurch nach oben ein Stück der gelblichen inneren Trommelhöhlenwand, nach unten eine dunkelgraue, glänzende Membran (Septum) sichtbar ist, die sich beim Valsalva'schen Versuch ohne Perforationsgeräusch etwas vorwölbt. Von einer 38jährigen Frau. Die im 2. Lebensjahre entstandene Mittelohreiterung hat seit 8 Jahren sistirt. Conversationssprache auf $^1/_2$ m herabgesunken. (S. 129.)

26. Trommelfell bis auf einen schmalen, peripheren, sichelförmigen Rest zerstört. Hammergriff stark nach innen gezogen. Innere Trommelhöhlenwand gelbröthlich. Im unteren Theile der Perforationsöffnung eine rundliche, dunkelgraue, glänzende Membran (Septum), welche die Trommelhöhle von der Tuba Eustachii trennt und durch eine Lufteintreibung in den Tubencanal sich etwas nach aussen vorwölbt. Von einem 15jährigen, im 7. Lebensjahre angeblich nach einer Ohrfeige an einer Mittelohreiterung erkrankten Knaben. (S. 129.)

27. Septumbildung zwischen Trommelhöhle und Tubencanal. Perforation vor und hinter dem Hammergriff. Vom Trommelfell nur ein vorderer, unterer, schmaler Trommelfellrest und ein mit dem Hammergriff zusammenhängendes, rhomboedrisches Stück übriggeblieben. Im hinteren Theile der Perforationsöffnung ist das Promontorium und die Nische des runden Fensters, im vorderen Abschnitte eine dunkelgraue Membran (Septum) sichtbar, die sich vom vorderen, unteren Trommelfellrand zur inneren Trommelhöhlenwand hinüberspannt und bei der Luftdouche ohne Perforationsgeräusch sich etwas vorwölbt. Von einem 12jährigen Mädchen. Dauer der Ohraffection angeblich 2 Jahre nach einem Fall auf die Ohrgegend. Conversationssprache auf $^3/_4$ m herabgesunken. (S. 129.)

28. Septumbildung zwischen Trommelhöhle und der Eustach'schen Ohrtrompete. Ausgedehnter, centraler Trommelfelldefect. In der Perforationsöffnung nach hinten das Promontorium und die Nische des runden Fensters, nach vorn eine lichtgraue, glänzende Membran (Septum) sichtbar, die vom vorderen Perforationsrande zur inneren Trommelhöhlenwand sich hinüberspannt und daselbst mit einer nach hinten concaven Begrenzungslinie inserirt. Hammergriff, stark nach innen und hinten gezogen, berührt mit seinem unteren Ende das freistehende Stapesköpfchen. Bei Prüfung mit dem Siegle'schen Trichter zeigt das vor dem Tubenostium ausgespannte Septum eine grosse Beweglichkeit. Von einem 19jährigen Mädchen. Dauer der Erkrankung unbestimmbar. (S. 129.)

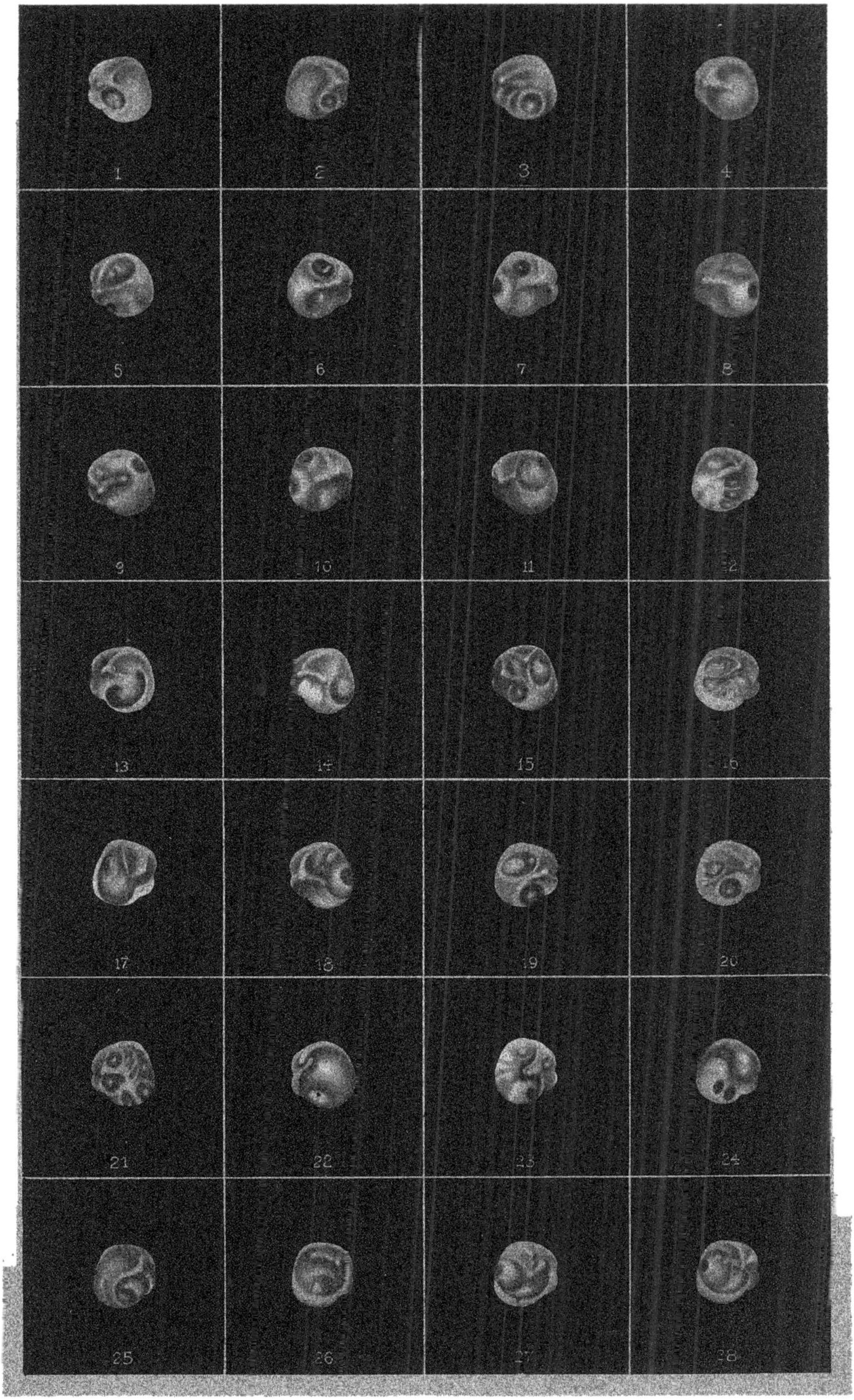

Nach d. Natur gez. v. A. Politzer. Lithographie & Druck v. A. Berger, Wien, VII

Verlag v. W. Braumüller Wien & Leipzig.

Tafel XIV.

1. Perforation der Membrana Shrapnelli. Oberhalb des kurzen Fortsatzes eine stecknadelkopfgrosse, rothe, von gewulsteten Rändern begrenzte Perforationsöffnung in der Shrapnell'schen Membran. Trommelfell graugetrübt, undurchsichtig, glanzlos; der vordere, obere Theil stark geröthet. Von einem 16jährigen jungen Manne. Dauer der Eiterung im äusseren Attic 4 Jahre. Hörfähigkeit nahezu normal. (S. 141.)

2. Trockene Perforation der Membrana Shrapnelli. Ueber dem Proc. brevis eine runde, von weisslichen Rändern umfasste Oeffnung, in welcher ein Lichtreflex am Hammerhalse sichtbar ist. Trommelfell graugetrübt, glanzlos. Hammergriff verbreitert. Von einem 12jährigen Knaben. Dauer der Ohraffection 8 Jahre. Flüstersprache 3 m. (S. 141.)

3. Perforation der Shrapnell'schen Membran und der Pars tensa. Ueber dem kurzen Fortsatze eine stecknadelkopfgrosse, dunkle, mit Secret erfüllte Perforationsöffnung. Hinter dem Hammergriff eine ovale Perforationslücke, in welcher das geröthete Promontorium sichtbar ist. Trommelfell grauröthlich, uneben. Von einem 21jährigen Manne. Dauer der Affection 5 Jahre. Totale Taubheit. (S. 142.)

4. Perforation der Shrapnell'schen Membran und der Pars tensa nach abgelaufener Eiterung. Ueber dem kurzen Fortsatze eine dunkle, glänzende Perforationsöffnung. Hinter dem Hammergriff eine grössere, ovale Lücke im Trommelfell, in welcher das freiliegende Stapesköpfchen sichtbar ist. Trommelfell graugetrübt, glanzlos. Von einem 12jährigen Mädchen. Dauer der Ohraffection 4 Jahre. Conversationssprache $^1/_2$ m. (S. 142.)

5. Perforation der Membrana Shrapnelli und der Pars tensa. Ueber dem Proc. brevis eine hanfkorngrosse, mit käsigem Secrete erfüllte Perforationslücke. Centraler Theil des Trommelfells defect. Schleimhaut der inneren Trommelhöhlenwand gelbroth, trocken, von mehreren Gefässästchen durchzogen. Hammergriff stark retrahirt, in nahezu horizontaler Stellung. Von einem 32jährigen Manne. Dauer der Eiterung seit der Kindheit. Conversationssprache $^1/_2$ m. (S. 142.)

6. Zerstörung der Membrana Shrapnelli. Durch Einschmelzung entstandener Knochendefect oberhalb des Trommelfells in der äusseren Atticwand. Der Grund der Knochenlücke wird von einer graurothen, trockenen Narbe überkleidet. Trommelfell eingezogen, grauroth, glanzlos. Von einem 43jährigen Manne. Dauer der Ohraffection unbestimmbar. (S. 145.)

7. Zerstörung der Membrana Shrapnelli. Ovaler Defect in der äusseren Atticwand über dem kurzen Fortsatze. Der Grund der Knochenlücke von einer grauen, glänzenden Narbe ausgekleidet. Trommelfell durchscheinend, hintere Falte scharf ausgeprägt. Von einem 20jährigen Mädchen. Dauer der Ohraffection angeblich seit der Kindheit. Oeftere Recidive der auf den Attic beschränkten Eiterung. Conversationssprache $1^1/_2$ m. (S. 145.)

8. Destruction der Membrana Shrapnelli. Kleiner Knochendefect an der äusseren Atticwand, dessen Grund von einer glänzenden grauen Narbe überzogen ist. Vordere Trommelfellhälfte schmutziggrau, glanzlos

Lightning Source UK Ltd.
Milton Keynes UK
UKHW021530191118
332599UK00011B/402/P